Praktische Notfallmedizin 1

Praktische Notfallmedizin 1

Rettungsdienst

Konzepte – Kontroversen

25 Jahre Kölner Notarztdienst
Symposium vom 4.12.1982 in Köln

herausgegeben von
G. H. Engelhardt

W DE G

Walter de Gruyter
Berlin · New York 1983

Prof. Dr. G. H. Engelhardt
Leitender Oberarzt
Chir. Klinik Köln-Merheim
II. Chir. Lehrstuhl der
Universität zu Köln
(Direktor: Prof. Dr. med. H. Troidl)
Ostmerheimer Str. 200
5000 Köln 91

Dieses Buch enthält 19 Abbildungen und 40 Tabellen.

CIP-Kurztitelaufnahme der Deutschen Bibliothek

Rettungsdienst, Konzepte – Kontroversen : 25 Jahre Kölner Notarztdienst ; Symposium vom 4. 12. 1982 in Köln / hrsg. von G. H. Engelhardt. – Berlin ; New York : de Gruyter, 1983. – XIV, 215 S.
(Praktische Notfallmedizin ; 1)
ISBN 3-11-009855-5 Balac. brosch.
[Erscheint: September 1983].

NE: Engelhardt, Gustav H. [Hrsg.]; GT

Satz und Druck: Georg Wagner, Nördlingen. – Bindung: Lüderitz & Bauer Buchgewerbe GmbH, Berlin. – Umschlagentwurf: Rudolf Hübler, Berlin.

Vorwort

25 Jahre Kölner Notarztdienst (1957–1982) waren uns Anlaß genug, zu einem Symposium über aktuelle Fragen an die Notfallmedizin nach Köln einzuladen und eine Standortbeschreibung der Notarzt- und Rettungsdienste in der Bundesrepublik Deutschland zu versuchen. Als Referenten konnten Experten gewonnen werden, die zumeist über eigene Erfahrungen auf diesem Gebiet verfügen. In drei Hauptabschnitten wurden die Organisation des Rettungsdienstes, die Aus- und Fortbildung des Rettungsdienstpersonals und die präklinische Notfallmedizin behandelt. Vor allem haben wir uns darum bemüht, in kurzen Referaten Umstrittenes von Bewährtem zu trennen und für die Praxis weitgehend gesicherte Aussagen zu finden. Die teils engagierten Diskussionsbemerkungen wurden nur unwesentlich gekürzt, so daß sich der Arbeitscharakter des Symposiums wiederfindet.

Zur thematischen Abrundung werden im Anhang ein Beitrag über das Schädel-Hirn-Trauma, die Medikamentenliste des Kölner Notarztdienstes sowie eine Antidotliste bei Vergiftungsfällen aufgenommen.

So ist ein Buch daraus geworden, das nicht nur Notärzte, sondern alle an der Notfallmedizin Interessierte und besonders auch Rettungssanitäter zur Meinungsbildung anregen kann.

Köln-Merheim, Januar 1983 G. H. Engelhardt

Inhalt

Vorsitzende und Referenten

Prof. Dr. med. F. W. Ahnefeld	Zentrum für Anaesthesiologie der Universität Ulm Prittwitzstraße 43 7900 Ulm
Priv.-Doz. Dr. med. P. Brüser	Chirurgische Klinik Köln-Merheim, II. Chirurgischer Lehrstuhl der Universität zu Köln Ostmerheimer Straße 200 5000 Köln 91
Dr. med. H. Burghart	Chirurgische Abteilung des Krankenhauses München-Perlach Schmidhauerstraße 44 8000 München 83
Prof. Dr. med. G. H. Engelhardt	Chirurgische Klinik Köln-Merheim, II. Chirurgischer Lehrstuhl der Universität zu Köln Ostmerheimer Straße 200 5000 Köln 91
Dr. med. G. Frey	Rettungszentrum Ulm Abteilung für Anaesthesiologie des Bundeswehrkrankenhauses 7900 Ulm
Dr. med. E. Friedhoff	St. Antonius Krankenhaus Schillerstraße 23 5000 Köln 51
Dr. med. B. Gorgaß	St.-Lukas-Klinik Abteilung für Anaesthesiologie und Intensivmedizin Schwanenstraße 12 5650 Solingen-Ohligs
Dipl. Ing. F. Hacker	Dr. Ing. h. c. F. Porsche AG Werk IV Gottfried-Keller-Straße 17 7000 Stuttgart 40

Beigeordneter W. Keil	Stadt Köln Dezernat III Kämmergasse 1 (Agrippabad) 5000 Köln 1
Priv.-Doz. Dr. med. V. Lent	Chirurgische Klinik Köln-Merheim, II. Chirurgischer Lehrstuhl der Universität zu Köln Ostmerheimer Straße 200 5000 Köln 91
Priv.-Doz. Dr. med. H. H. Mehrkens	Zentrum für Anaesthesiologie der Universität Ulm Prittwitzstraße 43 7900 Ulm
Prof. Dr. med. G. Muhr	Abteilung für Unfallchirurgie der Chirurgischen Universitätskliniken 6650 Homburg/Saar
Dr. med. D. Paravicini	Klinik für Anaesthesiologie und operative Intensivmedizin der Westfälischen Wilhelms-Universität Jungeboldplatz 1 4400 Münster
Prof. Dr. med. K. Peter	Institut für Anaesthesiologie der Universität München Klinikum Großhadern Marchionistraße 15 8000 München 70
Dipl.-Kaufm. G. Riediger	Regierungsrat im Bundesministerium für Verkehr Kennedy-Allee 72 5300 Bonn
Priv.-Doz. Dr. med. K.-S. Saternus	Institut für Rechtsmedizin der Universität zu Köln Joseph-Stelzmann-Straße 9 5000 Köln 41
Prof. Dr. med. F. Saborowski	Medizinische Klinik Köln-Merheim, Lehrstuhl für Innere Medizin II der Universität zu Köln Ostmerheimer Straße 200 5000 Köln 91

G. Schröder	Regierungsdirektor im Bundesministerium für Forschung und Technologie, Referat A 1 Postfach 20 07 06 5300 Bonn 2
Priv.-Doz. Dr. med. P. Sefrin	Institut für Anaesthesiologie der Universität Würzburg Josef-Schneider-Straße 2 8700 Würzburg
Prof. Dr. med. M. Staak	Institut für Rechtsmedizin der Universität zu Köln Joseph-Stelzmann-Straße 9 5000 Köln 41
Prof. Dr. med. H.-J. Streicher	Chirurgische Klinik am Ferdinand-Sauerbruch-Klinikum Arrenberger Straße 20–54 5600 Wuppertal 1
Prof. Dr. med. H. Troidl	Chirurgische Klinik Köln-Merheim, II. Chirurgischer Lehrstuhl der Universität zu Köln Ostmerheimer Straße 200 5000 Köln 91
Dr. med. W. Weber	Institut für Anaesthesiologie der Universität München Klinikum Großhadern Marchionistraße 15 8000 München 70
Dr. med. K.-H. Wollinsky	Zentrum für Anaesthesiologie der Universität Ulm Prittwitzstraße 43 7900 Ulm

1. Begrüßung

H. Troidl

Die Notwendigkeit eines Rettungssystems auch in Friedenszeiten ist eindeutig. Sie wird zum Beispiel dadurch unterstrichen, daß in Amerika von 100 verstorbenen Kindern 40 durch Unfälle zu Tode kommen.

Es stellt sich nun die Frage, wie die noch ungelösten Probleme der Rettung von Menschenleben aus gesundheitspolitischer und vor allem aus ärztlicher Sicht auch in Deutschland bewältigt werden können, wo doch das Rettungswesen eine gewisse Tradition hat.

Wir nehmen das 25jährige Bestehen des Kölner Notarztdienstes zum Anlaß, bestimmte Probleme anzusprechen und Lösungen vorzuschlagen.

Eines der wichtigsten Probleme des Rettungsdienstes steckt in der Tatsache, daß Kranke und Unfallverletzte oft mit höchstem Einsatz von technischen Mitteln und medizinischem Können am Unfall- oder Notfallort geborgen und erstversorgt und dann in ein für diesen Notfall nicht vorbereitetes Krankenhaus transportiert werden. Das nächstgelegene Krankenhaus muß nicht immer das beste für den einzelnen Unfallverletzten sein. Hier werden die Probleme in den aufnehmenden Krankenhäusern angesprochen, wobei manchmal die Probleme am Unfallort vielleicht zu optimistisch interpretiert werden.

Nach wie vor ist die Ausbildung des Rettungsdienstpersonals zu verbessern, und zwar bei den Assistenzberufen (Rettungssanitäter, Krankenpfleger, Feuerwehrbeamte) wie auch bei den Ärzten. Auf der anderen Seite ist es absolut notwendig, die am Rettungswesen beteiligten Krankenhäuser so auszustatten, daß sie von der Organisation, dem ärztlichen Wissen, den personellen und finanziellen Möglichkeiten her ihren Platz im Rettungswesen einnehmen können.

Alle diese Probleme sind Gegenstand unseres Symposiums, das neue medizinische Erkenntnisse darstellen und Voraussetzungen schaffen soll, den Weg zu ebnen für prospektive Untersuchungen über Kosten und Nutzen eines modernen Rettungssystems.

2. Einführung

G. H. Engelhardt

25 Jahre Kölner Notarztdienst waren uns Anlaß genug, Sie zu diesem Symposium über aktuelle Fragen an die Notfallmedizin einzuladen. Der organisierte Notarztdienst in Köln ist der älteste seiner Art in der Bundesrepublik Deutschland. Hier in Köln geht die Praxis der Unfallrettung durch ständig dienstbereite Sanitäter und Ärzte zurück bis ins vergangene Jahrhundert – Herr Friedhoff wird uns anschließend dazu einiges sagen.

Die Zusammenstellung der Themen und der Vortragenden zeigt Ihnen, daß dieser Tag nicht so sehr der Selbstdarstellung einer bemerkenswerten Kölner Pioniertat dienen soll. Vielmehr wollen wir von den zahlreichen Vortragenden wie auch durch die Beiträge aus dem Auditorium lernen und den gegenwärtigen Wissens- und Erfahrungsstand im Notarztdienst auf Bewährtes und Umstrittenes abklopfen lassen.

Ich darf versuchen, Sie an die Themen unseres Programms heranzuführen, indem ich Ihnen einige Überlegungen und Fragen aus der Kölner Notarztpraxis vorlege.

Zunächst zur Organisation. Der Auftrag ist klar: In einer konzertierten Einsatzaktion von Notärzten, Rettungssanitätern und organisiertem Rettungsdienst sollen insbesondere Notfallpatienten durch rasche qualifizierte und gezielte Hilfe bereits am Notfallort gerettet werden. Diese notfallmedizinischen Forderungen wurden zum Teil bereits vor Jahrzehnten formuliert. Inzwischen haben fast alle Bundesländer die aufgezeigten Voraussetzungen anerkannt und die Rettungs- und Krankentransportdienste durch Gesetze oder Vereinbarungen geregelt.

Die Ausführung des Auftrags ist vorgezeichnet: Da die Behandlungsaussichten bei Notfallpatienten in den ersten Minuten nach dem Eintritt des Schadens am besten sind, muß ein Rettungs- und Notarztdienst vorgehalten werden, der im Regelfall jeden möglichen Einsatzort seines Einzugsbereiches in längstens 10 Minuten erreichen kann.

Dazu benötigt man ein Netz von dezentral angeordneten Rettungswachen, deren notwendige Koordinierung dadurch gewährleistet ist, daß eine zentrale Einsatzleitstelle als Schaltorgan für sämtliche Einrichtungen des Rettungsdienstes alle Lenkungs-, Leitungs- und Koordinierungsbefugnisse besitzt und alle Einsätze lenkt.

In Köln bestehen mit 1 Leitstelle und 12 gleichmäßig über das Stadtgebiet verteilten Rettungswachen die bestmöglichen Voraussetzungen für einen funktionstüchtigen Rettungsdienst. Im Bedarfsfall wird einer der vier im Stadtgebiet ständig stationierten Notärzte mit einem Dienst-PKW zur Notfallstelle gebracht, wo er nach dem Rendezvous-Verfahren mit dem Rettungswagen zusammentrifft. Außerdem steht ein fünfter Notarzt im Rettungshubschrauber zur Verfügung (Abb. 1).

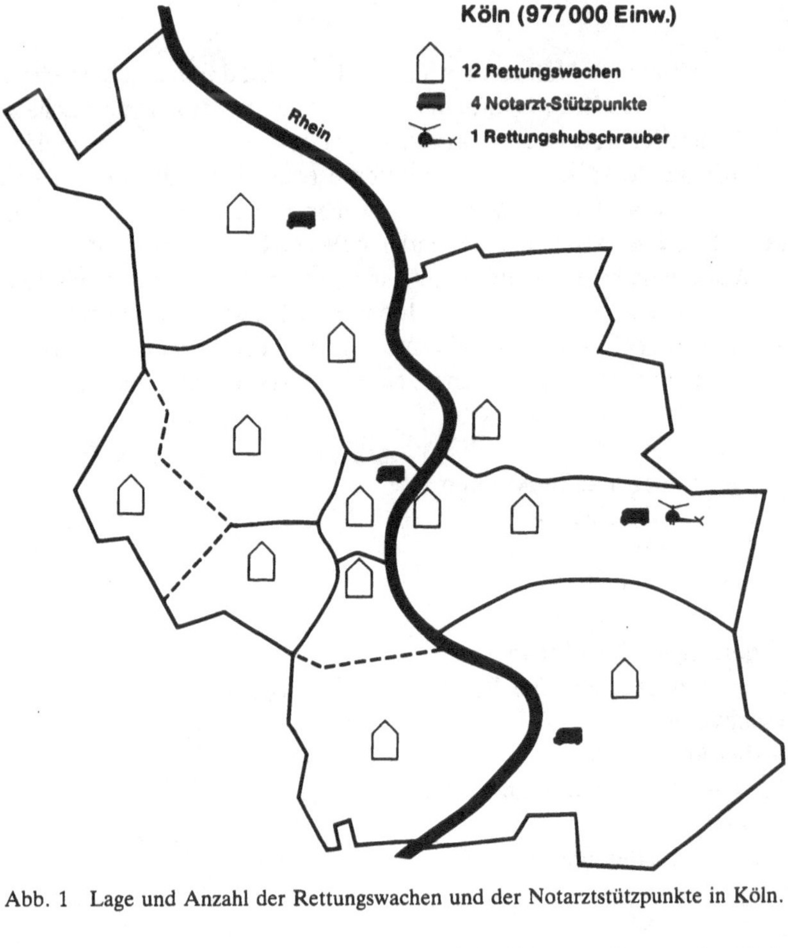

Abb. 1 Lage und Anzahl der Rettungswachen und der Notarztstützpunkte in Köln.

Die Leistungsfähigkeit dieser Organisationsform läßt sich vor allem an der Zeit bis zum Eintreffen der Rettungsmittel am Notfallort ablesen. Innerhalb von 5 Minuten nach der Alarmierung können mehr als 75% der Einsatzorte und innerhalb von 10 Minuten sogar mehr als 97% der Einsatzorte vom Notarzt erreicht werden. Der Arzt im Hubschrauber kann in den ersten 5 Minuten seinen Einsatzort zwar nur in 16% der Einsätze erreichen, innerhalb der 10-Minuten-Grenze liegt jedoch auch sein Eintreffen bei 92% (Tab. 1).

Tabelle 1 NA Köln – Alarmierungszeit

<table>
<tr><th>Zeit bis Eintreffen</th><th>1960–1969</th><th>1976</th><th>RTH 1973</th></tr>
<tr><td>0– 5 Minuten</td><td>52%</td><td>75,4%</td><td>16%</td></tr>
<tr><td>5–10 Minuten</td><td rowspan="2">45%</td><td>22,3%</td><td>76%</td></tr>
<tr><td>10–15 Minuten</td><td>1,7%</td><td rowspan="2">8%</td></tr>
<tr><td>>15 Minuten</td><td>3%</td><td>0,6%</td></tr>
</table>

Die Alarmierung des Notarztes erfolgt in der Regel durch medizinische Laien. Sie geht über das öffentliche Telefonnetz direkt oder über eine Dienststelle der Polizei an die Leitstelle, welche den Einsatz des Arztes bewirkt, indem sie den Alarm je nach Lage der Notfallstelle und computergesteuert entweder an die Klinik oder an die mit einem Arzt besetzte Rettungswache weiterleitet. Entscheidend für die Wirksamkeit des Arzteinsatzes sind möglichst kurze Anfahrtwege, da nur auf diese Weise eine schnelle Hilfe gewährleistet werden kann. In der Rettungsleitstelle hat sich die Aufstellung eines Indikationskatalogs für den Notarzteinsatz als hilfreich erwiesen. Der Arzt soll dann zum Unfallort gerufen werden, wenn folgende Notfallsituationen bekannt oder aufgrund der Meldung zu vermuten sind:

- Störungen der Vitalfunktionen
  a) des Bewußtseins
  b) der Atmung
  c) von Herz und Kreislauf
- Schädel-Hirn-Verletzungen
- Verletzungen der Luftwege
- Offene und geschlossene Brustkorbverletzungen mit Luftnot
- Bauchverletzungen mit innerer oder äußerer Blutung
- Wirbelsäulenbrüche
- Flächenhafte Verbrennungen
- Ertrinken
- Starkstromverletzungen
- Vergiftungen
- Unfälle mit Kindern
- Verschüttete, eingeklemmte oder eingeschlossene Personen
- Unfälle mit mehreren Verletzten
- Herzinfarkt
- Asthmaanfall
- Blutsturz
- Plötzliche Geburten auf dem Transport
- Verlegungstransporte von Notfallpatienten in eine Spezialklinik

In 25 Jahren wurden von Kölner Notärzten mehr als 80 000 Einsätze auf der Straße oder in der Luft durchgeführt. Dabei ist die Zahl der Einsätze kontinuierlich gestiegen, was sich am besten an den jährlichen Einsätzen pro 100 000 Einwohner ablesen läßt. Betrug die Zahl der Einsätze pro 100 000 Einwohner in den Jahren 1970 bis 1974 noch 294, so lag sie im Jahre 1981 bereits bei 856 (Tab. 2).

Gleichzeitig ist die Quote der Fehleinsätze kontinuierlich zurückgegangen. Während in einem Auswertungszeitraum zwischen 1960 und 1969 noch 40% Fehleinsätze festgestellt wurden, sank ihr Anteil im Jahre 1976 auf 32,5% und betrug im Jahre 1980 nur noch etwas mehr als 20%.

Tabelle 2 NA Köln – Einsätze

Zeitraum	NAW	RTH	E/100 000 EW/Jahr
1957–1969	14 437	–	–
1970–1974	12 332	–	294
1975–1979	31 327	5 595	634 (890)
1980	7 089	1 299	724 (857)
1981	7 726	994	760 (855)
25 Jahre	72 911	7 888	

Nun einige Hinweise zur Qualifikation des Rettungsdienstpersonals. Trotz aller erkennbaren Verbesserungen der Rettungsdienste wurde in letzter Zeit auf Qualifikationsmängel des Rettungspersonals hingewiesen. Mit Recht werden definierte Aus- und Weiterbildungen der Ärzte im Rettungsdienst gefordert und entsprechende Vorschläge gemacht. Gewiß läßt sich die große Diskrepanz zwischen der technischen Ausstattung der Rettungsdienste und ihren personellen Leistungsmöglichkeiten auch damit erklären, daß der organisatorische Auf- und Ausbau der Rettungs- und Notarztdienste schneller vorangeschritten ist als die Aus- und Fortbildung der eingesetzten Ärzte und Rettungssanitäter.

Seit dem 1. 1. 1980 bestimmt eine Änderungsverordnung zum BAT, daß in kommunalen Krankenhäusern die Teilnahme am Rettungsdienst im Notarztwagen und Hubschrauber zu den Pflichten des Arztes gehört, wenn er nach der Approbation mindestens 1 Jahr klinisch tätig gewesen ist. In der Regel haben wir dies schon immer so praktiziert. Unsere chirurgischen Assistenten hospitieren drei bis sechs Monate in der Anästhesieabteilung, um vor dem Einsatz im Notarztwagen vor allem die Techniken der endotrachealen Intubation und der Schockbekämpfung zu erlernen. Wir sind jetzt dabei, für die häufigsten Notfallereignisse Checklisten anzulegen, die auch dem weniger erfahrenen Arzt eine rasche Orientierung und Information über Maßnahmen am Notfallort ermöglichen. Daneben dienen regelmäßige Fortbildungsveranstaltungen in der Klinik der ständigen Erweiterung des Wissens.

Die Beamten der Berufsfeuerwehr wie auch das Personal der vertraglich gebundenen Rettungsorganisationen werden von der Feuerwehr bzw. von diesen Organisationen selbst nach der 520-Stunden-Regelung ausgebildet. Die Notärzte unserer Klinik haben 60 Unterrichtsstunden bei der Feuerwehr übernommen, bevor die Beamten ihr 4wöchiges Praktikum in unserer Klinik ableisten.

Die Qualität des eingesetzten Personals und damit der Erstversorgung läßt sich indirekt messen an der Qualität der ersten Diagnose, die fast immer aufgrund einer raschen orientierenden Untersuchung erfolgt und nicht selten als Verdachtsdiagnose geäußert wird. Gleichsam als Qualitätskontrolle haben wir die Erstdiagnose mit der klinischen Diagnose bei 174 nachuntersuchten Kindern verglichen. Als „falsch" wurde bezeichnet, wenn die Kliniksdiagnose von der Notarztdiagnose abwich oder die Diagnose des Notarztes unvollständig war. Lediglich bei 10 Patienten war die Notarztdiagnose unzureichend. Dies entspricht einem Prozentsatz von 5,7. In sieben Fällen handelte es sich um internistische Diagnosen, bei denen wohl die Organdiagnose, nicht jedoch die spezifische Diagnose gestellt wurde; in nur drei Fällen um chirurgische Diagnosen. Bei ihnen wurde die Diagnose „commotio cerebri" zwar richtig gestellt, eine zusätzliche Schädelfraktur jedoch erst anhand der Röntgenuntersuchung erkannt. Es darf festgestellt werden, daß auch unter den eingeschränkten Bedingungen am Notfallort fast immer eine richtige Diagnose und damit auch eine sinnvolle Therapie möglich sind.

Erlauben Sie mir jetzt, noch einige Bemerkungen zum Notfallmedizinischen 3. Teil unseres Symposiums. Da ich nicht alle im Programm genannten Themen ansprechen kann, will ich an zwei summarischen Behandlungsergebnissen aus unserem Patientengut zeigen, daß die Initiatoren des Kölner Notarztdienstes vor 25 Jahren den richtigen Weg gewiesen haben, als sie die Ärzte hinausschickten zum Patienten.

Bereits 1971 konnte Lent zeigen, daß von 5947 Patienten des Kölner Notarztdienstes während der Behandlung im Rettungswagen 97 Verletzte starben, was einer Quote von 1,6% aller Verletzten entsprach. Lent hat ferner zwei Kollektive von Unfallpatienten miteinander verglichen. Die eine Gruppe (n = 250) wurde am Unfallort durch Notärzte und Rettungssanitäter behandelt, die andere Gruppe (n = 140) kam ohne Versorgung direkt in die stationäre Behandlung. Alle Verletzten wurden unter denselben medizinischen, organisatorischen, apparativen und personellen Bedingungen in unserer Klinik behandelt. Erwartungsgemäß ließ sich insbesondere bei den Schwerverletzten ein deutlicher Unterschied zwischen den beiden Gruppen nachweisen. Während bei sachgemäßer Erstversorgung durch den Arzt 56% der Verletzten überlebten, betrug der Anteil der Überlebenden bei den Nichterstversorgten nur 17%. Die gleiche Erfahrung haben wir bei 74 Patienten mit stumpfen Bauchtraumen gemacht. Von 33 Verletzten, die im Schock eingeliefert wurden, starben 55%; von 41 Patienten mit notärztlich durchgeführter präklinischer Schockbekämpfung und bei der Aufnahme stabilisiertem Kreislauf starben lediglich 20%. Auch daran wird deutlich, daß die Entscheidung über das endgültige Schicksal eines Verletzten oder eines Notfallpatienten insgesamt nicht erst und nicht allein im Krankenhaus, sondern bereits in den ersten Minuten nach dem Trauma fällt; sie wird offensichtlich ganz entscheidend von den am Notfallort initial eingeleiteten Maßnahmen bestimmt. Dies gilt auch dann, wenn das dem Notfallort nächstgelegene Krankenhaus in wenigen Minuten erreicht werden kann, weil für den Verletzten ohne ausreichende Versorgung allein das Transporttrauma ein unkalkulierbares zusätzliches Risiko darstellt.

Mögen die sachkundigen Beiträge unseres Symposiums helfen, diese Ergebnisse weiter zu verbessern, so daß die Möglichkeiten eines zeitgemäßen Rettungs- und Notarztdienstes schließlich allen Patienten, die eine sofortige medizinische Hilfe benötigen, zugute kommen und mögen die politischen Entscheidungsträger sensibel genug sein, dies auch bei knapper werdenden Finanzmitteln weiterhin als eine Aufgabe der gesundheitlichen Daseinsvor- und -fürsorge zu behandeln.

Literatur

Engelhardt, G. H.: Nil nocere! Infusion am Unfallort. MMW, **9** (1970), 381–382.

Engelhardt, G. H.: Ärztliches Verhalten am Unfallort. Erfahrungen mit dem organisierten Notarztdienst in Köln. Fortbildungsveranstaltung der Kreis- und Bezirksstelle Duisburg der Ärztekammer Nordrhein am 26. 1. 1972, gedruckt in: „Gesundheit und Lebensfreude" Nr. 4, April 1972.

Engelhardt, G. H.: Schockbekämpfung am Unfallort. Leben retten, **3** (1980), 18–21.

Engelhardt, G. H.: Wozu taugt ein Notarzt? Z. Der Rettungssanitäter, **8** (1981), 278–280.

Engelhardt, G. H. und H. J. Hernandéz-Richter: Das Kölner Modell chirurgischer Erstversorgung am Unfallort. Chirurgenkongreß 1969, München. Langenbecks Arch. Chir. **325** (1969), 260–264.

Engelhardt, G. H. und H. J. Hernandéz-Richter: Fünfjährige Erfahrungen mit dem Notarztwagen „Köln" im Unfallrettungseinsatz. Bayrischer Chirurgenkongreß 1969, München. MMW, **6** (1969), 370–372.

Engelhardt, G. H. und M. Kneher: Zur Primärversorgung verletzter Kinder im Kölner Notarztdienst. Z. Kinderchirg. Suppl. zu Band 33 (1981), 24–28.

Engelhardt, G. H. und V. Lent: Das Kölner Notarztsystem. Eigendruck der Chirurgischen Klinik Köln-Merheim, 1973.

Engelhardt, G. H. und P. Schabert: Erfahrungen über Volumenersatz am Unfallort. 32. Tagung der Dtsch. Ges. für Unfallheilkunde, Mai 1968 in Hamburg. Hefte z. Unfallheilkunde, **99** (1968), 166–169.

Engelhardt, G. H. und W. Wagner: Milzrupturen. Therapiewoche **32** (1982), 1671–1674.

Hernandéz-Richter, H. J., G. H. Engelhardt und A. Geipel: Erfahrungen über extra- und intrathorakale Herzmassagen am Unfallort. Hefte Mschr. Unfallheilk. **91** (1967), 230.

Hernandéz-Richter, H. J. und G. H. Engeldhardt: On cardiac massage in emergency first aid. Kongreßbericht Second Congress of the International Association for Accident and Traffic Medicine. Stockholm 1966.

Hernandéz-Richter, H. J., G. H. Engelhardt und H. Matthes: Einsatz des NAW Köln, Reanimation und Anaesthesie unter erschwerten Bedingungen. Acta anaesth. scand. Supp. XXIV (1966), 301.

Hernandéz-Richter, H. J. und G. H. Engelhardt: Überlebensaussichten bei interner und externer Herzmassage am Unfallort. Bayerischer Chirurgenkongreß 1969, München. MMW, **7** (1969), 373–375.

Hernandéz-Richter, H. J. und G. H. Engelhardt: Posibilidades de supervivencia con el masaje cardioco interno y externo en el lugar del accidente. MMW Barcelona-Madrid, **5** (1970), 483–478.

Lent, V.: Ergebnisse nach erster ärztlicher Hilfe am Unfallort mit dem Kölner Notarztwagen. Dissertation Universität Köln, 1971.

Schink, W.: Fortschritte auf dem Gebiet der Unfallchirurgie. DMJ, **12** (1964), 429–433.

Verhülsdonk, N.: Vergleichende Untersuchungen über Antransport und Versorgung von Notfallpatienten in Ballungsgebieten unter besonderer Berücksichtigung des Rettungshubschraubereinsatzes. Inaugural-Dissertation zur Erlangung der Doktorwürde der Hohen Medizinischen Fakultät der Universität zu Köln, 1978.

3. Zur Geschichte des Kölner Notarztdienstes

E. Friedhoff

Die drückende Last der Verkehrsopfer in den Fünfziger Jahren führte zu einer engen Zusammenarbeit auf dem Gebiet der Unfallursachenforschung zwischen dem verkehrswissenschaftlichen Institut der Universität Köln unter Prof. Berkenkopf, insbesondere seinem Mitarbeiter Dr. Nelsen und der Chirurgischen Universitätsklinik Prof. Viktor Hoffmann. In dieser Zeit setzten wir die Tradition Bardenheuers fort, die wir als Assistenten der bis zum Staatsvertrag 1953 noch Städtischen Universitätsklinik Köln nach dem Krieg wieder aufgenommen hatten. Wir wurden mit einem Pkw der Städtischen Berufsfeuerwehr zum jeweiligen Katastrophenort gebracht, um dann mit einem Notfallkoffer damaliger Prägung meist recht hilflos zuschauen zu müssen, wie die Unfallopfer so schnell wie möglich in die nächste Klinik transportiert wurden.

Wir müssen uns daran erinnern, daß die pathophysiologischen Erkenntnisse über die vitalen Funktionen in dieser Zeit zu grundlegenden Änderungen in der Diagnostik und Therapie des Schocks führten. Der Kampf um die Wiederbelebungsmethoden zwischen den manuellen nach Thomson, Silvester, Schäfer einerseits und Atemspende nach Safar sowie der äußeren Herzmassage andererseits war in vollem Gang. Der allzufrüh verstorbene und unvergessene Rudolf Frey setzte sich unermüdlich für die Selbständigkeit der Anaesthesie ein. Er erhielt den ersten Lehrstuhl seines Fachgebietes in Mainz und fügte der „Deutschen Gesellschaft für Anaesthesie" die „Wiederbelebung" hinzu. Damals war es für einen chirurgischen Assistenzarzt selbstverständlich, daß er die Intubation und Schockbehandlung beherrschte.

Die Zeit für eine grundlegende Änderung des Rettungswesens war reif. Der bereits erwähnte Dr. Nelsen schuf die Rahmenbedingungen, indem er bei dem früheren Staatssekretär Prof. Leo Brand in Düsseldorf für die notwendige staatliche Unterstützung und bei den Kölner Ford-Werken unter Generaldirektor Vitger und dem HUK-Verband unter Direktor Hofmann für die finanziellen Mittel sorgte. Prof. Viktor Hoffmann gab das Startzeichen für den ersten Notarztwagen. In monatelanger Kleinarbeit entwickelte ich mit Hilfe der Praktiker, aus den Reihen der Berufsfeuerwehr unter Dr. Gelbert, der Polizei und dem Rettungswagen – hier war es besonders Wilhelm Soehngen – den Kölner NAW und fand dabei die große ideenreiche Unterstützung von Hans Miesen und seinen Mitarbeitern im Bonner Werk (Abb. 2).

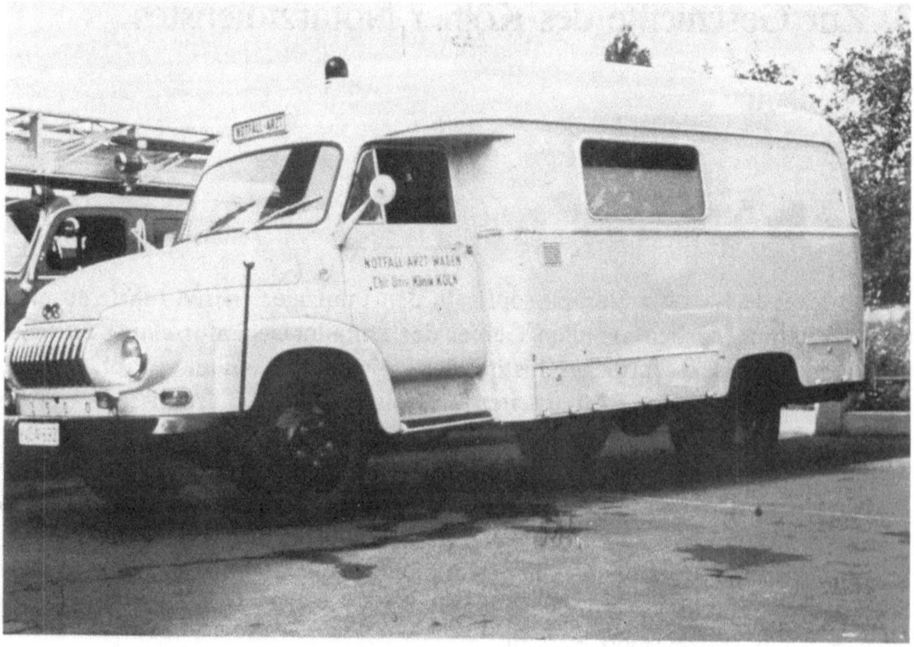

Abb. 2 Der erste, 1957 in Betrieb genommene Notarztwagen.

Im Streit der Meinungen über den Kölner NAW und die Modernisierung des Rettungswesens hatten wir anfänglich nur wenige auf unserer Seite. Hier waren es Tönnis und seine Mitarbeiter Frohwein und Loennecken, die sich der instrumentellen Ausstattung, insbesondere der Ausbildung von Ärzten und Feuerwehrmännern, annahmen.

Von den Hilfsorganisationen hatte der Malteser Hilfsdienst als erster die Notwendigkeit erkannt und ließ einen Katastrophenwagen, der damals gerade vom Ungarn-Aufstand zurückkam, in einen modernen NAW nach meinen Plänen umwandeln und in den Rettungsdienst der Stadt Köln stellen. Mit dem NAW hatten wir nun das Werkzeug in der Hand, unsere Ideen in die Tat umzusetzen: In einem geschlossenen, entsprechend ausgestatteten Raum lebensbedrohende Störungen der Vitalfunktion zu beseitigen, Transportfähigkeit herzustellen und aufrecht zu erhalten, aber keine Maßnahmen durchführen, die in einer entsprechenden Klinik noch rechtzeitig und besser vorgenommen werden können (Abb. 3).

So begann am 3. Juni 1957 ein zweijähriger Modellversuch als Forschungsauftrag des damaligen Wirtschafts- und Verkehrsministerums des Landes N.R.W., der am 3. Juli 1959 endete und über den wir in der „Münchner Medizinische Zeitschrift“ 1959 ausführlich berichtet haben.

Einige Pioniere aus der damaligen Zeit von der Chirurgischen Klinik Lindenburg und der Berufsfeuerwehr der Stadt Köln sind heute unter uns. Ihnen gebührt Dank

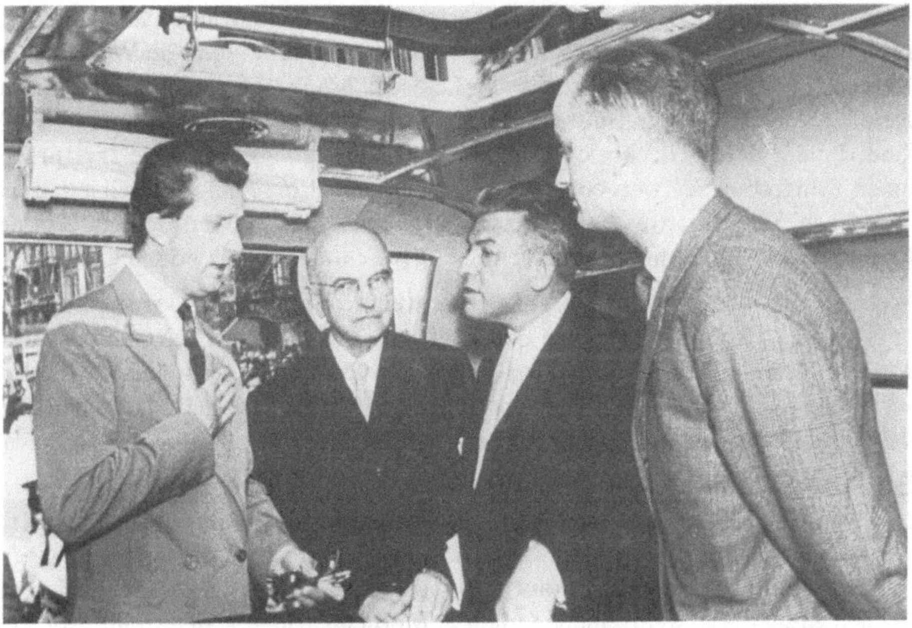

Abb. 3 Prof. Dr. Viktor Hoffmann (2. v. l.) und Mitarbeiter bei der Vorstellung des ersten Kölner Notarztwagens.

und Anerkennung für ihren selbstlosen Einsatz. Dieser Modellversuch löste natürlich kontroverse Diskussionen aus. Während sich an allererster Stelle K. H. Bauer und sein Mitarbeiter Gögler sowie Tönnis, Bürkle de la Camp, Frohwein, Loennecken und wenige andere grundsätzlich für die „chirurgische Erste Hilfe" am Unfallort mit unterschiedlichen Mitteln und Organisationsvorschlägen einsetzten, herrschte bei der überwiegenden Mehrzahl der Ärzte und Rettungsorganisationen erhebliche Skepsis vor. Nachdem der Leiter der Bundesschule des „Deutschen Roten Kreuzes" Walter Stöckel zunächst befürchtete, daß die für einen ärztlichen Einsatz am Unfallort notwendigen Fahrzeuge, wenn nicht in den ersten Finanzierungsschwierigkeiten, dann aber sicher im dichten Straßenverkehr stekkenblieben, hat er sich doch nach Überzeugung vor Ort zu einem sinnvollen ärztlichen Einsatz am Unfallort bekannt.

Bemerkenswert war die Richtung des traditionsbewußten damaligen Bundesarztes des „Deutschen Roten Kreuzes" Freiherr von Redwitz, der sich den Schlußfolgerungen seiner Schüler Zuckschwerdt in Hamburg und Derra in Düsseldorf anschloß, die nach eigenen Versuchen den ärztlichen Einsatz am Unfallort ablehnten, dafür die breite Aus- und Fortbildung in den Hilfsorganisationen und in der Bevölkerung forderten, die auch wir immer wieder mit Nachdruck verlangt haben.

Ganz im Gegensatz zu der damals vorherrschenden Meinung im Inland waren die Fachleute im Osten – allen voran der Ungar Aurel Gabor – und im Westen vom Kölner NAW-Modell beeindruckt. So fand der NAW auf dem Internationalen Rettungskongreß 1958 in Budapest sehr großen Anklang und Nachahmer in Rußland, Polen, der Tschechoslowakei, Bulgarien und ebenso auf dem Internationalen Kongreß in Antwerpen, an den das Bild mit Prinz Paul von Belgien, dem damaligen Schirmherrn der Veranstaltung, dem Kongreßpräsidenten Dr. de Kock, Viktor Hoffmann und meinem Co-Assistenten Pankert erinnert.

Welchen Einfluß der Kölner NAW auf die weitere Entwicklung des Rettungswesens und der Rettungsfahrzeuge ausgeübt hat, kann ich aus Zeitgründen nicht weiter erörtern. Am Anfang der Reform des Rettungswesens standen die oft schwierigen und zahlreichen Verhandlungen im Normenausschuß, die zu den hier skizzierten heutigen Rettungswachen führten.

Die Stadt Köln stand nach dem zweijährigen Modellversuch vor der Frage, den NAW in das Rettungssystem der städtischen Berufsfeuerwehr zu übernehmen. Beim damaligen Streit der Meinungen war das nicht leicht. Vor 23 Jahren haben sich der Oberbürgermeister Burauen und sein Gesundheitsdezernent Dr. Mothes für den Kölner NAW entschieden und der Merheimer Klinik anvertraut. Mit viel Einsatz und Erfolg hat sich dann die Chirurgische Klinik der Städtischen Krankenanstalten Merheim unter Heberer und später unter Schink mit seinen Mitarbeitern Engelhardt und Hernandéz-Richter, um die Weiterentwicklung des Kölner NAW verdient gemacht und ebenso wie Wolfgang Herzog mit dem Gummersbacher Modell vielen Menschen das Leben gerettet.

Teil I Organisation des Rettungsdienstes

Flächendeckend und optimal oder lückenhaft und unzureichend?

Vorsitz: E. Friedhoff, Köln

4. Organisatorische Anforderungen an einen Notarztdienst

G. Frey

Als Ende der 60er Jahre in Deutschland ganz allgemein Bemühungen zur Reorganisation der Rettungsdienste anliefen, wurde von Ahnefeld der Begriff der Rettungskette geprägt. Damit sollte veranschaulicht werden, daß die Erste Hilfe am Notfallort, das Melde- und Alarmsystem, der organisierte Rettungsdienst, die zentrale Notaufnahme und letztlich die Intensivstation eines Krankenhauses wie die Glieder einer Kette zusammenwirken müssen, deren schwächstes Glied die Stärke der ganzen Kette limitiert. Eines dieser Schwachglieder war zweifelsohne das Melde- und Alarmsystem. Um dem Laienhelfer einen einzigen potenten und kompetenten Ansprechpartner für einen medizinischen Notfall in einem festgelegten regionalen Bereich zu geben, wurden die Rettungsleitstellen geschaffen. Diese Rettungsleitstellen alarmieren die nach einsatztaktischen Gesichtspunkten in ihrem Bereich verteilten Rettungswachen, die über die erforderlichen Rettungsmittel (RTW und KTW) sowie über den zentral eingesetzten Notarztwagen und eventuell über den Rettungshubschrauber verfügen. Lassen Sie mich an dieser Stelle noch 2 zusätzliche Bemerkungen einfügen.

1. Es wäre allmählich an der Zeit, daß insbesondere in den Bereichen, in denen der Rettungsdienst nicht von der Feuerwehr wahrgenommen, sondern von anderen Organisationen durchgeführt wird, endlich eine einheitliche Rufnummer für die medizinischen Rettungsdienste geschaffen wird.
2. Es wäre gleichermaßen Zeit, die nahezu babylonische Sprachverwirrung zwischen Notarztdienst, notärztlichen Bereitschaftsdienst, Notfallbereitschaftsdienst, Hausarztbereitschaftsdienst und ähnlichem zu bereinigen. Denn derjenige, der hier nicht durchschaut, ist unser potentieller Patient, und der hat darunter zu leiden.

Zu den Aufgaben des Personals in der Leitstelle gehören die Entgegennahme von Notfallmeldungen, die Auswahl der Rettungsmittel, die Einsatzleitung von Rettungswagen, Notarztwagen und Hubschrauber, die Einsatzkoordination mit Feuerwehr, Polizei und anderen Rettungsdiensten und die Zusammenarbeit mit der Klinik. Für die Entgegennahme von Notfallmeldungen kann sich das Personal der Leitstelle eines Abfrageschemas bedienen, das nicht nur Fragen zu Art, Ort und

Ausmaß des medizinischen Notfalles enthält, sondern gleichzeitig auch Ratschläge an den Anrufer und das auf einem gleichartig gegliederten Meldeschema für den Laienhelfer aufbaut.

Dieses Abfrageschema konzentriert sich auf einfache, auch für den medizinischen Laien erkennbare Zeichen vitaler Funktionsstörungen und bezieht sich vor allem auf die Situation des Primäreinsatzes.

Unter Primäreinsatz verstehen wir den schnellen Antransport des medizinischen Rettungsteams an den Notfallort, Versorgung des Notfallpatienten und Transport in die nächste geeignete Klinik. Die Betonung liegt auf „geeignet". Im Gegensatz hierzu handelt es sich bei einem Sekundäreinsatz um den Transport eines Notfallpatienten aus einem Krankenhaus, das zwar eine Erstbehandlung durchführen konnte, für eine definitive Versorgung aber weder technisch noch organisatorisch genügend ausgerüstet ist, in eine entsprechend geeignete Klinik. Obwohl auch Sekundäreinsätze unter der gleichen zeitlichen Dringlichkeit stehen können wie Primäreinsätze, empfiehlt sich eine direkte Absprache zwischen dem abgegenden und dem transportierenden Arzt über den Zustand des Patienten und die für den Transport notwendigen Vorbereitungsmaßnahmen, aber auch eine Rückfrage bei der aufnehmenden Klinik, ob die Aufnahme gesichert ist.

Für den Primäreinsatz des Notarztes gibt es im wesentlichen zwei Systeme. Das Stationssystem und das Rendez-vous-System. Beim klinikgebundenen Notarztwagen bilden Notarzt und Rettungssanitäter ein festes eingespieltes Team mit dem Risiko einer hohen Fehleinsatzquote, die den Notarzt unnötig an das Fahrzeug bindet. Beim Rendez-vous-System treffen sich Notarzt und Rettungswagen am Notfallort, der Notarzt begleitet den Patienten im Rettungswagen in die Klinik oder er kann separat zu einem weiteren Notfall abgerufen werden. Die Stationierung von Notarzteinsatzfahrzeugen und Rettungswagen an der Klinik stellt einen Kompromiß aus den beiden ersten Lösungen dar mit dem Nachteil, daß der Rettungswagen relativ zu selten zum Einsatz kommt. Die Stationierung beider Fahrzeuge an der Rettungswache bringt eine Loslösung des Notarztes von der Klinik und damit von seinen eigentlichen ärztlichen Aufgaben und zusätzliche Kosten mit sich. Beim Rendez-vous zwischen Rettungswagen und praktischem Arzt erhebt sich die Frage nach der Qualifikation des praktischen Arztes als Notarzt und die Frage, wer das Fahrzeug des Arztes fährt, wenn dieser den Patienten im Rettungswagen begleiten muß. Die Stationierung eines Rettungshubschraubers an der Klinik bedeutet lediglich die Loslösung des Notarztes von bodengebundenen Hindernissen mit der Schaffung neuer Probleme.

Eine weitere Aufgabe der Rettungsleitstelle war die Auswahl der Rettungsmittel. Den Rettungswagen sehen wir unter dem Gesichtspunkt einer mobilen Intensivbehandlungseinheit, um einen Begriff des verstorbenen Rudolf Frey zu gebrauchen. Notarzteinsatzfahrzeug und die darin enthaltenen Notarztausrüstung bilden eine autarke Einheit für die ersten Minuten bis zum Eintreffen des Rettungswagens. Personalmäßig sehen wir keinen Unterschied zwischen Notarztwagen und Rettungshubschrauber. Die medizinische Besatzung ist die gleiche. Auch die medizinische Ausstattung des Rettungshubschraubers ist identisch mit der des Notarztwagens. Für uns ist daher der Hubschrauber nicht ein besonders herausgehobenes Rettungsmittel, sondern ein fliegender Notarztwagen. Der Rettungshubschrauber sollte daher nach einsatztaktischen Gesichtspunkten zum Einsatz kommen, insbesondere in einem Bereich, der außerhalb von 10–15 km von der Stationierung dieses Rettungsmittels oder des nächstgelegenen Notarztwagens liegt.

Die besonderen Vorteile oder Funktionen eines Hubschraubers im Rettungsdienst sind der schnelle Antransport des medizinischen Teams zum Notfallort auch über längere Distanz, der schonende Transport in die nächste geeignete Klinik ebenfalls über längere Distanz und bei Katastrophen die Verteilung von Notfallpatienten in mehrere weiter entfernt gelegene Kliniken. Eine weitere Funktion des Hubschraubers liegt in der Zusammenarbeit über eine größere Distanz zwischen verschiedenen Rettungsleitstellen in den unterschiedlichen, dislozierten Rettungsdienstbereichen. Aufgabe der Rettungsleitstelle ist auch die Einsatzkoordination mit den unterschiedlichen an der Durchführung des Rettungsdienst beteiligten Organisationen, Krankenhäusern, Kliniken, Polizei, Feuerwehr usw. und die Zusammenarbeit oder die Herstellung des Kontaktes zwischen dem Einsatzort und dem Krankenhaus, das den Notfallpatienten aufnehmen soll. Außer diesem Funktionsbereich des Rettungssanitäters auf der Rettungsleitstelle kommt er zum Einsatz in selbständiger Tätigkeit auf dem Rettungswagen ohne Arzt und auf dem Notarztwagen oder Hubschrauber als Helfer des Notarztes. Dabei bringt er Maßnahmen zur Anwendung, die auch bei der selbständigen Tätigkeit des Rettungssanitäters ohne Arzt, teilweise bereits in den ärztlichen Bereich übergreifen.

Leider sind die rechtlichen Voraussetzungen für die wirkliche Anwendung dessen, was der Rettungssanitäter gelernt haben sollte, heute immer noch nicht vorhanden. Deswegen ist die Situation im Prinzip genau die, die wir vor 25 Jahren auch schon hatten. Oder man wartet eben, bis der Notarzt kommt.

Nun zur personellen Auswahl des Notarztes. In der Versorgung Polytraumatisierter am Notfallort kommt es zunächst nicht auf eine fachspezifische, möglicherweise chirurgische oder sonstige Therapie an, sondern auf eine Elementardiagnostik von Atmung und Kreislauf – den beiden Vitalfunktionen – und eine entsprechende Elementartherapie. Unter Elementardiagnostik versteht Ahnefeld das Erkennen einer vitalen Bedrohung bei Störungen von Bewußtsein, Atmung, Herz-Kreislauffunktion und Elektrolythaushalt. Die Elementartherapie besteht in der Aufrechterhaltung oder Wiederherstellung dieser vitalen Funktionen. Die zweite Phase stellt die Versorgung des Patienten auf dem Transport dar. Hier haben wir jetzt Zeit für eine erweiterte Diagnostik, in deren Zentrum aber nach wie vor die Vitalfunktionen Atmung und Kreislauf stehen. An diese erweiterte Diagnostik schließt sich eine erweiterte Therapie an. Eine fachspezifische Notfallmedizin sehen wir erst sekundär. Ganz allgemein beinhaltet die Notfallmedizin Maßnahmen, die jeder Arzt durchführen können sollte, unabhängig von seinem Fachgebiet.

Wenn wir uns einmal anschauen, welche Verletzungen ein Polytraumatisierter in aller Regel hat, dann stellen wir fest, daß bei 70% Verletzungen im Kopf- oder Halsbereich und 25% im Thoraxbereich, also zusammen 95% Verletzungen vorliegen, die den Patienten von seinen beiden Vitalfunktionen Atmung und Kreislauf her bedrohen können. Wenn wir uns weiter vergegenwärtigen, daß nur 40% unserer Notfallpatienten chirurgische und 60% internistische Notfallpatienten sind, kommen wir zu den Grundvoraussetzungen, die ein Notarzt mitbringen sollte. Wir sind der Meinung, daß Chirurgen, Internisten und Anaesthesisten gleichermaßen in Frage kommen, wenn sie gleiche fachliche Voraussetzungen mitbringen.

Da die dritte Phase in der Versorgung des Notfallpatienten dann die Übergabe an die Klinik ist, und da der Notarzt sich als verlängerter Arm der Klinik sieht und betrachtet wissen möchte, darf die Notfallmedizin nicht an der Klinikpforte haltmachen, sondern sie muß nahtlos in die Klinik übergreifen. Dazu bedarf es in der Klinik einer zentralen Notaufnahme, von wo aus dieser Notfallpatient in der Klinik weiter verteilt und versorgt werden kann. Eine solche zentrale Notaufnahme, Schock- oder Wiederbehandlungsraum, sehen wir als Voraussetzung dafür an, daß aus diesem Patienten nicht noch innerhalb der Klinik ein echter Notfall wird.

Diskussion

Friedhoff: Herr Frey, herzlichen Dank für Ihre klare Begriffsabgrenzung und gute Übersicht der Situation. Es sind eine ganze Reihe von Punkten angesprochen worden. Fangen wir mit der einheitlichen Telefonnummer in Deutschland an. Dazu kann ich sagen, die Dinge sind auf dem besten Wege, verwirklicht zu werden.

NN: Wieso ist man in Köln vom stationären auf das Rendezvous-System übergegangen?

Engelhardt: Wir haben ein Netz von 12 Rettungswachen gleichmäßig verteilt. Diese Rettungswachen haben aber nur 4 Notarztstützpunkte zur Verfügung und wenn man gewährleisten will, daß Notarzt und RTW einigermaßen gleichzeitig eintreffen, muß man den Notarzt schneller und beweglicher machen. Dies ist mit dem PKW erreicht. Wir haben fast keine Schwierigkeiten, gleichzeitig mit dem RTW einzutreffen, obschon der RTW in der Regel den kürzeren Anfahrtweg hat. Dies ist die Erklärung dafür und das ist auch die Begründung dafür, warum das Rendezvous-System heute weit verbreitet ist. Herr Frey, ich glaube, daß ist in

Ihren Ausführungen auch herausgekommen. Was sagen Sie denn zu unserem Notarzt auf einer Rettungswache? Den haben Sie ja auch eigentlich abgelehnt.

Frey: Damit ziehe ich den Arzt aus der Klinik ab und habe diesen verlängerten Arm der Klinik bereits amputiert. Ein Notarzt, der draußen am Notfallort arbeitet, ohne zu wissen, was mit diesem Patienten in der Klinik weitergeschehen wird, ist kein verlängerter Arm der Klinik mehr. Er ist ein amputierter Arm. Außerdem, der Arzt in der Klinik erfüllt ja normalerweise zwischen den Einsätzen in der einsatzfreien Zeit seine dort üblichen ärztlichen Aufgaben. Was macht dieser Arzt, wenn er 24 Stunden in der Rettungswache sitzt? Er kann Däumchen drehen, aber auch das kostet Geld.

Troidl: Herr Frey, anscheinend ist es manchmal im Krankenhaus nicht so, wie es sein soll. Ich erinnere mich an eine Aussage von Herrn Muhr: „Man kommt manchmal mit dem Rolls Royce an die Pforten eines Krankenhauses und dann steht man vor einer Blockhütte, wo's drüber und drunter geht" – oder mit anderen Worten: nicht das nächstliegende Krankenhaus ist unbedingt das beste. Wie sehen Sie dieses Problem und welche Lösungsvorschläge haben Sie? Wie sehen Sie in Deutschland diese Situation? Wieviel Krankenhäuser sind denn derzeit entsprechend ausgerüstet und inwieweit sind Krankenhäuser mit einem Schockraum ausgerüstet?

Frey: Sicherlich noch viel zu wenige. Damit stehen wir vor der Situation, daß wir häufig nur eine Verlagerung des Notfallortes vom Straßengraben in die Klinik haben. Deswegen habe ich vorhin auch das Wort „geeignete Klinik" mehrfach so betont. Wie das denn letztlich in der Klinik organisiert wird, wer dort das Sagen hat, das muß von Klinik zu Klinik sicherlich unterschiedlich sein. Im allgemeinen sollte es Teamwork sein und das heißt eben Zusammenarbeit und nicht Gegeneinanderarbeit. Wir sprechen bei uns in der Klinik auf der Intensivstation scherzhafterweise von „kontradisziplinärer" Zusammenarbeit.

Engelhardt: Herr Frey, Sie würden keinem Fachbereich eine Priorität, eine Führerschaft sozusagen, einräumen.

Frey: Es liegt für einen Anästhesisten natürlich nahe, für sich eine gewisse Führungsfunktion zu beanspruchen. Aber ich meine, daß man das nicht auf den Fachbereich beschränken sollte. Es müßte derjenige Arzt sein, ob Internist, ob Chirurg, ob Anästhesist, der die größte Erfahrung in der Behandlung eines Notfallpatienten hat. Der muß die dirigierende Weisungsbefugnis haben.

Reppesch (Berufsfeuerwehr Köln): Ich möchte ein paar Worte sagen zu der Stationierung eines Notarztes auf der Feuer- und Rettungswache. Ich halte also im Falle der Stadt Köln auf der Wache 1 die Stationierung des Arztes für optimal, denn der Notarzt ist hier immer innerhalb kürzester Zeit am Einsatzort. Wir haben hier kaum Alarmverzögerungen und es funktioniert einwandfrei. Hingegen muß ich sagen, daß wir an Krankenhäusern schon des öfteren erhebliche Verzögerungen gehabt haben und auch schon öfter mal in der Presse entsprechendes gestanden hat. Die Auslastung des Arztes auf der Wache 1 ist, daß er etwa zehnmal pro Schichtdienst zum Einsatz kommt, und ich glaube, daß diese Belastung durchaus schon genügend ist für den Arzt auch.

Frey: Sie sprechen hier zwei Dinge an. Zum einen natürlich die Einsatzauslastung. Wenn er innerhalb von 24 Stunden 12 Stunden im Einsatz ist, dann ist das durchaus eine gute Auslastung, aber es gibt eben auch Rettungswachen, wo das nicht der Fall ist. Das zweite Problem, das Sie angesprochen haben, ist die Auswahl des Arztes in der Klinik, mit welchen Aufgaben ich ihn in der einsatzfreien Zeit in der Klinik beschäftige. Hier muß man durch organisatorische Maßnahmen natürlich dafür Sorge tragen, daß dieser Arzt auch in der Klinik unmittelbar und verzögerungsfrei einsetzbar ist. Bei uns ist der Notarzt in der Regel in der einsatzfreien Zeit auf der Intensivstation mit eingesetzt – nicht alleine, sondern miteingesetzt als Ergänzung eines dort tätigen Stationsarztes und ist innerhalb von 60 Sekunden nach Auslösung des Funkalarmes am Fahrzeug oder am Hubschrauber.

Friedhoff: Darf ich feststellen, daß dieses Thema bereits überleitet zum nächsten Vortrag, Keil: „Notarztdienst aus der Sicht des Trägers", der sich im wesentlichen auch mit diesem Problem befaßt, und ich bitte jetzt Herrn Keil um seinen Vortrag.

5. Der Notarztdienst aus der Sicht des Trägers

W. Keil

Bevor ich auf den Notarztdienst in Köln eingehe, möchte ich zunächst zum besseren Verständnis kurze Ausführungen allgemeiner Art zum Rettungsdienst, und zwar insbesondere auch zu den rechtlichen Grundlagen machen. Bis auf die Stadtstaaten Hessen und Niedersachsen haben alle Bundesländer den Rettungsdienst ab Mitte der siebziger Jahre gesetzlich geregelt. Die Einführung der Ländergesetze geht auf einen Bericht der Bundesregierung an den Deutschen Bundestag über Maßnahmen zur Verbesserung des Rettungswesens zurück. Damit wurde der Rettungsdienst zu einer öffentlichen Aufgabe erhoben.

In Nordrhein-Westfalen war bis zum Inkrafttreten des Gesetzes über den Rettungsdienst am 1. 1. 1975 nur ein Teilbereich des Rettungsdienstes als Pflichtaufgabe zur Erfüllung nach Weisung gesetzlich im Feuerschutzrecht geregelt, und zwar die Hilfeleistung bei Unglücksfällen und öffentlichen Notständen. Der Rettungsdienst für medizinische Notfälle, die nicht durch einen Unglücksfall hervorgerufen wurden und der allgemeine Krankentransportdienst wurden bis dahin als Selbstverwaltungsaufgabe durchgeführt.

Das Gesetz über den Rettungsdienst faßt den Rettungs- und Krankentransportdienst unter dem Begriff Rettungsdienst zu einer organisatorischen Einheit zusammen und regelt dessen rechtliche, organisatorische und finanzielle Bedingungen. Die Aufgaben nach dem RettG sind Pflichtaufgaben zur Erfüllung nach Weisung. Mit Einführung des Gesetzes ist dem Träger ein Katalog von Maßnahmen in bezug auf die rettungsdienstliche Versorgung von Notfallpatienten vorgeschrieben worden. Der Katalog reicht von ersten Maßnahmen am Notfallort bis zur Übergabe des Patienten in ein geeignetes Krankenhaus. Die Ausführung und damit der Umfang des Rettungsdienstes wird im wesentlichen von der Größe, Bevölkerung, Struktur, Topographie, den Verkehrsverhältnissen und der Krankenhausversorgung bestimmt. Zu berücksichtigen sind besonders auch taktische Überlegungen, statistische Zahlen, Beobachtungen und Erfahrungen aus der Praxis sowie betriebswirtschaftliche Erkenntnisse.

Nicht zuletzt waren auch die Vorgaben des ministeriellen Runderlasses vom 22. 4. 1975 „Bericht und Plan zum Rettungswesen in Nordrhein-Westfalen“ besonders zu beachten. Der Erlaß legte im einzelnen fest, wie der Rettungsdienst organisatorisch, technisch, raum- und personalmäßig auszugestalten bzw. auszustatten ist.

Mit Beschluß der Landesregierung ist der Erlaß neben anderen Bestimmungen am 30. 6. 1982 weggefallen, um den Trägern ein größeres Gestaltungsrecht beim Rettungswesen einzuräumen. Da der „Bericht und Plan" eigentlich nur Mindestforderungen stellte, kann es auch nicht durch den Wegfall zu gravierenden Änderungen kommen. Die Genehmigung durch die Aufsichtsbehörde für das Kölner Rettungsdienst-System liegt inzwischen vor. Die rettungsdienstlichen Aufgaben besorgt in Köln die Berufsfeuerwehr unter Beteiligung der 4 Hilfsorganisationen ASB, DRK, JUH und MHD. Auf die Mitwirkung im Notarztbereich gehe ich später ein.

Im Stadtgebiet befinden sich 12 Rettungswachen. 11 hiervon werden gleichzeitig als Feuerwachen von der Berufsfeuerwehr betrieben. Als 12. Rettungswache wird die Station der JUH genutzt. Entscheidend für die Standortwahl ist, daß eine flächendeckende Versorgung gewährleistet ist. Bedeutsam ist hierfür die Einhaltung von Toleranzzeiten. Als Grundsatzforderung gilt eine Zeit von 5 bis 8 Minuten. Etwa 80% der Bevölkerung in Köln können innerhalb von 5 Minuten Hilfe erhalten.

Auf den Rettungswachen werden für Notfalleinsätze insgesamt 13 Rettungswagen rund um die Uhr und 2 Rettungswagen täglich 14 Stunden bereitgehalten. Leitstelle für die Stadt Köln ist die Einsatzzentrale der Berufsfeuerwehr. Sie wird entsprechend dem Runderlaß des Innenministers vom 3. 10. 1975 über die Errichtung und den Betrieb von Leitstellen als zentrale Leistelle gemeinsam für die Bereiche Feuerschutz, Rettungsdienst und Katastrophenschutz betrieben. In der Einsatzzentrale werden Notrufe und Anforderungen entgegengenommen, Alarmierungen und Maßnahmen nach Maßgabe der Alarm- und Ausrückeordnung und der Dienstanweisung Rettungsdienst durchgeführt, die Einsatzdurchführung überwacht und der zentrale Krankenbettennachweis geführt. Die Leitstelle lenkt auch gemäß Gesetz über den Rettungsdienst die Einsätze der Hilfsorganisationen. Der Rettungsdienst ist ohne Arzteinsatz am Notfallort undenkbar. Dem trägt auch das Gesetz über den Rettungsdienst Rechnung. § 10 des Gesetzes regelt, daß die Träger darauf hinwirken, daß in geeigneten Krankenhäusern Ärzte zur Hilfeleistung im Rahmen des Rettungsdienstes, insbesondere für den Einsatz von Notarztwagen, zur Verfügung stehen. Die Verpflichtung zur Hilfe der betreffenden Krankenhäuser ergibt sich aus dem Krankenhausgesetz NW.

In den letzten Jahren war im Kölner Rettungsdienst ein stetiges Ansteigen der Notfalleinsätze zu verzeichnen. Allein bei rund $^1/_5$ der Notfalleinsätze wurde der Notarzt benötigt.

Die recht hohe Zahl von Notfällen, bei denen die Hilfe des Notarztes gebraucht wird, gebietet dem Träger, für ein effektives Notarztsystem zu sorgen.

Die gewählten Notarztstationen gewährleisten eine flächendeckende Versorgung in Köln und erlauben keine zu langen Anfahrzeiten. Das linksrheinische und das

	1978	1979	1980	1981	1. HJ. 1982
Notfalleinsätze	32 021	35 665	37 779	38 142	18 078
davon					
Notarzteinsätze	6 557	7 483	7 089	7 726	
Krankentransporte	38 786	37 964	35 893	33 190	16 786
RTH-Einsätze	1 219	1 274	1 299	994	451

rechtsrheinische Stadtgebiet von Köln werden rund um die Uhr von jeweils 2 Notärzten betreut. Davon sind 3 Notärzte in Krankenhäusern stationiert und 1 Notarzt rückt von der Feuer- und Rettungswache 1 (Innenstadt) aus. Alarmiert werden die Ärzte über Direkttelefon und Fernmeldeempfänger bzw. über die Krankenhausrufanlage und den Wachalarm. Der Arzt auf der Feuer- und Rettungswache 1 erreicht Ausrückezeiten unter 1 Minute. Die Häufigkeit der Einsätze im Innenstadtbereich und der darum dort gewählte Standort lassen nach dem heutigen Stand der Überlegungen keine andere Lösung zu.

Seit dem 1. 1. 1982 betreut der in Wesseling stationierte Notarzt das südliche linksrheinische Stadtgebiet. Mit dieser Maßnahme wurde die notärztliche Versorgung dieses Gebietes verbessert. Bislang war hierfür der Notarzt auf der Feuer- und Rettungswache 1 zuständig. Abgesehen von den langen Fahrzeiten stand er wegen der Größe des von ihm zu versorgenden Bereiches und der Vielzahl der Einsätze im dichtbesiedelten Innenstadtbereich für Einsätze im linksrheinisch südlichen Stadtgebiet nicht immer zur Verfügung. Ersatzweise mußten dann die anderen Notärzte alarmiert werden, deren Anmarschzeiten unvertretbar hoch lagen. Am Tage steht zusätzlich der Arzt des RTH bereit. Vorläufig ist der Hubschrauber noch provisorisch auf dem belgischen Teil des Militärflugplatzes Butzweilerhof untergebracht. Wir hoffen, daß er Anfang 1984 endgültig auf dem Gelände vor dem Klinikum-Neubau in Merheim stehen wird.

In Köln wird das Rendezvousverfahren praktiziert. Ist bei Unglücksfällen aus der Alarmmeldung ersichtlich, daß ärztliche Hilfe vonnöten ist, rückt gleichzeitig mit dem RTW, aber getrennt, der Notarzt mit einem Notarzteinsatzfahrzeug aus. Bei Bedarf wird auch der Notarzt von der RTW-Besatzung angefordert. Das Fahrzeug wird von einem Rettungssanitäter gefahren und führt das erforderliche medizinisch-technische Gerät, Medikamente und Verbandsmaterial mit sich.

Das Verfahren hat sich sehr gut bewährt. Die Notärzte sind, sobald ihre Hilfe nicht mehr benötigt wird, durch ihre Unabhängigkeit zum RTW sehr beweglich und stehen für weitere Dienste wieder zur Verfügung. Die Verfahrensweise erlaubt auch eine Vorhaltung von weniger Notärzten. Weniger Notärzte bedeutet für den Träger auch geringere Kosten; und daran muß gerade in der heutigen Finanzsituation immer gedacht werden. Die Betriebskosten des Rettungsdienstes betrugen im Jahre 1981 11 554 056,– DM für das Personal, hiervon entfielen auf den Notarztdienst 1 893 048,– DM und die Sachkosten beliefen sich auf 6 030 940,– DM, hierin sind Notarztdienstkosten von 423 109,– DM enthalten.

Die einzelnen Feuer- und Rettungswachen benennen Kräfte, die für den Dienst als Notarztdiensthelfer geeignet erscheinen. Die betreffenden Beamten werden neben der allgemeinen Sanitätsausbildung als Notarzteinsatzfahrzeugfahrer besonders ausgebildet. Sie werden auf der Feuer- und Rettungswache 1 in der Handhabung der medizinisch-technischen Geräte des Notarzteinsatzfahrzeuges von einem Notarzt unterwiesen. Nach 20 praktischen Einsätzen haben die Absolventen eine Prüfung abzulegen. Bekanntermaßen muß bei Einsätzen leider mit einem erhöhten Unfallrisiko gerechnet werden. Die Berufsfeuerwehr unternimmt alles, um das Risiko so klein wie möglich zu halten. Demgemäß erhalten die Fahrer eine ausgezeichnete Fahrerausbildung. Darüber hinaus fanden mit dem TÜV-Rheinland inzwischen Gespräche statt, die Fahrzeugführer bei dem Verein an 3 Tagen hinsichtlich des Verhaltens bei Extremsituationen gesondert zu schulen. Letztlich hängt die Durchführung der Schulung noch von dafür verfügbaren Haushaltsmitteln ab. Trotzdem kann schon jetzt festgestellt werden, daß die wenigen in der Vergangenheit passierten Unfälle bei den Notärzten zu keinen nennenswerten Verletzungen führten.

Abschließend möchte ich herausstellen, daß sich nicht nur das Kölner Notarztsystem sehr gut bewährt hat, sondern auch die gute Zusammenarbeit zwischen den einzelnen Krankenhäusern, die die Notärzte stellen, und der Berufsfeuerwehr. Dafür danke ich den Initiatoren und allen Beteiligten am Rettungsdienst der Stadt Köln.

Diskussion

Meier: Ich möchte Sie fragen, ob Sie irgendwelche Erkenntnisse gewinnen konnten hinsichtlich der wirtschaftlichen Situation des Notarztdienstes. Es ist klar, das kostet sehr viel Geld. Haben Sie irgendwelche Erkenntnisse gewinnen können, ob Folgekosten vermieden werden, ob zum Beispiel durch einen Notarzteinsatz die Behandlung des Patienten im Endeffekt dann billiger wird?

Friedhoff: Wir werden jetzt kurz die Fragen sammeln.

Troidl: Herr Keil, ich möchte nochmals auf die Wirtschaftlichkeit dieses Systems in Köln zu sprechen kommen. Ist der Notarzt in Köln, der 24 Studen auf der Feuerwache sitzt, wirklich richtig ausgelastet, vor allem auch, wenn man das Finanzielle betrachtet? Ich glaube, hierzu sollte man einen Notarzt, der 24 Stunden dort sitzt und eventuell dann drei- oder viermal oder vielleicht zehnmal eingesetzt wird, zu Wort kommen lassen: Die Motivation dieser Notärzte ist aus meiner Sicht ein ähnliches Problem. Es ist für einen jungen Kollegen nicht so sehr motivierend, wenn er in seiner Ausbildung etwa ein oder zwei Jahre 12 Stunden auf dem Notarztwagen eingesetzt ist.

Engelhardt: Herr Beigeordneter, Sie haben zweimal darauf hingewiesen, daß der Einsatz von Notärzten auch gesetzlich abgesichert ist, im Rettungsdienstgesetz und im Krankenhausgesetz. Können Sie daraus ein Verständnis für uns Ärzte ableiten, nun diese Pflichtaufgabe, die zum Teil sehr gern übernommen wird, auch mit entsprechenden Planstellen von Seiten des Trägers abzusichern. Wir sprechen nicht nur über Köln. Der zweite Komplex ist auch nicht für Köln spezifisch: Sie haben selbst darauf hingewiesen, daß Ihre Kollegen den Umstand kontrovers betrachten, daß die Landesregierung Bericht und Plan zum Rettungswesen aufgehoben hat. Auch dies wird als Vorwand benutzt, nun die Kosten zu drücken, indem man sagt: Das ist außer Kraft gesetzt, die Essentials, z. B. die Einsatzzeiten oder das dichte Netz von Rettungswachen sind nicht mehr gültig, die Landesregierung hat das selbst außer Kraft gesetzt. Der zuständige Fachminister denkt darüber anders. Ich würde aber auch gern hören, wie das aus der Sicht des Trägers aussieht und vielleicht ist der anwesende Vertreter des Ministeriums, Herr Runde, so freundlich, uns dazu etwas zu sagen.

Friedhoff: Hier haben wir Experten für diese Frage, und ich glaube, wir müssen es doch etwas konkreter fassen. Zunächst kurz Herr Runde vom Ministerium für Arbeit, Gesundheit und Soziales in Düsseldorf zu der Frage, die mit Herrn Keil zu diskutieren war.

Keil: Es besteht kein Zweifel daran, daß dieses System auch in Zukunft so weiter bestehen wird. Ich glaube, aus dem Ministerium kann jetzt gar keine andere Antwort kommen. Es soll der Status quo erhalten bleiben.

Engelhardt: Herr Keil, das haben wir schon verstanden. Es geht ja darum, nicht nur die Kölner Verhältnisse zu diskutieren, sondern wir wollen versuchen, dies zu verallgemeinern.

Runde MAGS, Düsseldorf: Der Bedarfsplan der Stadt Köln entspricht voll den Vorstellungen des Ministers für Arbeit, Gesundheit und Soziales in Nordrhein-Westfalen und die Entscheidung, Herr Beigeordneter Keil, ist eine Entscheidung aus unserem Hause, aus dem Ministerium. Der Regierungspräsident hat sie Ihnen übermittelt. Dann die weitere Frage nach dem Bericht und Plan zum Rettungswesen Nordrhein-Westfalen, der mit seinem Abschnitt 4, der verbindlich seinerzeit Mindestanforderungen vorschrieb, nun aufgehoben ist. Zu dieser Frage ist zu sagen, daß letztlich wie auch schon in dem Vortrag zum Ausdruck gebracht worden ist, Mindestforderungen aufgestellt worden sind. Nun sind allerdings diese Dinge insofern etwas problematisch, was für Köln als großstädtischen Bereich gilt und als Mindestforderung anzusehen ist, ist anders zu sehen, wenn man z. B. in den Hochsauerlandkreis, in das Eifeler Gebiet oder das Münsterland hineingeht und dort die Forderung vertritt, daß der Notfallort in etwa 5–8 oder 10 Minuten jederzeit erreichbar sein muß. Hier muß man also tatsächlich in der Tat hingehen und sagen, die ganze Geschichte muß flexibel gehandhabt werden, was bisher bei der Bedarfsplanerörterung im MAGS auch so gehandhabt worden ist. Es sind aber durchaus im Augenblick auch Bestrebungen feststellbar, den Stand und den Standard des Rettungswesens besonders in einigen ländlichen Bereichen zu reduzieren, und das kann man heute nur eigentlich mit äußerster Betrübnis feststellen, nachdem man besonders in der zweiten Hälfte der 70er Jahre recht tatkräftig am Aufbau des Rettungsdienstes gewirkt hat.

Gorgaß: Als erstes zu dem Kollegen auf der Rettungsfeuerwache. Sicherlich ist es eine vernünftige Regel zu empfehlen, daß der Notarzt üblicherweise vom Krankenhaus abgerufen wird. Regeln sind ja dazu da, daß man auch die Ausnahmen kennt. Man kann sagen, wenn ein Arzt mehr als 10 Einsätze pro 24 Stunden abzuwickeln hat, dann ist er mindestens 10 Stunden mit der reinen Einsatzabwicklung befaßt. Danach muß er Papierkrieg machen, und dann kann man sagen, ab dieser Zahl ist es nicht mehr so wichtig, ihn in der Klinik zu haben. Wenn es also bei einer Stadt wie Köln eine Wache gibt mit einer extrem hohen Belastung, dann ist hier die Ausnahme gerechtfertigt, einen Arzt auf die Feuerwache zu setzen. Wenn aus einem Pool von 6 oder 12 Leuten immer einer für 24 Stunden in diesen sauren Apfel beißen muß, dann ist das meiner Ansicht nach in dem Fall sinnvoll.

Engelhardt: Herr Gorgaß, wir rotieren alle aus dem ganzen Team heraus, doch die Kollegen rechnen uns vor, wenn sie 6 Jahre Weiterbildung haben, sind sie 1 Jahr auf der Feuerwache gewesen. So sieht das aus.

Troidl: Dazu muß ich schon noch etwas sagen. Wenn die Zahl stimmt, daß sie 60 Minuten pro Einsatz haben, dann sehe ich das ein. Wenn das sichere Zahlen sind. Dann ist das natürlich möglich und dann ist auch von der Effizienz die Sache so, wie sie in Köln gehandhabt wird, sicher gut. Dann ist die Motivation der Ärzte trotzdem zu fördern.

NN: Welche Ausbildung erhalten die Feuerwehrleute hier im Raum Köln oder allgemein in Nordrhein-Westfalen. Ich weiß nicht, ob das hier in Köln anders geregelt ist.

Friedhoff: Wenn Sie genau hingehört haben, hat es Herr Engelhardt schon sehr deutlich gesagt.

Keil: Hier in Köln ist die Situation so, daß wir in dem System nicht darauf verzichten können, eine zentrale Notarztstation nun leider auf der Feuerwehrwache 1 zu haben.

Wein (DRK): Mir ist bekannt, daß die Feuerwehr Köln eine 180-Stunden-Ausbildung macht als sog. Rettungshelfer. Damit ist die Frage schon des anderen Kollegen beantwortet. Zum andern ist es wesentlich zu erfahren, ob es aus Kostengründen nicht sinnvoll wäre, Rettungsdienst und Brandschutz strikt zu trennen, wie das in anderen Kreisgebieten der Fall ist und somit auch das Defizit etwas zu senken. Ob das nicht eine Überlegung wäre, tatsächlich, wie beispielsweise im Rheinisch-Bergischen Kreis der Fall ist oder im Hochsauerlandkreis oder im Rhein-Siegkreis, daß man hier ganz strikt trennt die Leute, die auf der Rettungswache sitzen und die auf der Feuerwache, um dann nicht nur eine kostenintensive Arbeit zu erreichen, sondern auch tatsächlich die Möglichkeit hat, den Rettungsdiensten eine entsprechende Ausbildung und Fortbildung zu gewährleisten, nicht ewiges Durcheinander brandschutztechnischer Ausbildung und Rettungshelferausbildung.

Friedhoff: Ein uraltes Thema, was älter als 25 Jahre ist. Wir können es sicherlich nicht hier erörtern, aber es ist eine Überlegung wert, die andere Leute weiterhin anstellen sollen.

Keil: Das ist ja sehr populär, hier vorgetragen, das Defizit sei angeblich darauf zurückzuführen, daß Feuerschutzdienst und Rettungswesen nicht getrennt seien, weil die Zusammenarbeit auf einer Wache stattfindet. Die Aufgaben sind eindeutig definiert. Wir haben zwei betriebskostenrechnende Einheiten: Rettungswesen und Feuerschutz. Dieses wird geprüft.

Friedhoff: Meine Damen und Herren, wir werfen jetzt einen Blick in die Zukunft. Herr Schröder aus Bonn wird uns sicherlich interessante Aspekte zeigen. Hier kommen zwei Vorträge hintereinander, und wir werden anschließend darüber diskutieren. Ich bitte Herrn Schröder.

6. Die Entwicklung des Rettungssystems SAVE im Spannungsfeld von Interessengruppen – Erfahrungen und Gedanken aus der Sicht des auftraggebenden Bundesforschungsministeriums

G. Schröder

Als Referent im Bundesministerium für Forschung und Technologie, zuständig für den Geschäftsbereich ,,Neue Technologien der Brand- und Katastrophenbekämpfung", in dem auch Projekte auf dem Gebiet des Rettungswesens bearbeitet werden, darf ich mich bei Herrn Prof. Dr. Troidl und Herrn Prof. Dr. Engelhardt als Veranstalter dieses Symposiums ,,Praktische Notfallmedizin – 25 Jahre Kölner Notarztdienst" ganz herzlich für die Einladung bedanken, die mir die Möglichkeit gibt, zu Ihnen über die Entwicklung des Rettungssystems SAVE im Spannungsfeld von Interessengruppen zu sprechen.

Es sind ,,Erfahrungen und Gedanken aus der Sicht des auftraggebenden Bundesforschungsministeriums". Ich habe diesen Untertitel gewählt, um über die offiziellen Darstellungen hinaus einige entwicklungspolitische Hintergründe sichtbar zu machen, die zum besseren Verständnis des gesamten Vorhabens beitragen.

,,SAVE" ist eine Abkürzung, die sich aus den Anfangsbuchstaben für

Schnelle
Ambulante
Vorklinische
Erstversorgung

zusammensetzt. Eine Wortschöpfung der Firma Dr.-Ing. h. c. F. Porsche AG, die im Jahre 1975 vom Bundesministerium für Forschung und Technologie mit der Entwicklung dieses neuartigen Rettungs-Transportsystems beauftragt wurde. SAVE – das ist mehr als ein Rettungs- oder Notarztwagen mit hoher Antriebsleistung. Es ist ein flexibles Rettungssystem mit universeller Einsatzbreite, das auch auf Binnen- und Überseeschiffen, auf Eisenbahnwaggons, auf Lastkraftwagen und am Hubschrauber zum Ort der Katastrophe transportiert werden kann. Denn es ist ein besonderes Anliegen des Bundesministeriums für Forschung und Technologie, mit dem SAVE-System auch im Katastrophenfall der bisher gebräuchlichen Ablauforganisation neue Impulse zur verbesserten Versorgung bedrohter Menschenleben zu vermitteln.

Zwei Ausstattungsvarianten der in ihren äußeren geometrischen Abmessungen völlig identischen SAVE-Container bieten dazu die Voraussetzungen, der

- SAVE-Lazarett oder 4-Tragencontainer und der
- SAVE-Notarztcontainer,

in dem die Katastrophenopfer ihre medizinische Erstversorgung erhalten können. Die so ausreichend versorgten Verletzten verbringen die Zeit bis zum Abtransport in die weiter entfernt gelegenen Spezialkliniken und Krankenhäuser in den vollklimatisierten Lazarett-Containern, wo sie auch medizinisch weiterbetreut werden können.

Im mobilen Einsatz erfüllt der SAVE-Krankenwagen mit 4-Trageneinrichtung infolge der ökonomischen Raumaufteilung die Anforderungen der DIN 75080 Teil 3 „Krankentransportwagen" und des zivilen Katastrophenschutzes. So können bis zu 4 Verletzte liegend und eine Begleitperson an der Stirnwand sitzend oder drei Patienten sitzend, zwei liegend und eine Begleitperson im SAVE-Krankenwagen besonders schonend transportiert werden. Dies wird durch die 3-Punkt-Gummizwischenfederung erreicht, die auch beim Rettungs- und Notarztwagen SAVE das Trägerfahrzeug mit dem aufgesetzten Container verbindet. Dadurch wird bei beiden SAVE-Fahrzeugen am Containerboden ein K-Wert erreicht, der dem eines modernen Personenkraftwagens der gehobenen Mittelklasse entspricht.

Dieser kurze Überblick über die Einsatzvarianten des SAVE-Systems ist nicht nur zur Verdeutlichung der Zielsetzung des Entwicklungsvorhabens wichtig, sondern auch zur Offenlegung von Interessenbindungen und den daraus entstandenen Bewertungsdiskussionen in der Öffentlichkeit. So war zum Beispiel in der Beilage zum DRK-Zentralorgan (Nr. 5, 1981) „Mensch und Technik" unter dem Titel „Noch viele Fragen zum SAVE-Projekt" u. a. zu lesen: „. . . und man verbraucht die weitere Zeit nicht mit Dingen, die im Rettungsdienst absolut zweitrangig sind (wie z. B. die Transportmöglichkeit der Rettungskabine mit Hubschraubern o. ä.) . . ."

Natürlich hat das DRK damit eine richtige Aussage getroffen, wenn es den Begriff „Rettungsdienst" sehr eng auslegt und nur den alltäglichen Notfalldienst meint. Dennoch muß auch das DRK die Frage beantworten, ob Menschen, die in unwegsamem Gelände Unfälle erleiden, oder Verletzte bei Zugunglücken auf freier Strecke, die mit dem herkömmlichen Rettungswagen nicht erreicht werden können, nicht das gleiche Recht auf schnelle qualifizierte notfallmedizinische Hilfe haben.

In ungewöhnlich scharfer Form setzt sich die „Auto-Zeitung" in ihrer Ausgabe Nr. 9, 1982 mit der SAVE-Entwicklung auseinander. Unter der Überschrift „Kranker Krankenwagen" werden entwickelte Teillösungen des SAVE-Fahrzeugs wie Farbgebung, Blaulicht u. a. Dinge kritisiert und dann der Schluß gezogen: „. . . Die SAVE-Aktion ist voll in die Hose gegangen . . .". Ähnliche Ansichten verbreitete „Der Spiegel" in seiner Nr. 15, 1982: „... Das Bonner Forschungsministerium wirft Millionen aus für einen Krankenwagen, für den es kaum Interessenten gibt ..."

Was „Der Spiegel" mit dieser Feststellung erreichen wollte, soll jetzt und hier nicht untersucht werden. Es genügt festzustellen, daß eine Industriegruppierung im September 1982 die Konstruktionsunterlagen vom Entwickler übernommen hat und zur Zeit die Kalkulationsunterlagen für die Serienpreisgestaltung erarbeitet. Wie aus dem Schriftverkehr dieser Industriegruppierung mit am SAVE-System interessierten Stellen hervorgeht, sollen die ersten SAVE-Fahrzeuge gegen Ende 1984 lieferbar sein.

Wenn schon die Meinungen und Auffassungen der Presse und anderer Kritiker des Entwicklungsvorhabens und die Aktivitäten bestimmter Industriefirmen so weit auseinanderliegen, teilweise sogar gegenläufig genannt werden können, so hat das sicher seine Gründe. Sie sind möglicherweise in der komplexen Zusammensetzung des Rettungswesens – dies im weitesten Sinne aufgefaßt – in der Bundesrepublik Deutschland zu suchen.

Lassen Sie mich bitte zu dieser Problematik einige grundsätzliche Feststellungen treffen, die nur aus dem Blickwinkel der Entwicklung des SAVE-Systems von Relevanz sind.

Da ist zunächst die Tatsache zu berücksichtigen, daß in der Bundesrepublik Deutschland der Rettungsdienst und der Katastrophenschutz in verschiedenen Zuständigkeitsbereichen betrieben werden. Für beide Einsatzzwecke werden Spezialfahrzeuge beschafft, gefahren und instandgehalten. Ihre unterschiedliche Innenausstattung rechtfertigte bisher den getrennten Beschaffungsvorgang kompletter Fahrzeuge für die geplanten Einsatzmissionen; nicht jedoch ihre Einsatzzeiten. Sie weisen auf die Wechselladetechnik hin, die beim SAVE-System möglich ist. Berücksichtigt man nämlich die auswechselbare Benutzung des 4-Tragencontainers im allgemein seltenen Katastrophenfall und des Notarztcontainers im täglichen Rettungsdienst auf dem gleichen Fahrgestell, ist die „Investitionskostensparende Flexibilität" des SAVE-Systems für Beschaffer und Träger, die bisher gewohnt waren, in „Ein-Typ-Fahrzeugen" zu denken, in naher Zukunft sicher ein lohnenswertes Diskussionthema.

Denn wenn das SAVE-System sich mit seinen beiden Systemvarianten und den damit zweifellos verbundenen wirtschaftlichen Vorteilen für die öffentliche Hand durchsetzen soll, dann müssen bisher getrennt abgewickelte Beschaffungsvorgänge völlig neu bewertet werden. Besonders bei Berücksichtigung der desolaten Lage der öffentlichen Haushalte erscheint dieser Umdenkungsprozeß nicht ganz aussichtlos.

Allein der Rettungs- und Notarztwagen SAVE, jetzt als „Ein-Typ-Fahrzeug" betrachtet, bietet dem Personal im Einsatz unbestreitbare notfallmedizinische und dem Beschaffer und Träger nicht unerhebliche betriebswirtschaftliche Vorteile: Die vom Trägerfahrzeug abnehmbaren Container erst schaffen die Möglichkeit, technologische Verbesserungen und Fortschritte im Bereich der Trägerfahrzeuge für den Sanitätsdienst äußerst kostengünstig, durch Austausch des billigen Trägerfahrwerks – auch eines anderen Herstellers – nutzbar zu machen. Die Umrüstung einer im Einsatz befindlichen Flotte von Rettungs- und Notarztwagen, z. B. auf leistungsgesteigerte Antriebe, auf Allradbetrieb oder nur auf Sperrdifferential für einen sicheren Winterbetrieb dürfte bei SAVE-Fahrzeugen nur Bruchteile der Investitionskosten ausmachen, die für konventionelle Rettungsfahrzeuge aufgebracht werden müßten.

Wenn ich meinen bisherigen Ausführungen zunächst die gesamtwirtschaftlichen Vorteile des SAVE-Systems in den Vordergrund gestellt habe, um damit Beschaffer und Träger anzusprechen, so hat dies leicht verständliche Gründe: In der öffentlichen Kritik, die der SAVE-Entwicklung bisher zuteil wurde und aus der ich Auszüge zitiert habe, sind engbegrenzte Standpunkte vorgetragen worden, Erwartungshaltungen formuliert und einzelne Komponenten des Systems oder des Fahrzeugs kritisiert worden, ohne die Anforderungen des gesamten Rettungssystems und dazu zähle ich auch den Katastrophenfall, in der Bundesrepublik Deutschland in seiner ganzen Komplexität zu berücksichtigen.

Die Frage, wie dieses noch gut funktionierende Rettungssystem auch in Zukunft finanziert werden soll, wurde gar nicht erst gestellt. Den Kritikern ist nicht aufgefallen, daß gerade infolge der schwierigen öffentlichen Haushaltslage auch im Rettungswesen unseres Landes Umdenkungsprozesse stattfinden müssen, die nicht zu Lasten des Notfallpatienten gehen dürfen. Wenn in dem weiter vorn zitierten „Spiegel-Artikel“ die globale Behauptung wiedergegeben wird, „. . . daß mit mehr Technik nicht unbedingt ein besseres Ergebnis erzielt wird . . .“ dann muß die Frage erlaubt sein, wie denn? Wie denn, wenn die öffentlichen Mittel in vielen sozialen Bereichen, nicht nur im Rettungsdienst, über Jahre hinaus spärlicher fließen werden?

Wir müssen uns leider mit der Tatsache vertraut machen, daß in Zeiten schmaler öffentlicher Kassen nicht alle Benutzerwünsche, weder bei der Entwicklung noch bei der Beschaffung, berücksichtigt werden können und dennoch das in unserem Lande bestehende hohe Niveau auf dem Gebiet der Notfallrettung aufrechterhalten und weiter ausgebaut werden muß.

Neue, flexibel einsetzbare und vereinheitliche technische Systeme können dazu einen Beitrag leisten. Dieser Zielsetzung der Vereinheitlichung unterlag auch die Entwicklung der Inneneinrichtung der SAVE-Notarztkabine.

Ein Blick in das Innere der Kabine zeigt deutliche Unterschiede zu konventionellen Rettungsautos:

1. Der Innenraum ist weitgehend frei von störenden und gefährlichen Ecken und Kanten, d. h. die Sicherheit des Behandlungspersonals ist optimal gewährleistet.
2. Notarzt und Rettungssanitäter können sich in den entwickelten „Stehstühlen", die an den Längsseiten verschiebbar angeordnet sind, anschnallen, werden also sicher gehalten und können soweit erforderlich, die Behandlung des Patienten auch während der Fahrt ins Krankenhaus gefahrlos fortsetzen.
3. Die gesamte notfallmedizinische Ausrüstung ist in 12 gleichgroßen Koffern untergebracht.

Obwohl die Punkte 1 und 2 nach entsprechender Mängelbeseitigung und weiteren Verbesserungsvorschlägen durch die Anwender und Erproberstellen anerkannt wurden, erzwang die kritische Beurteilung der Koffer, ihre Unterbringung und technologische Ausführung eine Weiterentwicklung und Optimierung des gesamten Innenraums im Anschluß an die Auswertung der Ergebnisse der Felderprobung.

Dies hat meines Erachtens mehrere Ursachen. Grob vereinfacht ist zunächst die Tatsache zu berücksichtigen, daß der Notarztdienst in der Bundesrepublik Deutschland von verschiedenen medizinischen Disziplinen ausgeführt wird, von

- Internisten,
- Anästhesisten,
- Chirurgen und
- praktischen Ärzten,

die selbstverständlich, aufgrund ihrer spezifischen Ausbildung und aus ihrer praktischen Berufserfahrung heraus, eigene Vorstellungen über ihren „optimalen Notarztwagen" entwickelt haben.

Beim Sanitätspersonal ist die Situation noch komplizierter, da ein einheitliches Berufsbild des Rettungssanitäters zwar seit Jahren immer wieder diskutiert wird, bis jetzt aber noch nicht realisiert werden konnte. Schließlich ist noch der bisher gefahrene „eigene Notarzt- bzw. Rettungswagen" zu berücksichtigen, an dessen Inneneinrichtung man sich gewöhnt hatte. Dies führte dazu, daß die Arbeit im SAVE-Prototyp während der Felderprobung von allen Beteiligten einen Umdenkungs- und Lernprozeß erforderte, der oft nicht ohne Schwierigkeiten zu bewältigen war. Vor diesem Hintergrund ist auch die Frage zu sehen, ob es in der Bundesrepublik Deutschland zukünftig einen einheitlich eingerichteten und ausgestatteten Rettungs- und Notarztwagen mit all seinen Vorteilen geben wird.

Diese Problematik stellt eine Herausforderung besonderer Art für das SAVE-System dar, die außergewöhnliche Anstrengungen und Maßnahmen auf der Seite des Entwicklers und des Auftraggebers erforderte. Deshalb hat das BMFT nach Abschluß der Felderprobung und im Rahmen der jetzt laufenden 4. Entwicklungsphase den Arbeitskreis „Medizinische Notfallausrüstung SAVE“ gegründet und ihn u. a. damit beauftragt, im Dialog mit dem Entwickler die medizinische Notfallausrüstung und die Inneneinrichtung des SAVE-Systems im Sinne einer allgemein gültigen Anwendung weiter zu optimieren.

Im Arbeitskreis sind 7 Notärzte aus dem Bereich der Anästhesie, 5 aus dem Bereich der Chirurgie und 2 aus dem Bereich der Inneren Medizin vertreten. Sie haben an der SAVE-Felderprobung mit hohen Einsatzzahlen teilgenommen.

Als erster Schritt wurde auf der Grundlage der Ergebnisse der Felderprobung vom Entwickler eine Arbeitsattrappe einer verbesserten Inneneinrichtung erstellt. Im Department für Anästhesiologie der Universität Ulm wurden dann im November 1981 an dieser Attrappe Arbeits- und Ablaufuntersuchungen mit Notärzten und Rettungssanitätern durchgeführt und dokumentiert. Die Auswertung dieser Untersuchungen durch den Entwickler und den Arbeitskreis führte zu weiteren Verbesserungen, die in konstruktive Lösungen umgesetzt werden konnten. Die so entstandene Inneneinrichtung wurde vom Arbeitskreis der Notärzte als optimal erachtet und für die Nacherprobung des SAVE-Systems freigegeben.

Das Koffersystem wurde zu einem „Kofferschubladen-System“ weiterentwickelt, so daß die logistischen Vorteile der Koffer, insbesondere bei der Ergänzung des Verbrauchs- und Verbandmaterials mit den Vorteilen der bisher gewöhnten Arbeitsweise „aus der Schublade“ miteinander vereint werden konnten. Auf der letzten Sitzung des Arbeitskreises „Medizinische Notfallausrüstung SAVE“ am 28. 9. 1982 hat eine ausgewählte Gruppe von Ärzten nun auch die Anzahl der Koffer und ihre Ausstattungen festgelegt.

Für SAVE-Prototypen wird es in der Nacherprobung – entgegen bisherigen Festlegungen – 10 Koffer geben. Zwei davon kann das Einsatzpersonal nach eigenen Gesichtspunkten und Erfahrungen ausstatten. Weitere zwei Koffer sind für den externen Gebrauch gedacht und beinhalten die Ausstattungen für Kreislauf und Atmung. Sie sind im hinteren Teil des Fahrzeugs, im Hochschrank, untergebracht. Zur Behandlung des Notfallpatienten, also im vorderen Teil des Fahrzeugs untergebracht, befinden sich die voll ausgestatteten „Kofferschubladen“: Atmung (blau), Kreislauf (rot), Pflegeutensilien (elfenbein), Verbandmaterial (grün) und nach Bedarf aufzufüllen der Koffer für Spritzen, Kanülen, Reserveinfusion (elfenbein). Die Koffer zur Behandlung von Vergiftungen und von Babys befinden sich wegen der geringen Behandlungshäufigkeit ebenfalls im hinteren Teil des Fahrzeugs im Hochschrank. Dort befindet sich auch ein weiterer Leerkoffer für die spezielle Ausstattung des Rettungspersonals. Darüber hinaus ist sichergestellt, daß auch im Seitenschrank genügend Freiraum für die Unterbringung zusätzlicher Ausstattungsgegenstände, auf die der eine oder andere Notarzt oder Rettungssanitäter nicht verzichten will, vorhanden ist.

Nach dem heutigen Stand der Entwicklungsarbeiten im Rahmen der Phase 4 ist damit zu rechnen, daß zwei SAVE-Prototyp-Fahrzeuge auf Daimler-Benz und

VW-Trägerfahrzeugen mit optimierter Inneneinrichtung im Frühjahr 1983 in eine Nacherprobung geschickt werden können. Nach Abschluß dieser Erprobung wird sich zeigen, ob die von der Arbeitsgruppe der Notärzte vorgeschlagene medizinische Inneneinrichtung und notfallmedizinische Ausstattung SAVE von den Kollegen im Lande akzeptiert und damit die Basis für einen einheitlich ausgestatteten optimalen und damit kostensparenden Rettungs- und Notarztwagen bilden kann.

Die Bürger eines Landes bilden seit jeher zunächst eine Gefahrengemeinschaft, in der Schwache, Gefährdete, Bedrohte und Verletzte Anspruch auf Schutz und Hilfe haben. Aus kleinsten Anfängen heraus haben Sie, die Kölner Notärzte und Rettungssanitäter, 25 Jahre lang diesen ethischen Anspruch unserer Gesellschaft, oft nicht ohne Schwierigkeiten, erfüllt. Dazu möchte ich Ihnen und den daran Beteiligten in Ämtern und Verwaltungen, in Krankenhäusern und Kliniken im Namen des Bundesministers für Forschung und Technologie danken.

Wenn auch in zukünftigen Jahren der Rettungsdienst nicht einfacher wird und Schwierigkeiten sich abzeichnen, im Interesse bedrohter Menschenleben muß er aufrechterhalten und weiter ausgebaut werden. Moderne Technologie kann dazu einen Beitrag leisten.

7. Was kann ein optimiertes SAVE-System bringen?

H.-H. Mehrkens

In seiner Bilanz des Rettungsdienstes hat Ahnefeld auf dem Chirurgenkongreß 1982 in München unter anderem festgestellt, daß die heute verfügbaren Rettungs- bzw. Notarztwagen als Rettungsmittel sich nicht nur bewährt, sondern in dieser Form auch weltweite Anerkennung gefunden haben. Dennoch ist nicht zu bestreiten, daß auch das Bewährte Möglichkeiten der Verbesserung und Optimierung bietet. Es geht darum, neue Erkenntnisse und Techniken in die Praxis umzusetzen und dabei insbesondere auch den heute überall so entscheidenden Kostenfaktor gebührend zu berücksichtigen.

Unter diesen Grundbedingungen ist das Forschungsprojekt SAVE Ende 1975 in die Entwicklung gegangen. Im September 1979 standen dann 12 Prototypen für den Feldversuch in der Praxis des Rettungsdienstes zur Verfügung. Während der einjährigen Erprobungsphase stellte sich sehr bald heraus, daß die – vielleicht zu hoch gesetzten – Erwartungen in das neue Rettungssystem nicht in dem erhofften Maße erfüllt wurden. Das System erwies sich zwar in der Praxis als durchaus brauchbar, die Anwender konnten jedoch generell keine entscheidenden Vorteile gegenüber den herkömmlichen Rettungswagen erkennen.

Unabhängig von den besonderen Konstruktionsmerkmalen, der Sandwich-Bauweise, dem verwendeten Kunststoff, interessierte uns zu allererst die notfallmedizinische Funktionalität der Rettungskabine. Unter diesen rein praktischen Gesichtspunkten waren zu kritisieren:

1. Das Koffersystem und seine Handhabung.
2. Die Position der elektromedizinischen und respiratorischen Versorgungseinheit.
3. Der in Längsrichtung verschiebbare seitliche Stehstuhl.
4. Die aus der Anordnung und Vielfalt der Koffer resultierende Überschneidung der Arbeitswege von Arzt und Rettungssanitäter.

Basierend auf dieser Kritik haben wir gemeinsam mit der Firma Porsche eine Konzeption zur Umgestaltung der Rettungskabine entwickelt, um die angeführten Mängel zu beseitigen. Das erzielte Ergebnis wurde in einer simulierten Ablaufuntersuchung an einer attrappenmäßig umgestalteten Kabine eingehend überprüft. Das Resultat dieser Bemühungen wurde zwischenzeitlich im medizinischen Arbeitskreis „Notfallausrüstung SAVE“ mit geringfügigen Abwandlungen einhellig gutgeheißen und damit zur Grundlage der definitiven Kabinenreinrichtung für die geplante abschließende Nacherprobung.

Die wesentlichen Veränderungen gegenüber dem Stand der Felderprobung sollen im folgenden kurz erläutert werden.

1. Für den in Fahrtrichtung verschiebbaren seitlichen Stehstuhl wurde in der Schrankwand eine Aufräumposition geschaffen, so daß die Arbeitsabläufe bei der Patientenversorgung jetzt ungehindert möglich sind.
2. Diese Aufräumposition bildet zugleich die Trennung zwischen eigentlichem Arbeitsbereich in der Kabine und der im rückwärtigen Hochschrank unterzubringenden Zusatz- und Ergänzungsausstattung.
3. Der Containergedanke in Form unterschiedlicher Behandlungskoffer wurde vom Prinzip her beibehalten, allerdings ganz entscheidenden Modifikationen unterzogen: Die ursprüngliche Vielfalt wurde auf 8 Koffer reduziert, jedoch unter gleichzeitiger Vergrößerung des Volumens. Desweiteren wurden die Wandfächer zur Aufnahme der Koffer zu einem Schubladensystem umgestaltet. Bei sinnvoller Nutzung dieses Systems ergibt sich die Möglichkeit für die Patientenversorgung im Arbeitsbereich aus 4 Koffern zugleich arbeiten zu können. Die Positionierung der Behandlungskoffer sollte so gewählt werden, daß sich grundsätzlich auf der oberen Ablage die beiden Behandlungskoffer ,,Atmung" und ,,Kreislauf" befinden. Die zweite Behandlungspriorität liegt in der unteren Reihe der Schubladenfächer. Für die dritte Priorität sollte ein Schubladenfach der oberen Reihe zur Aufnahme eines Ergänzungskoffers aus dem Heckbereich freigelassen werden.
4. Die Neueinteilung des Koffer-Schubladensystems schafft die Möglichkeit, zusätzlichen Stauraum sowohl im rückwärtigen Hochschrank als auch im vorderen Arbeitsbereich unterzubringen.
5. Mit der Umgestaltung und Vergrößerung der Koffer wird zugleich erreicht, daß in den Deckel des Koffers ,,Kreislauf" eine Platte mit allen Notfallmedikamenten eingeknüpft werden kann. Weitere solcher nach einem einheitlichen Schema vollbestückte Platten können in einem Versorgungsfach unter der zweiten Schubladenreihe gegebenenfalls unter Schluß bevorratet werden.
6. Die Auflösung des vorderen Eckhochschranks in einen Oberschrank zur Aufnahme von Schalt- und Sicherungselementen sowie des Sprechfunks und der Bordsprecheinrichtung und einen Unterschrank bringt den Gewinn einer Arbeitsfläche zur notwendigen Vorbereitung von Infusionen und Medikamenten.
7. Die Plazierung der elektromedizinischen Einheit an der Decke über dem Fußende des Tragentisches stellte sich als beste Lösung heraus: Das Scope ist sowohl vom stirnseitigen als auch vom seitlichen Sitz ohne Schwierigkeiten gut einzusehen, Defibrillations- oder Elektrodenkabel können direkt zum Patienten geführt werden und bieten keine Behinderungsmöglichkeit für Arzt oder Ret-

tungssanitäter. Ob sich für die Fahrt zum Einsatzort und bei Nichtgebrauch eine ,,Parkposition" in der Seitenwandabwicklung als zusätzlich erforderlich erweist, wird die Nacherprobung zeigen.

8. Als die funktionell geeignetste Position der respiratorischen Versorgungseinheit muß die Anbringung an der rechten Seitenwand unmittelbar hinter der seitlichen Schiebetür angesehen werden. Hier kann gegebenenfalls als Zusatzausstattung das vielfach von Anästhesisten gewünschte »Narkosekreisteil« installiert werden.
9. Auch bei dem stirnseitigen Stehlstuhl wurde auf eine Verschieblichkeit verzichtet und die Möglichkeit einer versenkbaren Aufräumposition geschaffen.

Die hier skizzierte veränderte Konzeption der Innengestaltung der Rettungskabine läßt nach unseren Voruntersuchungen aus notärztlicher Sicht ganz entscheidende Verbesserungen gegenüber dem Entwicklungsstand der Felderprobung erwarten. Auch im Vergleich zum herkömmlichen Rettungs- und Notarztwagen zeichnen sich damit Fortschritte ab, die auch und gerade im Kreise der ärztlichen Kritiker Anerkennung finden werden.

Unabhängig von allen Zukunftsvisionen, die mit dem SAVE-Rettungssystem möglicherweise zu realisieren sind, bleibt zu allererst die vordergründige Frage nach den Kosten und damit der Finanzierbarkeit. Eines der Hauptziele dieses Forschungsprojektes war – wie es einleitend in dem Abschlußbericht der Phase 3 steht – ,,eine relative Kostensenkung bezogen auf die Investitionskosten der am Rettungsdienst beteiligten Organisationen". Die Verwirklichung dieses Vorhabens wird letzten Endes ganz wesentlich mit darüber entscheiden, ob sich die enormen Entwicklungskosten für das ,,Rettungssystem der achtziger Jahre" wirklich gelohnt haben.

Diskussion

Friedhoff: Vielen Dank, Herr Mehrkens, ich bitte jetzt Herrn Hacker zum Diskussionsbeitrag.

Hacker: Mein Name ist Hacker, ich komme von der Fa. Porsche und bin beauftragt, die Phase 4, Nacherprobung oder Optimierung und Systemerweiterung, durchzuführen. Herr Dr. Mehrkens hat gerade ausführlich darüber berichtet, was wir in der Phase der Erstellung der Nacherprobungsfahrzeuge tun, und vielleicht ist die eine oder andere Frage hier noch zu beantworten.

Friedhoff: Möchte einer eine Frage stellen? Obwohl wir die Diskussion nachher weiter durchführen wollen. Herr Hacker, haben Sie sonst noch eine Bemerkung zu dem Thema?

Hacker: Ich möchte eigentlich weiter keine Bemerkungen meinerseits dazu bringen. Die beiden Herren Vorredner, Herr Schröder und Herr Mehrkens, haben das ausführlich behandelt.

Friedhoff: Ich würde auch sagen, recht ausführlich behandelt, einen sehr interessanten Blick in die Zukunft getan und ich würde doch dann sagen, daß wir jetzt zunächst im Programm fortschreiten und dann zum Schluß, Herr Hacker, die Dinge nochmal aufgreifen, wenn sie sich mit anderen Dingen überschneiden, ja? Darf ich nun Herrn Burghart aus München bitten zu seinem Referat ,,Rettungshubschrauber auch in der Zukunft autonomes Rettungsmittel?"

8. Rettungshubschrauber – auch in Zukunft ein autonomes Rettungsmittel?

H. Burghart

Die provokative Formulierung des Themas soll andeuten, daß in den letzten 13 Jahren seit In-Dienst-Stellen des ersten Rettungshubschraubers in München die Rettung aus der Luft autonom ist; zugleich liegt darin die Befürchtung, daß dies trotz Kostenexplosion und notwendiger Kostendämpfung auch in Zukunft so sein wird. Dabei war es ursprünglich die Idee, dieses subsidiäre Rettungsmittel in bestehende Systeme einzubauen; die Luftrettung sollte ein Glied in der Rettungskette sein, eine bessere Hilfe zur integrierten Notfallversorgung.

Da wir heute ein Jubiläum begehen, gestatten Sie mir einige Rückblicke. München war 1970 erster Standort, ein Test für den ersten Hubschrauber. Der ADAC war der Initiator und Halter, die Piloten waren Angestellte des ADAC, die Ärzte im BRK eingebunden. Eine regionale Leitstelle existierte bereits. Obschon das BRK in Rettungsdienstfragen monopolistisch orientiert ist, war es dennoch schwierig, keimendes Konkurrenzdenken der benachbarten Kreisverbände untereinander zu überwinden. Die „Gelben Engel" der Lüfte des ADAC galten als raffgierige Geier. Trotzdem wurden in dieser Phase Erfahrungen gesammelt, die heute für das Funktionieren einer Luftrettung maßgebend und richtungsweisend sind.

Die Standortfrage ist immer wieder heftig diskutiert worden. Anfangs wurden Ballungsräume bevorzugt, heute sind es die dünnbesiedelten ländlichen Regionen. Auch das Rettungsgefälle zwischen Stadt und Land spielt eine Rolle. München hatte zum Beispiel ein Hinterland ohne Schwerpunktkliniken, ohne organisierten Notarztdienst, ohne überregionale Leitstelle. Darum konnte es zu keinem Zerwürfnis zwischen den Hilfsorganisationen kommen.

Im Laufe der Jahre wurden die Prioritäten anders gesetzt. Die Bundesländer meldeten ihren Bedarf beim Bundesinnenministerium (Katastrophenschutz) an. Die Zuteilung der Rettungshubschrauber erfolgte nach einem Ausbauplan – oder auch nicht. Die erste Ausbaustufe sollte 18–20 Stationen umfassen. Hierbei spielten verkehrstechnische, häufig auch verbandspolitische, bundespolitische oder regionalpolitische Gründe eine wichtige Rolle. Ich denke da an Standortentscheidungen in Niederbayern oder im Norden der Bundesrepublik. Aber solche Entscheidungen gab es und gibt es heute noch auch im bodengebundenen Rettungsdienst.

Glücklicherweise und hoffentlich auch in Zukunft ist dieses so spektakuläre Rettungsmittel regionalpolitisch nicht mehr so zugkräftig. Die Standortwahl der Katastrophenschutzhubschrauber ist sinnvoll und kann man sicherlich nicht als autonome Entscheidung hinstellen. Schließlich suchten die zuständigen Referenten der Länderministerien Standorte mit hohem Einsatzaufkommen aus. Die Hilfsorganisationen wurden bei der Planung selten gefragt, die ausgewählten Standortkliniken wurden häufig nahezu überrumpelt.

Damit fällt das zweite Reizwort: Standort-Krankenhaus. Wie der Notarztwagen nicht isoliert irgendwo stehen kann, so muß auch der Hubschrauber an ein Hospital angegliedert werden. In den Richtlinien heißt es: „Die Anbindung an ein leistungsfähiges Krankenhaus ist anzustreben.“ Die Erfahrungen haben deutlich gezeigt, daß die Stationierung auf einem Flugplatz weder sinnvoll noch effizient ist (1968 ADAC auf dem Flugplatz München-Riem, Kliniken rechts der Isar; 1970 BRK auf dem Flugplatz Schleißheim).

Was aber geschieht trotz dieser Erfahrungen? Der zweite Rettungshubschrauber in der Bundesrepublik für den Kölner Raum wird auf dem Sportflugplatz in Leverkusen eingerichtet. Verbandsinteressen waren vorrangig. Diese Fehlorganisation mußte schon 1971 schnell korrigiert werden. Auch heute fristet der Kölner Hubschrauber sein inzwischen kümmerliches Dasein auf einem Flugplatz in Köln-Butzweilerhof. Solche Lösungen sind nicht geeignet, dieses moderne Rettungsmittel in bestehende Rettungssysteme einzugliedern. Den Vorwurf der Autonomie allerdings kann man dem Rettungsmittel Hubschrauber deshalb nicht machen. Am Anfang wollte man gerade durch die paritätische Verteilung der Hubschrauber mögliche Autonomiebestrebungen verhindern. Allen sollte geholfen werden, selbst die Björn-Steiger-Stiftung wollte nicht vor der Türe stehen (Frankfurt 1973 und später).

Entscheidungen wurden nicht immer glücklich und nicht immer ohne kleinkariertes Denken getroffen. Obwohl eine Hilfsorganisation überwiegend den bodengebundenen Rettungsdienst abwickelte, mußte eine andere unbedingt den Rettungshubschrauber bekommen. Dadurch entwickelte die Rettungshubschrauberei ein gewisses Eigenleben.

Und wie sieht es für die Zukunft aus? Der Wildwuchs im Luftrettungsgeschäft wird trotz Geldmangels eher größer. Die Einheitlichkeit ist verloren, die Interessen streben auseinander, weil sich das ursprünglich sehr engagierte Innenministerium nicht mehr in der Lage sieht, die weitere Planung in der Bundesrepublik zu übernehmen und die zweite Ausbaustufe zur Flächendeckung zu koordinieren. Die Praktiken einzelner Abwerber tragen sicherlich nicht zur Integration bei. Der Klimmzug der Vereinheitlichung scheiterte in Augenhöhe.

Die heute 33 Stationen in der Bundesrepublik werden unterschiedlich betrieben. Die Bundeswehr beispielsweise in Würselen ist an ein Kreiskrankenhaus gegliedert; in Koblenz steht der Hubschrauber im eigenen Krankenhaus der Bundeswehr; in Nürnberg am Flugplatz. Die Björn-Steiger-Stiftung stationierte in Absprache mit der Regierung von Niedersachsen in Göttingen einen Hubschrauber im unmittelbaren Einsatzbereich des Hubschraubers von Kassel. Angeblich funktioniert das alles tadellos. Aber ist dies wirklich ein ordentliches zukunftsweisendes Konzept? Man wird darauf hinweisen, daß Rettungsdienst Ländersache sei. Bei allem Respekt vor dem Föderalismus, dienlich ist er diesem System nicht. Der Vorwurf des Eigenlebens wird auch in Zukunft bei der Planung neuer Standorte erhoben werden können. Ich denke da im Süden an eine Stationierung in Ingolstadt statt in Donauwörth oder in Augsburg. Das Konkurrenzdenken: ,,Wenn ich da nicht hingehe, dann tut dies ein anderer" sollte gesamtplanerischer Vernunft weichen. Oder besteht gar eine gesetzgeberische Lücke in den Rettungsdienstgesetzen und Verordnungen der Länder?

Wie sieht die Crew eines RTH aus? Die DIN gibt da Empfehlungen, aber der Einfluß rationalen Denkens ist nicht immer ersichtlich. Es gibt Hubschrauberbesatzungen als wildfremde Gesellen im Rettungsdienstbereich. Zivildienstleistende in Köln und anderswo, keine Möglichkeit der Austauschbarkeit, kein Wille zur Identifikation mit dem System, kein Kontakt zur Leitstelle – sofern es überhaupt koordinierende Leitstellen gibt – und Hubschrauberbesatzungen sind sich häufig nicht wohlgesonnen. Es besteht kein einheitlicher Indikationskatalog für den Einsatz des Hubschraubers oder nur ein geringer Wille zu Kooperation. Dabei hat die BAST nachgewiesen, daß der Hubschrauber auch bei dichtem Notarztnetz, wie dies im Kölner Raum der Fall ist, gegenüber dem Notarztwagen Vorteile bringt. Leider ist auch die Einheitlichkeit der Flugzeugführer verlorengegangen.

Sie werden nun fragen, was das mit der Autonomie des Rettungshubschraubers zu tun habe. Das Eigenleben einzelner Rettungshubschrauberstationen läuft Gefahr, auch in dieser Hinsicht Seitentriebe zuzulassen. Es ist schade, daß die Piloten des Bundesgrenzschutzes lange Jahre nur Amtshilfe leisten konnten, und es ist bedauerlich, daß diese zentral geleitete Dienststelle nicht weiter ausgebaut wird.

Die Effizienz des Rettungshubschraubers ist auch in Zukunft nicht anzuzweifeln. Ein bis zwei wirklich Gerettete pro Jahr beweisen, daß die Volkswirtschaftlichkeit dieser Systeme gesichert ist. Eine Autonomie war von den Initiatoren nie angestrebt worden, und nur Törichte können heute so denken oder Böse, die ein wirksames Rettungsmittel ad absurdum führen und in die Agonie zwingen wollen. Notwendig ist eine reale Planung ohne Prestigedenken und ohne Kleinkariertheit. Kooperation und Koordination mit allen bestehenden Institutionen sind notwendig. Wildwuchs gilt es zu verhindern. Trotz Wahrung der Eigenständigkeit sollte eine überregionale Basis für ein bundeseinheitliches Vorgehen gefunden werden. Die Grundsätze bei der Entscheidung für ein Standortkrankenhaus oder für die Einbindung des Hubschraubers in bestehende Leistellensysteme oder für die Voraussetzungen zur personellen Besetzung müssen erarbeitet oder ausgebaut werden. Die Effizienz dieses Systems ist in der Dokumentation von mehr als 130 000 Einsatzprotokollen nachgewiesen. Diese Erfolge dürfen nicht durch unsinnige, organisatorisch konkurrierende, gegenläufige Bestrebungen gefährdet werden. In Schliersee wurde auf einer der letzten Tagungen ein chinesisches Sprichwort gebraucht: Man solle aufpassen, daß man, wenn man zu hoch fliege, von der Erde aus nicht mehr gesehen werden kann. Ich habe manchmal das Gefühl, daß nicht zu hoch, sondern zu tief, unterhalb der Radarkontrollzone, geflogen wird. Möge mich dieses Gefühl täuschen und möge die Zukunft beweisen, daß es nicht notwendig wird, anläßlich anderer Jubiläen ein Thema ähnlicher Fragestellung auf das Programm setzen zu müssen. Ich bin auch heute davon überzeugt, daß der Rettungshubschrauber nicht autonomer, sondern integrierter Faktor im Rettungssystem der Bundesrepublik wird.

Diskussion

Troidl: Herr Burghart hat recht engagiert, wie es ja den Bayern manchmal so ansteht, das Problem des Hubschraubers angesprochen. Ich kann mir persönlich nicht vorstellen, wie wir z. B. in Kiel Patienten mit einem Notarztwagen von Fehmarn oder von Sylt nach Kiel gebracht hätten. Ich kann mir auch nicht vorstellen, daß in Bayern oder auf den ländlichen Gebieten im Winter ein Notarztwagen sinnvoll ist.

Paravicini: Ich kann ähnliches für den Hamburger Raum auch sagen. Wir haben damals im Jahr 1973 in Hamburg einen Rettungshubschrauber der Bundeswehr bekommen, der im Bundeswehrkrankenhaus stationiert war und von sofort an war die Versorgung von Patienten, die auf der anderen Seite z. B. des Hafengebietes verunfallten, wesentlich erleichtert, da die Wege mit dem Hubschrauber viel schneller zurückzulegen sind.

Gorgaß: Ich glaube, der Sinn des Hubschraubers in ländlichen Regionen beim Überwinden größerer Distanzen steht ja wohl nicht zur Diskussion. Die Diskussion wird aber sicherlich noch zu führen sein, und wahrscheinlich auch mit einer in dem Fall notwendigen Härte: Ist das Stadtgebiet ein typisches Einsatzgebiet für Hubschrauber? Mit Stadtgebiet meine ich nicht die mehr oder weniger zwangsläufigen oder zufälligen Grenzen, sondern das dichtbesiedelte städtische Gebiet, ist es wirklich ein typisches oder ein ideales oder ein sinnvolles Einsatzgebiet für den Hubschrauber? Ich glaube, dies ist Kern des Problems.

Friedhoff: Herr Burghart, ich glaube, Sie haben die trüben Blicke aufgeklärt, für die Zukunft einiges gezeigt, es ist noch viel zu tun. Nun bitte ich Herrn Riediger zu seinem Thema „Bundeseinheitliche Dokumentation – notwendig oder entbehrlich?“

9. Bundeseinheitliche Dokumentation – notwendig oder entbehrlich?

G. Riediger

In den letzten zehn Jahren ist in der Bundesrepublik Deutschland in aller Stille ein Milliardenunternehmen aufgebaut worden: der Rettungsdienst. Mit einem jährlichen Umsatz von etwa 1 Milliarde werden volkswirtschaftliche Erträge von etwa 4 bis 6 Milliarden erwirtschaftet, ein kaum beachteter und nahezu beispielloser Beitrag einer öffentlichen Leistung.

Diese Rechnung ist keineswegs so abstrakt, wie volkswirtschaftlichen Rechnungen gern unterstellt wird. Die Ausgabenersparnisse sind direkt greifbar. Dafür ein Beispiel: Die Berufungsgenossenschaften haben errechnet, daß sie ein Verkehrsunfallverletzter mit bleibenden Schäden (Minderung der Erwerbsfähigkeit MdE) im Mittel 2,5 Millionen DM (bei MdE 40%) bzw. 4,7 Millionen DM (bei MdE 100%) an Behandlungs- und Rentenaufwand kostet. Die schnelle und sachgerechte organisierte Notfallhilfe des Rettungsdienstes vermeidet nun aber Folgeschäden, sie verkürzt die klinische Behandlungsdauer und erhöht die Chancen der vollständigen Wiederherstellung. Wir haben allein im Straßenverkehr jährlich etwa 140 000 Schwerverletzte und wenn nur bei 1% diese Hilfe wirksam wird, bewegen wir uns bereits bei Einsparungen in Milliardenhöhe.

Nach über zehnjähriger Aktivität können wir jetzt eindeutig belegen, wie sinnvoll der Aufbau des Rettungsdienstes war. Wir können nun Bilanz ziehen und den Geldgebern nachweisen, was getan und welcher Erfolg erzielt wurde. Unseren europäischen Nachbarn können wir sagen, wie sie es auch machen sollten und wir können empfehlen, wie es bei uns noch besser gemacht werden könnte. Wozu also noch Dokumentationen?

Aber Sie hier alle wissen, daß es so nicht stimmt. Die vorhergehende Diskussion zeigte schon, daß wir nur zu sehr wenigen Fragen eindeutige und belegbare Antworten geben können. Zwar arbeiten Sie alle mit großem Engagement und teilweise sogar bis zum Umfallen; Sie wissen auch, daß Ihr Tun richtig ist. Sie sind überzeugt! Aber können Sie diese Überzeugung auch andern vermitteln? Können Sie belegen, daß das, was Sie tun, auch richtig und zweckgerichtet ist? Ich bezweifle das. Sie werden zur Zeit schwerlich die Notwendigkeit und Sinnhaftigkeit Ihres Handelns im einzelnen ausreichend belegen können. Die Beweisführung fällt schwer und der Beweis ist letztendlich das, was zählt.

Hier ist eine große Zahl von Doktoren versammelt, und da muß ich zwangsläufig auf meine germanistische Ausbildung zurückgreifen. Der „Doktor“ und das Wort „Dokument“ stammen sprachgeschichtlich aus derselben Wurzel. Der Lehrende, der Belegende, der, der beweist, und das Dokument als beweisende Urkunde stammen beide aus dem lateinischen „docere“ – „lehren“, „belegen“, „beweisen“. Einige solcher Belege konnten wir auch den vorhergehenden Beiträgen entnehmen. So hat Prof. Dr. Engelhardt an einer Kleinzahl von Patienten versucht, positive Folgen der notärztlichen Versorgung nachzuweisen. Beispiele dieser Art sind nicht häufig, größere und umfangreichere Nachweise gibt es jedoch nicht.

Sie werden jetzt sicherlich an die Ausführungen von Herrn Dr. Burghart denken. Er meint, wir hätten genug Dokumentation. So verwies er auf die bundeseinheitliche Dokumentation der Rettungshubschrauber-Einsätze, eine der an sich vergleichsweise guten Beispiele für Dokumentationen. Aber leider wird damit nicht sehr viel angefangen. Dokumentationen dieser Art bleiben halt liegen und liegen und nur Weniges können wir daraus entnehmen: So wird uns die Zahl der Einsätze insgesamt angegeben, es wird auch noch ausgeworfen, ob es „Verkehrsunfälle“ oder „internistische Notfälle“ sind. Wir können vielleicht auch gerade noch etwas zum Schweregrad erfahren. Und dann hört es auch schon auf. Zahlen dieser Art belegen eigentlich nur, daß man aktiv war, daß überhaupt etwas geschehen ist. Aber sie belegen eben nicht die Sinnhaftigkeit des Tuns.

Was steht aber nun hinter den Dokumentationen, die ja zweifellos geführt werden? Im Grunde genommen geht es um Geld und um Entlastung:

1. Jeder Einsatz wird dokumentiert – um ihn abrechnen zu können! So wissen wir wenigstens, was passiert ist. Das sind immerhin im Jahr 4,5 Millionen Krankentransporte und etwa 2 Millionen Notfalleinsätze des Rettungsdienstes.
2. Die Patientenübergabe wird dokumentiert – zur jeweiligen Entlastung des behandelnden Personals. Das ist eine medizinische Notwendigkeit. Erfreulich ist, daß das Denken noch so weit reicht, die Weitergabe eines Patienten in schwierigen Fällen auch mit einer entsprechenden Dokumentation zu begleiten. Und als schwierig sind jährlich mindestens 300 000 Notfälle anzusehen, die in der Regel in Intensivstationen behandelt werden.

Wo aber bleibt der Erfolgsnachweis? Der Nachweis für das Sinnhafte Ihres Tuns, der Nachweis für das Geld, das Sie kosten? Wo und wie zeigen Sie, wem Sie das Leben gerettet oder wem Sie die Gesundheit wiedergegeben haben? Lassen Sie mich den Stellenwert der verschiedenen Arten von Dokumentationen kurz auf folgende Art beleuchten:

- Alle Notfälle werden der Abrechnung wegen dokumentiert,
- etwa 50% der Notfälle begleitend bei der Übergabe,
- höchstens 1% der Notfälle werden zur Beobachtung der Wirksamkeit von Maßnahmen dokumentiert.

Es ist erstaunlich, wie wenig wissenschaftliche Untersuchungen zu der Wirksamkeit des Rettungsdienstes und den notärztlichen Aktivitäten vorliegen, wie sehr man auf Schätzungen angewiesen ist, wenn die Effizienz untersucht werden soll.

Wo bleiben die auf breiter Basis begründeten Zahlen zu den zweifellos nicht geringen Auswirkungen wie etwa:

- Zum Erfolg von Reanimationsversuchen (unter 1% dauerhaft erfolgreich) oder bestimmter Reanimationsmaßnahmen;
- zur Senkung der Transportletalität (mindestens bei 5% der Nofallopfer);
- zur Verringerung der Letalität im Krankenhausbereich durch eine qualifizierte präklinische Versorgung (mindestens bei 7% der Notfallopfer);
- zur Verkürzung der Liegezeiten in Intensivstationen und der gesamten Behandlungsdauer;
- zur Erhöhung der Wiederherstellungsgrade;
- zur Vermeidung psychischer Schäden, besonders bei Kindern;
- zur besseren fachspezifischen Endversorgung durch die modernen Transportmittel und der damit ermöglichten begleitenden, lückenlosen Versorgung?

Natürlich gibt es einige, sehr vereinzelte Untersuchungen dazu. Fraglich ist dabei jedoch fast immer, ob die Erkenntnisse allgemein übertragbar sind. Es fehlen die methodisch und durch sorgfältige Dokumentationen begründeten Untersuchungen, deren Ergebnisse auf breiter Basis vertreten werden können. Erlauben Sie mir einen überspitzen und vorwurfsvollen Vergleich: Ein Handelsvertreter oder ein Betriebswirt säße unter ähnlichen Gesichtspunkten spätestens nach einem Monat vor der Tür seiner Firma oder seines Betriebes. Es schützt Sie hier nur der allgemeine humanitäre Aspekt, das allgemeine Vertrauen in die Sinnhaftigkeit medizinischen oder paramedizinischen Handelns.

Betrachten Sie bitte einmal die Situation aus der Sicht der Geldgeber. Die allgemeine Lage ist schon ausgesprochen worden: Es sind immer weniger finanzielle Mittel verfügbar. Es wird im Bereich der rettungsdienstlichen und ärztlichen Versorgung immer schwieriger, die Freiheitsspielräume werden eingeengt. Vor Jahren bereits wurde dies den Rettungssanitätern spürbar, als es um die gesetzliche Regelung des Berufsbildes, der Ausbildung, der Einstufung u. ä. ging. Das Gesetz wird heute noch diskutiert. Die Durchführenden des Rettungsdienstes beginnen es zu spüren. Die sturmvolle Aufbauphase mit mehr oder weniger großzügiger technischer und medizin-technischer Ausstattung des Rettungsdienstes ist vorbei. Die Mark wird mehrfach umgedreht, ehe sie ausgegeben wird. Die mir bekannte Anzahl von Untersuchungen und Gutachten zur wirtschaftlichen Gestaltung in einzelnen Rettungsdienstbereichen oder in Ländern hat in den letzten beiden Jahren sprunghaft zugenommen. Also auch die Träger des Rettungsdienstes geraten unter Druck und diese Entwicklung wird an den Ärzten oder auch speziell an den Notärzten nicht vorbeigehen. Wenn es um Geld geht, wird auch die Humanität anders gewichtet.

Von der Sache her ist es nun auch tatsächlich schwer, begründete Entscheidungen zu fällen. Es handelt sich ja zumeist um Einzelentscheidungen in einem sehr komplexen System, in dem Maßnahmen aufeinander aufbauen (z. B. Rettungskette) und ihr Erfolg erst sehr weit außerhalb des Systems – nämlich nach Abschluß stationärer wie ambulanter oder rehabilitativer Versorgung – sichtbar wird. Dennoch soll durch den Entscheidungsträger in Politik oder Verwaltung entschieden werden, welche Maßnahme im Vergleich sinnvoller ist. Dazu einige Beispiele:

Ist das vorhin vorgestellte SAVE-System nun tatsächlich günstiger als der inzwischen klassische RTW?

Soll die Ausbildung des Notarztes Priorität genießen oder die des Rettungssanitäters?

Ist die schnelle und qualifizierte Versorgung durch den Notarzt vor Ort besser als der schnelle minimal versorgte Patiententransport in ein bestens ausgestaltetes Traumacenter (Sie kennen die im Gegensatz zu unserer Auffassung stehende Einstellung in den USA und anderen Ländern)?

Sollte das Rettungshubschraubernetz verdichtet werden oder besser das des bodengebundenen Notarztdienstes?

Die Zahl der Beispiele ließe sich ad libitum weiterführen. Das Entscheidungsproblem wird vielleicht an einem weiteren einfachen und aktuellen Beispiel deutlich.

Neben der Qualität der Hilfe ist bei der Notfallversorgung – wie Ihnen aus der täglichen Praxis bekannt – die Zeit der wesentliche Faktor. Zeit bedeutet hier die Zeitspanne zwischen dem Eintritt eines Notfalls und dem Beginn einer qualifizierten Versorgung. Diese Zeit kostet – im wahren Sinne des Wortes – Geld, und von ihr hängt auch der Erfolg der Hilfe ab – letztendlich sind dies auch Kostenersparnisse. Die Zeitspanne zwischen Notfalleintritt und Beginn der Versorgung setzt sich aus drei sehr unterschiedlichen Komponenten zusammen:

- die Zeit, die zum Entdecken des Notfalls, zum Suchen einer Meldeeinrichtung und zur Abgabe einer Meldung benötigt wird (Vorlaufzeit);
- die Zeit, die nach Eingang der Meldung bis zur Alarmierung des geeigneten Einsatzmittels verstreicht (Organisationszeit);
- die Zeit, die für Ausrücken und Anfahrt des Rettungsmittels anfällt.

Eine Verkürzung der Gesamtzeitspanne kann dabei durch Verkürzung aller dieser Zeiten erfolgen. Es bedarf aber eines unterschiedlichen Aufwandes.

Die Organisationszeit ist in der Vergangenheit wohl durch Einrichtung von technikunterstützten Leistellen und angeschlossenen Kommunikations- oder Alarmierungssystemen nahezu minimiert. Die hier notwendigen 0,5 bis 1,5 min machen im

Mittel auch nur noch 10% der Gesamtzeit aus. Einrichtung und Betrieb sind im Vergleich zu anderen Komponenten des Rettungssystems wenig kostenaufwendig, daher schon weitgehend impliziert.

Die Verkürzung der Anfahrt stand in der jüngeren Vergangenheit im Vordergrund. Schnellere Fahrzeuge, Rettungshubschrauber, eine geschickte räumliche Verteilung hatten zu in der Regel sehr kurzen Anfahrtzeiten geführt: Je nach Ortslage werden 85% der Notfälle mit Anfahrtzeiten unter 5 bis 15 min bedient. Die Anfahrtzeit macht etwa 45% der Gesamtzeitspanne aus. Eine weitere Verkürzung der Anfahrtzeit kann im wesentlichen nur noch durch eine Verdichtung in der Stationierung der Rettungsmittel erfolgen. Dann kostet aber eine jeweilige Halbierung etwa das Vierfache der Ausgangssituation, die Kosten steigen also stark progressiv an. Deshalb sind auch die Netze umso weitmaschiger, je teurer ein Rettungsmittel ist. Vom Rettungshubschrauber über den Notarztwagen, den Rettungswagen bis zum Krankentransportwagen verdichtet sich räumlich das Netz immer mehr.

Die restlichen auch etwa 45% der Gesamtzeitspanne entfallen auf die Vorlaufzeit. Auch hier kann man Zeitspannen verkürzen, indem die Meldungen verkürzt werden. Die Einrichtung von Notrufsäulen, Notruftelefonen, Notrufmeldern oder die einheitlichen Notrufnummern zeugen davon. Hier steigen die Kosten mit der Zeitverkürzung bei einer räumlichen Verdichtung nur etwa linear an. Daher hat sich das Interesse verstärkt diesem Bereich zugewandt. Es werden neue Notrufsysteme entwickelt, wie etwa der Hausnotruf oder das Autonotfunk-System. Für die Verkürzung der Gesamtzeitspanne ist es wohl zur Zeit günstiger im Bereich der Notmeldung zu investieren als im Bereich der Rettungsmittel, für den Erfolg ist es wesentlich, daß die Zeitspanne überhaupt verkürzt wird, gleichgültig wo.

Die für solche Entscheidungen notwendigen Hilfen sind leider rar. So fern Ihnen technische Fragen auch liegen mögen, da sind auch Sie gefordert: Der Erfolg Ihrer Tätigkeit hängt von diesen Entscheidungen ab und begründet Einfluß nehmen können Sie nur über Erfolgsdokumentationen, Erfolgsbilanzen, über den logischen Beweis, das belegte Forschungsergebnis.

Meines Erachtens gehört dazu eine bundeseinheitliche Dokumentation, die durch spezielle, zielgerichtete Dokumentationen und Untersuchungen ergänzt werden kann. Erst dann werden Trendentwicklungen deutlich zu machen sein, Maßnahmevergleiche durchgeführt werden können u. a. m. In Ihrem eigenen Interesse sollten Sie dieses Ziel unterstützen, Sie werden mit Sicherheit in Zukunft darauf angewiesen sein. Vor 25 Jahren haben Sie einen Anfang gemacht – setzen Sie nun neue Marken und öffnen Sie sich mehr dem Forschungsbereich.

Lassen Sie mich zum Abschluß noch drei Bemerkungen hinzufügen, die bei aller Anerkennung Ihrer Tätigkeit doch etwas den Grund meiner hier zum Ausdruck gebrachten Betroffenheit erhellen sollten:

- Wir könnten den Rettungsdienst bei gleicher Wirkung jährlich um etwa DM 200 Millionen billiger betreiben. Ist das keine Aufgabe?
- Allein bei Straßenverkehrsunfällen werden durch die organisierte Notfallrettung jährlich etwa 2300 Menschenleben gerettet. Mit dem gleichen Aufwand und etwas mehr Verstand (sprich: begründete Untersuchungsergebnisse) könnten wir 400 Menschenleben mehr retten. Ist das nicht ein lohnenswertes Ziel?
- Wir könnten dem Ausland beim Aufbau der Rettungsorganisation helfen, wenn wir nur entsprechende Erfolgsbelege hätten. Auch das würde Menschenleben retten und Gesundheit erhalten.

Literatur

Deutsches Rotes Kreuz: Analysen, Berichte, Ergebnisse. 4. Rettungskongreß des DRK, Wiesbaden. 1978.

Kühner, R.: Organisation und Kosten des Rettungsdienstes. Bundesanstalt für Straßenwesen (Untersuchungen zum Rettungswesen Bericht 7), Köln 1981.

Riediger, G.: Probleme und Möglichkeiten von Effizienzuntersuchungen im Rettungswesen. In: Notfallmedizin Bd. 4, Unfall- und Katastrophenforschung – aktuelle sozialwissenschaftliche und medizinische Aspekte, 52–86, Erlangen 1981.

Riediger, G.: Was leistet eine schnelle und qualifizierte Notfallhilfe? In: Notfallmedizin **9** (1983), 198–200.

Riediger, G. und Th. Puhan: Unfallrettung im Straßenverkehr. Europäische Verkehrsministerkonferenz/Bundesanstalt für Straßenwesen, Köln 1982.

Riediger, G. und P. Sefrin: Modellversuch Notfallrettung Unterfranken. Bayerisches Staatsministerium des Innern, Bonn 1980.

Diskussion

Gorgaß: Herr Riediger, wer soll die Dokumentation machen? Über die Zweckmäßigkeit gibts wahrscheinlich auch keine Dokumentation. Sie haben mit einem Appell geendet: Laßt uns dokumentieren; können wir davon ausgehen, daß es irgendwo passiert. Macht sie Ihr Ministerium oder gibts einen Forschungsauftrag oder soll jeder weiter für sich nach individuellen Gesichtspunkten versuchen, zu dokumentieren?

Riediger: Sicherlich eines der Hauptprobleme. Da kommen wir auch wieder auf die Kosten, eine Dokumentation kostet Geld. Der Bundesminister für Verkehr ist zumindest in einer Richtung oder in zwei Richtungen bereit. Er ist bereit, bei der Entwicklung einer solchen Dokumentation, die wir seit vier Jahren bei der Bundesanstalt für Straßenwesen auch schon in Gang haben. Ein Arzt hat jetzt geschrieben: „Was soll der Quatsch, wir wissen, jede Hilfe, je schneller, desto besser, das sind rausgeschmissene Steuergelder. Ich wende mich an die Öffentlichkeit, daß Sie so etwas machen." Der Nachweis dafür ist zu erbringen, daß es

Vorteile hat. Die Aufbereitung und Auswertung solcher Dokumentationen, das wäre also eine Geschichte, die man vorbereiten müßte und bei der man Hilfe anbieten müßte und da bietet der Bundesminister für Verkehr Hilfen an, sofern diese Dokumentationen langsam oder sporadisch geführt werden könnten, denn die Vorteile, die daraus zu ziehen sind für alle Bereiche im Rettungsdienst, die sind so gravierend und so einschlägig, daß man diese Hilfe eigentlich anbieten muß in der Hoffnung natürlich, daß nachher für jeden das einsichtig ist und er diese Dinge denn auch in gewissem Rahmen selbst übernehmen kann. Die Bundesanstalt wäre bereit, Auswertungen und ähnliche Übernahmen, Datenübernahmen oder ähnliches zu machen, sofern solche Dokumentationen da sind. Die Entwicklung des Blattes als solches steht im Moment an. Wir hoffen, im nächsten Frühjahr ein solches Blatt vorlegen zu können.

Mehrkens: Ich glaube, man kann wirklich nur die Notwendigkeit dieser Dokumentation unterstreichen. Daran besteht überhaupt kein Zweifel. Wir sind bei uns in Ulm jetzt dabei, so eine prospektive Studie zu machen. Ich hoffe, daß wir in einem halben Jahr oder in einem Jahr darüber dann auch echte Fakten vorlegen können. Aber eins, Herr Riediger, würde mich noch interessieren: Die Zahlen, die Sie genannt haben bezüglich einer Kosteneinsparung innerhalb des Rettungsdienstes, mit denen operieren wir ja. Wir haben in Bremen zum erstenmal in dieser konkreten Form gehört, daß es möglich, mit Hilfe des Rettungsdienstes Größenordnungen einzusparen, die zwischen drei und sechs Milliarden gehandelt werden. Wenn wir keine Dokumentation haben, scheint es mir zumindest etwas zweifelhaft, wo diese Zahlen herkommen und wie hart diese Daten denn sind.

Riediger: Die Daten sind nicht hart, die Daten sind sehr weich. Das ist der Versuch, die Größenordnung nur einzugrenzen. Es sind aber sicher vorsichtige Daten, deswegen kann ich sie in aller Ruhe hier vertreten.

Troidl: Ich frage mich, auf welchen wirklich wissenschaftlichen Daten das deutsche Notarztsystem beruht. Ich glaube auch, daß es sicher sinnvoll ist, daß wir Ärzte es nicht nur auf das Bundesforschungsministerium verschieben und uns darauf verlassen, sondern daß wir aufgefordert sind, unsere ärztlichen Handlungen wirklich sinnvoll zu dokumentieren, die Zukunft prospektiv dokumentieren, nachdem unsere Väter das System überhaupt auf die Beine gestellt haben.

Herr Riediger hat mir aus der Seele und aus dem Herzen gesprochen. Wenn ich so manche wissenschaftlichen Tagungen erlebe, dann komme ich mir manchmal vor wie in Rom bei den Diskussionen um Glaubensbekenntnisse. Es ist eine echte Erkrankung deutscher wissenschaftlicher Tagungen, daß Zahlen und harte Daten fehlen. Um zu sagen, ob die eine Methode besser ist als die andere, ist natürlich eine saubere prospektive Dokumentation absolut erforderlich, und ohne eine derartige Dokumentation ist es einfach nicht möglich herauszufinden, ob das eine kostendeckender ist oder das andere.

Teil II Personal im Rettungsdienst

Motivation gut – Qualifikation im argen?

Vorsitz: H. Troidl, Köln

10. Zur Aus- und Fortbildung von Rettungssanitätern

B. Gorgaß

Welche Funktionen hat das Sanitätspersonal im Rettungsdienst?

Bei schematischer Betrachtungsweise lassen sich 4 Funktionen des Rettungssanitäters voneinander abgrenzen. Beginnen wir mit den vergleichsweise unproblematischen.

Der Rettungssanitäter im Einsatzsteuerungs- und Koordinationsdienst der Rettungsleitstelle

Früher glaubte man, diese Funktionen könne jeder übernehmen, der die reine Technik beherrsche, d. h. der telefonieren und funken könne. Heute muß man für die Besetzung der Rettungsleitstelle, einer Schlüsselposition, Sanitäter mit besonderen organisatorischen Fähigkeiten und mehrjähriger medizinischen Erfahrungen aus dem Rettungsdienst auswählen.

Diese Sanitäter müssen bei der Entgegennahme von Notfallmeldungen von im allgemeinen aufgeregten Laien mit Geschick und medizinischem Gespür ein Maximum an Informationen abfragen, bei der Anforderung des Rettungsdienstes durch Ärzte deren Terminologie verstehen, bei der Auswahl der Rettungsmittel und in der Einsatzsteuerung nach klaren medizinischen und rettungstaktischen Prinzipien vorgehen.

Technische Rettung (Bergung) durch Rettungssanitäter

Da zumindest in ländlichen Gebieten ohne schnell alarmierbare technische Hilfsdienste, d. h. der Feuerwehr, die Rettung von Notfallpatienten gelegentlich ein primär technisches Problem darstellt, muß der Rettungssanitäter, z. B. bei Verkehrsunfällen, unter Einsatz der mitgeführten Rettungsmittel, Feuerlösch- und technische Rettungsmaßnahmen durchführen oder zumindest einleiten, wobei er allerdings die Grenzen seiner Möglichkeiten stets realistisch einschätzen sollte.

In den Stadtstaaten und Nordrhein-Westfalen, wo Feuerwehren schwerpunktmäßig den Rettungsdienst betreiben, sind diese Bedingungen stets erfüllt.

Der Rettungssanitäter als Helfer des Notarztes

Im Idealfall wird der Rettungssanitäter bei der Versorgung von Notfallpatienten stets als qualifizierter Helfer des Notarztes eingesetzt. Diese Idealforderung entspricht aber in keiner Weise der Wirklichkeit. Auch das zwischen 1972 und 1974 im Bundestag beratene – wegen Überschätzung der Folgekosten gescheiterte – ,,Gesetz über den Beruf des Rettungssanitäters" war in Verkennung der Realitäten in vollem Umfange auf eine assistierende Tätigkeit ausgerichtet.

Ausbildungsrichtlinien, die bereits bei der Notwendigkeit einer Infusion zur Schockbekämpfung stereotyp eindrucken ,,Notarztalarmierung" oder ,,Notarztruf" und ,,Vorbereitung von Infusionen", drücken sich um die Realitäten herum, wenn sie sich nicht auch zu der Frage äußern: ,,Was ist zu tun in Regionen ohne alarmierbaren Notarzt?"

Eine nicht in vollem Umfange als repräsentativ zu bezeichnende Umfrage, die wir mit der Zeitschrift ,,Der Rettungssanitäter" durchführten, ergab aber doch als wichtigen Trendhinweis, daß etwa 70% aller Notfallpatienten in der Bundesrepublik ohne notärztliches Eingreifen von Rettungssanitätern erstversorgt und dann in die Klinik abtransportiert werden müssen (Tab. 3).

Tabelle 3: Umfrageergebnis der Zeitschrift ,,Der Rettungssanitäter"

Fahren Sie Ihre Einsätze vorzugsweise mit Notarzt? (n = 977)	
ja	29,8%
nein	70,2%

Die Bundesrepublik Deutschland ist eben keine Aneinanderreihung städtischer Siedlungsgebiete mit gut organisierten Notarztdiensten, wie beispielsweise Köln, Frankfurt, München und Ulm.

Bekräftigt werden unsere Zahlen durch Interpretation statistischer Angaben aus der Drucksache 9/1246 des Deutschen Bundestages ,,Entwicklung der organisatorischen Prozesse des Rettungsdienstes in der Bundesrepublik Deutschland". Hier wird hervorgehoben, daß Notfallpatienten in steigendem Maße von Ärzten begleitet würden. 1981 seien schon 7,4% aller Einsätze über die Zwei-Personen-Teams hinausgegangen, d. h. ein Arzt und zwei Sanitäter.

Rettungssanitäter aus ländlichen Regionen, beispielsweise Hessens, aber auch Feuerwehrleute aus kleinstädtischen Bereichen in Nordrhein-Westfalen kommen bei Veranstaltungen wie dieser heutigen bestenfalls in der Diskussion zu Wort. Berichtet wird praktisch nur von Ärzten, die ihre vergleichsweise heile Rettungswelt beschreiben.

Bisherige Erfahrungen mit der später zu besprechenden 520-Stunden-Ausbildung zeigen, daß diese auch für eine qualifizierte assistierende Tätigkeit kaum ausreicht. Trotzdem könnte bei der Neukonzeption eines Berufsbildes Rettungssanitäter eine geringere Qualifikation angestrebt werden, wenn wirklich überall gut ausgebildete Notärzte verfügbar wären.

Selbständige Tätigkeit des Rettungssanitäters ohne Notarzt

Dieser Bereich ist ohne Zweifel der problematischste. Bei enger formaler Auslegung gültiger Gesetze und theoretisierender praxisferner Empfehlungen könnte diese pessimistische Darstellung zutreffen. Neben der klassischen Ersten Hilfe (Lagerung, Verbände, Schienung), der O_2-Applikation und der Beutel-Masken-Beatmung müßten allein tätige Rettungssanitäter beispielsweise

- ausblutende Patienten trotz primär noch punktierbarer Venen ohne Infusion,
- massiv in die Lunge blutende oder aspirierende Patienten ohne Intubation,
- über Beutel-Masken-Beatmung nicht beatembare Patienten erstickend

in die Klinik zu transportieren versuchen.

Bei Eintritt des klinischen Todes sollen die gleichen Sanitäter allerdings dann den schwerwiegenden Entschluß zur Reanimation fassen und vergleichsweise komplikationsträchtige Verfahren wie die Herz-Druck-Massage anwenden.

Welche Aus- und Fortbildung erhält z. Z. das Sanitätspersonal im Rettungsdienst?

1977 hat der Bund-Länder-Ausschuß eine Empfehlung für eine 520-Stunden umfassende Mindestausbildung definiert. Noch nicht einmal diese nur 520 Stunden umfassende Minimalausbildung ist aber in allen Bundesländern für sogenannte Rettungssanitäter verbindlich.

Diese Ausbildung setzt sich zusammen aus

- 160 Stunden theoretischer Ausbildung, die in der Regel in den Schulen der Rettungsorganisationen oder der Feuerwehr durchgeführt werden,
- 160 Stunden klinischer Ausbildung,
- 160 Stunden Ausbildung im Rettungsdienst und
- 40 Stunden Abschlußlehrgang.

Ohne auf Einzelheiten eingehen zu können, läßt sich das Urteil von seit Jahren mit der Rettungssanitäterausbildung befaßten Ärzten wie folgt zusammenfassen.

Diese Regelung befähigt den Rettungssanitäter in der Regel noch nicht einmal in ausreichendem Maße für seine Rolle als Assistent des Notarztes. Denken Sie an unsere Schwestern und Pfleger in der Klinik, die als Assistenzpersonal eine 3jährige Berufsausbildung durchlaufen müssen! Erst recht ungenügend ist die 520-Stunden-Ausbildung in dem viel häufigeren Fall, in dem die Rettungssanitäter ohne Arzt arbeiten müssen.

In der Diskussion, die zu diesen Empfehlungen führte, waren sich alle Beteiligten klar darüber, daß mit der 520-Stunden-Ausbildung erweiterte lebensrettende Maßnahmen, wie z. B. das Anlegen einer Infusion oder die Durchführung einer Intubation, nicht enthalten sein können.

Wie steht es mit der Einhaltung dieser Ausbildungsempfehlungen?

Noch immer haben mehr als ein Viertel (26,5%) der heute im Rettungsdienst tätigen Sanitäter, die auf unsere Umfrage antworteten, die 520-Stunden-Minimalausbildung nicht bzw. nicht vollständig absolviert. Nur 20% verfügen über eine Ausbildung, die nach ihren Angaben über dieses Minimalprogramm hinausgeht (Tab. 4).

Tabelle 4: Umfrageergebnis der Zeitschrift „Der Rettungssanitäter"

Haben Sie die 520-Stunden-Ausbildung durchlaufen? (n = 1236)	
ja	53,4%
nein	10,3%
nicht vollständig	16,2%
habe mehr Ausbildung erhalten	20,1%
(Mehrfachbeantwortungen waren möglich)	

Im Gegensatz zu der immer wieder hörbaren Versicherung von Vertretern der für den Rettungsdienst zuständigen Organisationen und Ministerien decken sich die Meinungsäußerungen der Sanitäter mit den Warnungen erfahrener Notfallmediziner, die schon seit Jahren darauf hinweisen, daß die 520-Stunden-Minimalausbildung bestenfalls für eine kurzfristige Interimslösung tragbar ist (Tab. 5).

Tabelle 5: Umfrageergebnis der Zeitschrift „Der Rettungssanitäter"

Halten Sie die 520-Stunden-Ausbildung zur Bewältigung der in Ihrer Berufspraxis auftretenden Probleme für ausreichend? (n = 1068)	
ja	18,6%
nein	81,4%

Der Bund-Länder-Ausschuß hatte damals gleichzeitig festgestellt, daß neben dieser Minimalausbildung eine organisierte Fortbildung von 30 Stunden pro Jahr sicherzustellen ist.

Es muß allen Verantwortlichen für den Rettungsdienst zu denken geben, daß über einem Drittel der Beantworter überhaupt nicht einmal bekannt ist, daß diese Fortbildungsstunden fixierter Bestandteil der 520-Stunden-Ausbildung sind.

Wie ist die gegenwärtige Problematik des Personals im Rettungsdienst zu bewerten?

Wie auch auf dieser Veranstaltung eindrucksvoll gezeigt wird, gingen Krankentransporte und Rettungsdienst als samaritane Laienaufgabe vergangener Jahrhunderte über in praeklinische Medizin. Auf dem technisch-organisatorischen Sektor wurde gerade in der Bundesrepublik ein hochqualifiziertes Rettungssystem entwickelt. Moderne Boden- und Luftfahrzeuge, Rettungswagen, Notarztwagen und Rettungshubschrauber mit einer komplizierten apparativen Ausstattung befinden sich in ausreichender Zahl im Einsatz. Im personellen Bereich bestehen jedoch erhebliche Qualifikationsmängel.

In den letzten 20–30 Jahren kam es zu einer sprunghaften Entwicklung der Notfallmedizin. Für den klinischen Bereich, d. h. in den Krankenhäusern, war es eine Selbstverständlichkeit, neue medizinische Erkenntnisse verzögerungslos umzusetzen.

Schwestern und Krankenpfleger erhalten eine 3jährige Ausbildung, im Intensivbereich tätige zunehmend sogar eine 2jährige spezielle Zusatzausbildung. Die Verantwortlichkeit und der Tätigkeitsumfang des klinischen Personals ist aber im Vergleich zu den alleinverantwortlich arbeitenden Rettungssanitätern erheblich überschaubarer und eingeengt. Während hinter dem klinischen Personal letztlich der Arzt steht, müssen Sanitäter, wie bereits mehrfach betont, in Regionen, in denen kein Notarztdienst eingerichtet ist, folgenschwere Entscheidungen selbstverantwortlich herbeiführen und komplizierte Maßnahmen anwenden – bei einer vergleichsweise schlechten Ausbildung. Daraus ergeben sich schwerwiegende rechtliche Probleme für die Versorgung lebensbedrohter Patienten.

Die Umwandlung einer über lange Zeiten gewachsene Laientätigkeit in ein Berufsbild ist auch beim Rettungssanitäter mit typischen Schwierigkeiten verbunden. Das gleiche Unverständnis, die gleichen Vorbehalte und die gleichen Widerstände traten vor etwa 150 Jahren beim Übergang des unqualifizierten und unterprivilegierten Wartungspersonals der damaligen Krankenhäuser in anständig ausgebildetes professionelles Pflegepersonal auf. Auch damals, um 1840, galten durch bessere Qualifikation und Bezahlung der Pflegekräfte entstehende höhere Kosten als nicht mehr finanzierbar. Außerdem fehlt den Rettungssanitätern, sofern sie nicht als Berufsfeuerwehrleute tätig sind, eine ausreichende soziale Absicherung. Sie gelten als „ungelernte Arbeitskräfte". Für ungelernte Arbeitskräfte ist im Bedarfsfall eine Umschulung nicht oder nur unter erheblichen Schwierigkeiten möglich.

Welche Haltung nehmen die am Rettungsdienst beteiligten Organisationen ein?

1. Die tiefgehende – möglicherweise zwangsläufige – innere Zerrissenheit des gesamten Deutschen Roten Kreuzes, einer Laienorganisation, bei der Diskussion über die Absicherung in erster Linie hauptberuflich tätiger, qualifiziert ausgebildeter professioneller Rettungssanitäter, trat auf dem diesjährigen Rettungskongreß (Bremen) in aller Deutlichkeit zutage.

2. Die kleinen Rettungsorganisationen, Malteser Hilfsdienst, Johanniter Unfallhilfe und Arbeiter-Samariterbund, halten sich hinsichtlich eines Berufsbildes – soweit wir dies übersehen – seit Jahren bedeckt. Es ist wohl unbestritten, daß sie wegen des noch höheren Anteils freiwilliger Helfer erhebliche Schwierigkeiten sehen, sich in struktureller, organisatorischer und vor allem in personeller Hinsicht den neuen Erfordernissen anzupassen.

3. Die Feuerwehren sind von ihrer Geschichte, von ihrem Selbstverständnis und ihrer Führung her weitestgehend auf Brandschutz und technische Rettung ausgerichtet. Anscheinend ist der Anteil der Feuerwehrleute, die eine komplette 520-Stunden-Ausbildung absolviert haben, noch kleiner als bei den übrigen Organisationen, obwohl auch hier der Einsatzschwerpunkt (bei Beachtung der Einsatzhäufigkeit) meist im Bereich des medizinischen Rettungsdienstes liegt.

4. Der Berufsverband der Rettungssanitäter hat sich die Neufassung und baldige Verabschiedung eines Gesetzes über den Beruf des Rettungssanitäters zum Hauptziel gesetzt. Er fordert weiterhin, daß die Grundsätze des Bund-Länder-Ausschusses Rettungswesen zur Ausbildung des Personals bei allen im Rettungswesen beteiligten Organisationen als verbindlich angesehen und in die Praxis umgesetzt werden. Das bedeutet auch, daß bundesweit eine kontinuierliche Fortbildung von mindestens 30 Stunden im Jahr durchgeführt werden muß.

Er vertritt die Belange der im Rettungsdienst Tätigen, nicht zwangsläufig die in ihrer Organisationen. Wir bemühen uns um Transparenz bei Bürgern und Politikern. Dabei erlebt man die tiefe Betroffenheit der Laien, auch der Politiker (soweit sie nicht in Gesundheitsausschüssen arbeiten), die glauben, im Bedarfsfall von hervorragend ausgebildeten Berufsrettern versorgt zu werden.

Wie sollte eine zeitgemäße Ausbildung nach einem Berufsbild aussehen?

Der von den Fachbeiräten des Berufsverbandes zu erarbeitende Neuentwurf des Gesetzes muß folgende Grundsätze berücksichtigen:

- Medizinische Erfordernisse bestimmen Ausbildungsinhalte, Ausbildungsverfahren und die anzustrebende Befähigung des Rettungssanitäters.
- Der Rettungssanitäter soll im Regelfalle als Assistent des Notarztes arbeiten, er wird aber z. Z. überwiegend allein und eigenverantwortlich tätig.
- Tätigkeitsumfang und Grenzen der alleinverantwortlichen Funktionen des Rettungssanitäters sind zu definieren.
- Tätigkeitsumfang, theoretische und praktische Ausbildung, Prüfung und Berechtigung zur Durchführung von Maßnahmen müssen folgerichtig aufeinander abgestimmt sein.
- Eine Durchlässigkeit zu anderen Heilhilfsberufen ist zu gewährleisten.
- Realistische Übergangsregelungen, auch für Ehrenamtliche, sind notwendig.

Bei der Neukonzeption wird nach folgenden Schritten vorgegangen:

1. Erfahrene Ärzte und Rettungssanitäter definieren die Ausbildungsinhalte.
2. Medizinjuristen erarbeiten die juristische Umsetzung und Absicherung.
3. Eine weitere Arbeitsgruppe soll die entstehenden Kosten kalkulieren.
4. Am Ende wird es darum gehen, dieses „Paket“ an die Öffentlichkeit, insbesondere Bundes- und Landespolitiker, heranzutragen.

Nach der Schilderung der Aus- und Fortbildungsmisere des Rettungssanitäters möchte ich mit drei Bitten an alle ärztlichen Kollegen schließen.

1. Bitte haben Sie Verständnis dafür, daß viele Rettungssanitäter in schwierigen Situationen nicht alle Anforderungen erfüllen können, die Sie als Notärzte für eine moderne Behandlung Lebensbedrohter bei Ihrem Assistenzpersonal gewöhnlich als Selbstverständlichkeit voraussetzen.
2. Versuchen Sie bitte, in Ihren jeweiligen Tätigkeitsbereichen durch praktische Ausbildung in den Kliniken, nach Möglichkeit auch durch praktische Ausbildung im Notarztdienst selbst und durch Übernahme von Unterrichten und Referaten den Ausbildungsstand Ihrer wichtigsten Mitarbeiter im Rettungsdienst zu verbessern.
3. Unterstützen Sie als kompetente Notfallmediziner bitte unsere Bemühungen um Schaffung eines staatlich anerkannten Berufsbildes für Rettungssanitäter, denn nur auf diesem Wege läßt sich auf Dauer eine einheitliche, den medizinischen Erfordernissen entsprechende Ausbildung gewährleisten.

Diskussion

Troidl: Wir wollen gleich diesen sehr wichtigen Vortrag diskutieren. Was darf ein Rettungssanitäter tun? Vielleicht sollten wir auch noch die Bezahlung dieser Leute ansprechen. Ich habe gelesen: ,,Mit einem Hilfsarbeitergeld muß ich höchste medizinische Leistungen vollbringen.“

Gorgaß: Ich kann das bestätigen. Die Rettungssanitäter, wir reden jetzt nicht von Feuerwehrleuten, die sind in der Hinsicht besser gestellt, Rettungssanitäter, die bei zivilen Organisationen arbeiten, gelten beim Arbeitsamt als ungelernte Arbeitskräfte. Wenn diese Leute 20 oder 30 Jahre im Rettungsdienst gewesen sind und sich dann umschulen lassen müssen oder wollen, gelten sie als ungelernt und Ungelernte haben nicht primär das Recht, etwas Anständiges zu lernen. Also in jeder Hinsicht läßt man die Leute hängen, um es mal salopp auszudrücken.

Engelhardt: Herr Gorgaß, wir haben ja schon einmal einen Referentenentwurf gehabt über das Berufsbild des Rettungsssanitäters. Wo sehen Sie die Gründe, daß es nicht realisiert worden ist?

Gorgaß: Es gab eine unglückselige Koalition oder ein unglückseliges Zusammentreffen. Es wurde ausgerechnet, es wurde behauptet, es sei nicht bezahlbar, ohne daß Zahlen vorgelegt wurden. Dies ist ein Argument. Es kam von den Trägern, das war wohl so Schwerpunkt Städtetag. Die traf zusammen mit dem ,,Jein“ oder mit dem verdeckten ,,Nein“ der Organisationen, die aufgrund ihrer Strukturen sowas sowieso nicht wollten. Aber die Kostenfrage zu einer Zeit, als die öffentlichen Hände noch voll waren, ohne eine saubere Kalkulation und ich muß uns Notfallmedizinern pauschal den Vorwurf machen, uns allen, es hängt wiederum auch mit der fehlenden Dokumentation zusammen. Der Notarztdienst führt nicht zu einer Erhöhung der Kosten, sondern zur Senkung. Gründe sind klar. Ersparen von Intensivtagen, geringere Invalidität und wir wollen die geretteten Menschenleben nicht überstrapazieren, aber die gibt es sicherlich auch. Volkswirtschaftlich ohne jeden Zweifel ein Gewinn, aber Herr Troidl, sie haben es gesagt, wir deutschen Mediziner, wir behaupten zuviel und beweisen zu wenig. Wir glauben wahrscheinlich das Richtige, aber wir beweisen es nicht hart genug.

Troidl: Herr Gorgaß, eine andere Frage. Aus Ihrem Vortrag habe ich gelernt, daß 70% der Einsätze nach ihren Fragen allein von den Sanitätern gefahren werden. Daraus resultieren für mich zwei Schlüsse. 1. Wenn diese Leute nicht ausgebildet sind, ist es ein Problem und 2. wie ist es denn mit dem Gesetz, wenn ich richtig informiert bin, ist es ja so, daß die Sanitäter weder intubieren, noch bestimmte Handlungen, die im Prinzip in der Notfallsituation geeignet wären, durchführen dürfen, selbst wenn sie es könnten.

Gorgaß: Das muß ich jetzt differenzieren und damit steigen wir in eine Problematik ein, die begann heute morgen schon, wir werden sie sicherlich nicht zu Ende diskutieren können. Ich versuche es möglichst kurz zu umschreiben. Der Rettungssanitäter darf wie jeder Mensch nur Dinge durchführen, die er gelernt hat und die er relativ sicher beherrscht. Das ist die erste Voraussetzung. Er hat eine Art Garantenstellung dem Patienten gegenüber, und er kann im Rahmen dieser Garantenstellung das tun, was er anständig gelernt hat. Wir meinen, von der rechtlichen Lage wäre der Trachealtubus ein schwieriger zu applizierender Güdeltubus. Beim Güdeltubus wird ja auch nicht diskutiert. Es gibt Organisationen oder örtliche Gruppierungen, die lassen einen dreimal übers Phantom herfallen und bescheinigen, er hätte am Phantom dreimal intubiert und lassen den armen Sanitäter in dem Glauben, er könne jetzt intubieren. Das nicht! Wir als Berufsverband mit unserem medizinischen Fachbeirat werden uns dagegen verwehren, wenn Sanitäter Medikamente applizieren wollen. Das brauchen wir nicht zu diskutieren. Da finden sie nicht unsere Unterstützung. Und jetzt kommt der Pferdefuß: Formaljuristisch ist die Infusion ein Medikament. Und deswegen meinen wir, es gibt nur einen einzigen Weg: eine definierte Ausbildung. Diese Ausbildung wird geprüft, und wenn er staatlich geprüft wird, dann kriegt er klar eingehämmert, nur unter bestimmten Umständen, wenn der Arzt nicht erreichbar ist, dann darfst Du über Dein Standardprogramm hinausgehen. Es ist also nicht gegen die Ärzte gerichtet, sondern es geht um den Patienten. Eine Infusion ist doch vergleichsweise harmlos im Vergleich zur Herzdruckmassage. Sie war nie von den Ärzten gepachtet, weil sie ein Laienverfahren ist. Aber sie ist erheblich komplikationsträchtiger als eine Infusion. Die darf er tun. Hier ist das Wohl des Notfallpatienten nicht mehr im Zentrum, sondern es sind formale juristische, zum Teil auch standespolitische Überlegungen, die da einfließen.

Troidl: Wir haben noch zwei wichtige Fragen.

Friedhoff: Vor 25 Jahren ist das ebenfalls diskutiert worden. Lönneken und Tönnis haben damals bewiesen, daß die alten Pioniere der Feuerwehr das Intubieren gelernt haben und Infusionen anlegen konnten. Was steht dazwischen? In Amerika werden diese Dinge der Indikation über die Telemetrie gelöst, d. h. wenn der Sanitäter es technisch kann, wenn er optimal ausgebildet ist und über die Telemetrie die Aufgabe bekommt es zu tun, wenn der Arzt es telemetrisch für indiziert hält, dann kann die juristische Frage so gelöst werden.

Gorgaß: Ich würde Ihnen zustimmen, wenn ich an die Brauchbarkeit der Telemetrie glauben könnte. Ich kenne das System aus Amerika. Wie telemetrieren Sie die Hypoxie, die der Sanitäter oder der Feuerwehrmann – es sind ja häufig Feuerwehrleute – nicht erkennt? . . . Die Feuerwehr in dem einen Zentrum interessiert sich für die Reanimation von Herzinfarktpatienten. Da ist ja auch eine fast amerikanische Erkrankung. Aber was machen Sie denn über die Telemetrie, wenn jetzt einer aspiriert, wenn er zyanotisch wird? Und dann kommt noch dazu, es gibt sehr viel technische Schwierigkeiten. Sie brauchen im Krankenhaus einen Arzt, der immer da ist. Das wäre machbar. In Deutschland ist die Telemetrie durchprobiert worden, in Ulm gab es auch einen Versuch. Wir glauben, wenn die Telemetrie mit Videokamera ginge und pO_2-Messung würde auch telemetriert, dann ließe sich darüber reden. Aber heute sollte man sich nicht zu viel von diesem System versprechen. Lieber den Doktor raus!

Troidl: Herr Burghart wollte noch eine Frage stellen.

Burghart: Direkte Telemetrie. Man sollte wirklich diese Gelder sinnvoller für eine Ausbildung verwenden als wieder in die Technik einzusteigen. Lieber die Gelder nehmen für die Ausbildung des Rettungssanitäters als jetzt wieder noch einen technischen Schnack zu bringen.

Troidl: Lassen Sie mich noch eine Frage stellen, weil die Sanitäter noch in der Diskussion stehen und wir vorher noch über das SAVE-System gehört haben. Ist denn nun von Seiten der Sanitäter das SAVE-System ein geeignetes Mittel, etwas zu verbessern oder nicht. Was sagen denn die Leute von der Front. Ist jemand in der Lage, zum SAVE-System etwas zu sagen?

NN: Ich weiß nicht, ob jemand das Märchen von des Kaisers neuen Kleidern kennt. Da ist erst ganz zum Schluß einem aufgefallen, daß der Kaiser in den Unterhosen herumläuft und nicht diese schönen Kleider hatte, die alle anderen, die daran beteiligt waren, ihm immer angedichtet haben. So ist es mit dem SAVE-System auch.

Troidl: Sagen Sie doch mal konkret, was ist denn da falsch oder was ist die Unterhose?

NN: . . . Die Unterhose. Die können Sie benutzen, um als Kleintransporter Eier zu fahren, aber keinen Patienten. Ein beinahe landwirtschaftliches Nutzfahrzeug als Basis genommen und darauf wird ein Container gesetzt, der Ansprüche erfüllen soll, denen er gar nicht gewachsen ist. Einen Viertragewagen hat die Fa. Ford, Köln, schon vor 15 Jahren auf der Basis vom Transit erstellt. Dafür brauche ich keine 60 Millionen auszugeben, um sowas wieder hier vorzustellen. Hätte man das Geld der Fa. Binz oder der Fa. Miesen zur Verfügung gestellt, die davon was verstehen und nicht Porsche subventioniert, hätten wir viel mehr dabei rausgekriegt.

Troidl: Herr Schröder, jetzt sind Sie nochmal gefordert, nicht nur vom Spiegel, sondern auch von den Leuten an der Front . . .

Schröder: Es waren nicht 60 Millionen, es waren 16 Millionen. Punkt 1: Die Autos, die benutzt werden, sind dieselben, die Sie auch fahren, Daimler-Benz oder VW. Dazwischen steckt eine Zwischenfederung aus Gummi . . . Die Autozeitung hat nachgewiesen, daß am Boden des SAVE-Systems ein K-Wert von 15 erreicht worden ist. Daß auf dem Tragentisch 25 rauskommen, liegt nicht an der Entwicklung, sondern es sind Kaufteile gewesen. Nach Erprobung gehen die Fahrzeuge aber nicht raus, wenn sie nicht 15 auf dem Tragetisch haben. Insofern sehe ich Ihre

Diskussion über des Kaisers neue Kleider überhaupt nicht ein, denn heute gibt es Rettungswagen, die sind ausgestattet so wie es der Arzt haben will. Und daran verdienen viele. Wir haben jetzt den Versuch gemacht, eine einheitliche Ausstattung mit den Ärzten zusammen rauszukriegen, so daß man nicht nur vergleichbar, sondern auch effektiver wird in bezug auf die Ausbildung. Das ist der 2. Punkt. Der 3. ist, daß man das wechseln kann. Das betrifft den Träger. Ich habe das vorhin versucht auszuarbeiten, daß der Bund oder die öffentliche Hand alles bezahlen muß und Katastrophenautos 10 Jahre rumstehen, kaum benutzt werden und dann weggeschoben werden. Natürlich ist das ein Geschäft. Wir haben mit Binz und Miesen gesprochen. Die waren nicht in der Lage, einen Rettungswagen, so wie wir ihn haben wollten, als System zu entwickeln, sondern die sind nur Ausbaufirmen und haben nicht den wissenschaftlichen Hintergrund, um dieses zu machen.

Mehrkens: Ich weiß nicht, ob der Kollege, der eben gesprochen hat, an dem Feldversuch beteiligt war. Wir haben 1 Jahr lang die meisten Einsätze in Ulm gefahren mit diesem System, und ich muß sagen, diese Kritik war sicherlich nicht sachlich begründet oder nicht sachlich vorgetragen. Ich habe vorhin unsere Kritik eindeutig formuliert. Es gab Kritik, die gibt es ganz außer Frage gerade aus notärztlicher Sicht, und wir glauben mit der neuen Konzeption hier tatsächlich einen echten Fortschritt erzielt zu haben. Wir haben es bisher nur atrappenmäßig prüfen können, aber die Nacherprobung muß dann das endgültige Ergebnis bringen.

Troidl: Vielen Dank. Wir können dieses Thema leider nicht mehr fortsetzen. Wir müssen zum nächsten Thema kommen. Ich behaupte und ich zitiere: „Ein Chefarzt ist nicht gleich Notarzt.“ Wir werden zu diesem Problem jetzt hören Herrn Sefrin aus Würzburg „Zur Aus- und Fortbildung von Notärzten“.

11. Zur Aus- und Fortbildung von Notärzten

P. Sefrin

Nach anfänglichen, meist privaten und an die verschiedenen Hilfsorganisationen gebundenen Bemühungen zur Intensivierung der Notfallrettung, ist die Notfallmedizin inzwischen etabliert. Das Notfallbewußtsein betrifft nicht nur den Laien, der als unfreiwilliger Zeuge oder als Betroffener mit dem Notfall konfrontiert wird, sondern im vermehrten Maße die gesamte Ärzteschaft. Heute ist die Notfallmedizin keineswegs ein Bereich, der nur durch die persönliche Initiative einzelner am Leben gehalten wird, sondern im zunehmenden Maße ein Fachgebiet, das nicht nur theoretisches Wissen, sondern auch praktische Fähigkeiten vermittelt. Es handelt sich bei der Notfallmedizin nicht um ein neues medizinisches Spezialgebiet im Sinne der Weiterbildungsordnung für Ärzte, sondern um eine Subspezialität mit einem klar umrissenen Aufgabengebiet, auf welchem Spezialisten verschiedener Fachdisziplinen zusammentreffen (Tab. 6).

Tabelle 6 Aufgaben des Rettungsdienstes gegenüber dem Notfallpatienten

1. Schnellstmöglicher Entzug aus äußeren nachteiligen Umständen (Witterungsumstände, Brand- und Vergiftungsgefahr, Einklemmung, Neugierde)
2. Schnellstmögliche medizinische Hilfe (lebensrettende Sofortmaßnahmen, Erstversorgung, erweiterte Erstbehandlung)
3. Psychischer Beistand im Zustand der Hilflosigkeit und Verlassenheit

Obwohl die Tendenz zur Spezialisierung innerhalb größerer Fachgebiete zu einer Steigerung der medizinischen Leistungsfähigkeit führte, kann bei der Notfallmedizin nicht davon ausgegangen werden, daß dieser Leistungszuwachs auch zu einem gesondert medizinisch geschulten Fachgebiet mit einem eigenen „Arzt für Notfallmedizin“ führt. Die Notfallmedizin ist definiert als ein Bereich, in dem unter eingeschränkten Bedingungen mit einer begrenzten Ausstattung an Geräten und Medikamenten, insbesondere eingeschränkten Möglichkeiten einer Diagnostik sowie personellen Einschränkungen, ein breites Spektrum von Notfällen kurzfristig zu analysieren und zu versorgen ist, damit ein Überleben gesichert werden kann (Tab. 7). Die grundsätzliche Aufgabe der Notfallmedizin ist, global gesehen, der Beginn einer Intensivtherapie unter anderen Voraussetzungen und mit anderen Mitteln (Ahnefeld).

Der Laie erwartet heute, daß auf seine Anforderung hin in kürzester Frist ein kompetenter Arzt an jedem Notfallort erscheint, um Hilfe zu leisten und Leben zu

Tabelle 7 Voraussetzungen für eine wirkungsvolle Notfallmedizin

1. Einheitlich ausgerüstete Rettungsmittel
2. Perfekte Organisation des Rettungsdienstes
3. Kurzes therapiefreies Intervall - durch fachgerechte Erste-Hilfe und frühzeitige ärztliche Versorgung
4. Fachliche Qualifikation des Rettungspersonals (Rettungssanitäter, Notärzte)
5. Interdisziplinäre Notfallaufnahme im Krankenhaus

retten. Diese Aufgabe fällt dem im Rettungsdienst eingesetzten Notarzt zu. Der Notarztdienst ist definiert als ein Dienst, der mit Ärzten besetzt ist, die über eine spezifische, notfallmedizinische Ausbildung sowie über praktische Erfahrungen verfügen und dauernd durch ihre unmittelbare berufliche Tätigkeit oder ihren Einsatz im Notarztdienst in hautnahem Kontakt mit der Notfallmedizin bleiben (Weissauer).

Inzwischen wurden sowohl auf der organisatorischen wie materiellen Seite des Rettungsdienstes erhebliche Verbesserungen erreicht. Nach Klärung der Zuständigkeit und nach einer Initiative des Bund-Länder-Ausschusses konnte die Finanzierung, Koordination, Organisation und Sicherstellung des Rettungsdienstes in zufriedenstellender Weise geregelt werden. Auf der Grundlage dieser Voraussetzungen kam es zu einer erheblichen Qualitätsverbesserung; so konnte in Bayern beispielsweise

- die für die Rettung von Menschenleben entscheidende Hilfsfrist erheblich verkürzt werden;
- die Rettungsfahrzeuge mit einer modernen medizinischen Ausstattung versehen werden;
- die Ausbildung der Rettungssanitäter mangels eines seit langem ausstehenden Bundesgesetzes in einer Verordnung geregelt und
- die Mindestvoraussetzungen an Ausbildung und Prüfung dieses Personenkreises festgelegt werden.

In einem Modellversuch in Unterfranken konnte nachgewiesen werden, in welchem Ausmaß die Chance einer vollständigen Wiederherstellung von Notfallpatienten durch den Einsatz des Notarztes verbessert werden kann.

Bei einer Auswahl von Patienten mit mittelschweren Verletzungen wurden ohne notärztliche Versorgung nur 22% als völlig wiederhergestellt entlassen, während dieser Prozentsatz mit notärztlicher Versorgung auf 72% gesteigert werden konnte. In einer Studie der Bundesanstalt für Straßenwesen konnte für das Jahr 1981 nachgewiesen werden, daß innerhalb von 10 Minuten nach Eingang der Meldung 86% der Notfallpatienten durch den Rettungsdienst versorgt wurden. Realistischen Schätzungen zufolge werden durch das inzwischen im gesamten Bundesgebiet gut ausgebaute Rettungswesen mindestens 2300 Verkehrsopfer jährlich vor dem Tode bewahrt. Rund eine Million Behandlungstage auf Intensivstationen werden außerdem eingespart. Auch der volkswirtschaftliche Nutzen des verbesserten Rettungsdienstes läßt sich mit Zahlen belegen: Er ist mit 1,6 Milliarden Mark für die vermiedenen Unfalltoten und 0,3 Milliarden Mark für geringere Klinikkosten veranschlagt worden. Es kann jedoch nicht nur um das Überleben des Notfallopfers und einen kürzeren Krankenhausaufenthalt gehen, sondern weitere wesentliche Faktoren tragen zur Minderung der Invalidität und Verkürzung der Rehabilitation bei.

Trotz dieser Verbesserungen muß die fachliche Qualifikation der im Rettungsdienst eingesetzten Ärzte angezweifelt und in vielen Fällen als unzureichend angesehen werden. Durch zwei Vereinbarungen sowie aufgrund eines gewissen politischen Drucks, wurden im vermehrten Maße Notarztdienste eingerichtet, um den berechtigten Forderungen der Bevölkerung nachzukommen, ohne daß die dazu verpflichteten Ärzte die entsprechende Qualifikation mitgebracht haben. Es sind dies im einzelnen:

1. Der 45. Änderungsvertrag zum BAT, der den Einsatz jedes Klinikarztes auf dem NAW und RTH zur Pflicht macht und
2. der Rahmenvertrag der KV Bayern mit der Arbeitsgemeinschaft Bayerischer Krankenkassen, in der jeder niedergelassene Arzt zur Mitwirkung im Notarztdienst verpflichtet werden kann.

Bei einer so umfangreichen Verpflichtung der Klinik und der niedergelassenen Ärzte müßte man davon ausgehen, daß nach der neuen Approbationsordnung ausgebildete Mediziner jederzeit in der Lage sind, diesen Aufgaben gerecht zu werden. Im Bereich der niedergelassenen Ärzte, denen ja aufgrund des Paragraphen 368 RVO, der die ärztliche Versorgung außerhalb der Klinik regelt, im Prinzip auch die ambulante Versorgung von Notfallpatienten zukommt, werden nach eigenem Gutdünken fort- und weitergebildete Ärzte zum Einsatz kommen, von denen nicht in allen Fällen eine kompetente Erstversorgung nach den in der Notfallmedizin geltenden Kriterien erwartet werden kann. Eine strenge Abgrenzung der außerklinischen Tätigkeitsbereiche und des stationären Bereiches, wie in der RVO festgelegt, geht allerdings auf eine Zeit zurück, in der es den ärztlich besetzten Rettungsdienst noch nicht gab.

Aufgrund eigener Untersuchungen an 106 Notfallpatienten konnte nachgewiesen werden, daß 8–10% der verstorbenen Notfallpatienten, die durch einen Notarzt versorgt worden waren, eine reelle Überlebenschance zukam, wenn diese Versorgung auch qualitativ einwandfrei ausgefallen wäre. In 54% der untersuchten Fälle wurden grobe Fehler konstatiert; besonders häufig mußte die Schocktherapie und die Beatmungstechniken als insuffizient angesehen werden. Beim Anlegen von Infusionen gab es Schwierigkeiten und Intubationen wurden wegen ungünstiger Bedingungen unterlassen. Bei der Befragung der einzelnen Ärzte konnte jedoch festgestellt werden, daß die Notwendigkeit dieser Maßnahmen durchaus erkannt wurden, die Ausführung aber wegen ungenügender Ausbildung und Übung scheiterte (Sefrin).

Aus diesem Grunde wurde bereits mehrmals die Forderung erhoben, eine klar definierte Mindestausbildung für Ärzte, die als Notärzte zum Einsatz kommen, zu erstellen. Erste Forderungen dieser Art wurden von der „Arbeitsgemeinschaft der in Bayern tätigen Notärzte" (AGBN) veröffentlich, basierend auf einer etwa 80stündigen Fortbildung. Inzwischen wurden von der Deutschen Gesellschaft für Anästhesiologie und Intensivmedizin (DGAI) ebenfalls Empfehlungen für die Weiterbildung und Fortbildung des Anästhesisten in Notfallmedizin erarbeitet und als Voraussetzung für seinen Einsatz als Notarzt geschaffen. Obwohl es sich ausschließlich um Empfehlungen für den Anästhesisten handelt, sind sie auch für die anderen am Rettungswesen beteiligten medizinischen Fachgesellschaften von erheblicher Bedeutung.

Die Empfehlungen der Anästhesisten fordern vom Notarzt spezifische Kenntnisse und praktische Erfahrungen

- in der Diagnostik und Sofortbehandlung aller medizinischen Notfälle;
- im technischen und organisatorischen Ablauf des Notarzteinsatzes einschließlich des Zusammenwirkens der Beteiligten der Rettungskette.

Als Grundvoraussetzungen werden dazu gefordert:

1. Mindestens 1jährige Weiterbildung im Fachgebiet Anästhesiologie. Dabei sind die grundlegenden Kenntnisse und praktischen Erfahrungen in der Erkennung vital bedrohter Zustände sowie in der Aufrechterhaltung und Wiederherstellung bedrohter Vitalfunktion mit den spezifischen Methoden der Notfallmedizin wie Beatmung und Intubation, Schockbehandlung und Schaffung eines zentral-venösen Zuganges, Pleurapunktion u. ä. zu fordern.
2. Teilnahme an einer inhaltlich definierten Fortbildung „Notfallmedizin", die im 1. und 2. Jahr der Weiterbildung vermittelt werden sollte. Diese Fortbildung ist
   a) teils in die fachspezifische Weiterbildung zu integrieren,
   b) teils im gesonderten, eventuell interdisziplinären, praktischen und theoretischen Unterricht zu vermitteln.

Trotz dieser Empfehlungen erhebt die Anästhesie keinen Ausschließlichkeitsanspruch auf den Bereich der Notfallmedizin, sondern möchte damit nur zu einem einheitlichen Ausbildungsstand beitragen.

Auch die Sektion „Rettungswesen" der Deutschen Interdisziplinären Vereinigung für Intensivmedizin (DIVI) hat sich mit der Festlegung der Ausbildungsinhalte für den Tätigkeitsbereich des Notarztes beschäftigt. Neben den Empfehlungen der DGAI wurden inzwischen auch Vorstellungen der Deutschen Gesellschaft für Internistische Intensivmedizin zu Papier gebracht, die gemeinsam mit den in der

DIVI vertretenen Fachgesellschaften zu einer einheitlichen Stellungnahme führen sollen. Sollte es in absehbarer Zeit gelingen, eine von 6 Fachgesellschaften, die sich mit den Problemen der Intensivmedizin beschäftigen, getragene Empfehlung zu erarbeiten, so müßte dies einen verstärkten Einfluß auf politische und ökonomische Entscheidungen bezüglich des Notarztdienstes haben.

Aus medizinischer Sicht – und dieser Aspekt darf bei der Realisierung von Verbesserungen nicht außer Acht gelassen werden – bestehen schon jetzt konkrete Vorstellungen über die Möglichkeiten der präklinischen ärztlichen Erstversorgung. Es wäre vordergründig zu sagen, deren Verwirklichung scheitere nur an den ökonomischen Gegebenheiten. Nach einer Einigung auf ein einheitliches Konzept für die Tätigkeit des Arztes im Rettungsdienst muß ein entsprechender Ausbildungsgang festgelegt werden. Voraussetzung dazu ist jedoch, daß auch der Bereich der notfallmedizinischen Ausbildung des Medizinstudenten in die Reorganisation mit aufgenommen werden müßte. Widersprochen werden muß mit aller Deutlichkeit der Argumentation, daß durch eine verbesserte Ausbildung der Rettungssanitäter der Arzt im Rettungsdienst ersetzt werden könnte. Eine alleinige Versorgung des Notfallpatienten durch Rettungssanitäter kann nur ein vorübergehender Kompromiß und niemals das anzustrebende Endziel sein.

Solange es nicht gelingt, den Bereich der Qualifikation des Notarztes einheitlich darzustellen, wird jeder Arzt mit dieser Aufgabe betraut werden können und jede Art der Fortbildung muß als Qualifikation anerkannt werden. Es hat keinen Sinn auf weitere politische Aktivitäten zu warten, sondern im Gegenteil, die Initiative muß unbedingt von uns Ärzten ausgehen, wozu alle aufgerufen sind. Es fällt damit dem Arzt die Aufgabe zu, die für eine bessere präklinische Versorgung notwendige Lobby für den Notfallpatienten zu schaffen (Tab. 8).

Tabelle 8 Notfallmedizin (modifiz. nach Gorgaß et al. [1978])

I. Vorklinischer Bereich	II. Klinischer Bereich
1. Sofortmaßnahmen (Laie, Notfallzeuge)	1. Klinische Akutdiagnostik und Akuttherapie (Notfallaufnahme)
2. Erste-Hilfe (Rettungssanitäter, Hausarzt, ärztl. Bereitschaftsdienst)	– Röntgen (evtl. CT)
3. Ärztliche Versorgung (Notarzt)	– Notfall-Labor
a) Elementardiagnostik und Elementartherapie	2. Festlegung der Prioritäten der Weiterversorgung (interdisziplinär)
b) Weiterführende Diagnostik und erweiterte Therapie	– Konsiliardienste
	– Spezielle Untersuchungsverfahren
(Rettungs-, Notarztwagen, Rettungshubschrauber)	3. Definitiver Notfalleingriff
	4. Intensivstation

Diskussion

Burghart: Herr Sefrin, ich wäre Ihnen dankbar, wenn Sie mir sagen möchten, wer eigentlich behauptet, daß durch die qualifikative Verbesserung der Ausbildung von Rettungssanitätern der Notarzt nicht mehr notwendig ist. Wer sagt das eigentlich?

Sefrin: Dieses Argument ist aufgestellt worden mit dem Blick darauf, daß man besonders in den ländlichen Regionen auf den Einsatz des Notarztes verzichten könnte. Man hat gefordert, den Rettungssanitäter dort soweit zu qualifizieren, daß er den Arzt ersetzen solle.

Burghart: Welche Institution, die DGAI oder die DIVI oder wer?

Sefrin: Die KVB.

Posth: Die Initiative der deutschen Gesellschaft für Anästhesie ist außerordentlich begrüßenswert. Ich frage mich nur, wie es in anderen Krankenhäusern ist. Bei uns weigert sich die Anästhesieabteilung, an dem Rettungs- und Notarztdienst teilzunehmen aus Gründen der schlechten oder zumindest der niedrigen Planstellenzahl. Ich habe auch den Eindruck, daß der Rettungsdienst von den Internisten nicht sehr gerne mitgefahren wird. Es liegt eigentlich fast immer in chirurgischen Händen und es wäre eigentlich auch Aufgabe der Deutschen Gesellschaft für Anästhesie, ihre Anästhesieabteilungen zu motivieren, verstärkt am Rettungsdienst teilzunehmen.

Troidl: Es liegen mehrere Wortmeldungen vor. Es wird sicher nicht so sein, daß wir zwischen den Chirurgen und den Anästhesisten dieses Problem jetzt so diskutieren, daß es schon wieder um Zuständigkeiten geht. Ich habe nämlich vernommen, wenn ich die Zahlen richtig gelesen habe, daß in Würzburg im Gegensatz zu den Zahlen, die ich in einem früheren Vortrag gehört habe, 60–70% internistische Notfälle waren. Ob das auch am Problem der Dokumentation liegt. Andererseits habe ich eine Zahl gehört, wo mehr die Atmungsprobleme im Vordergrund standen. Also nun zu den nächsten Wortmeldungen.

Sefrin: Ich sehe das Problem des Notarztes nicht als ein fachspezifisches Problem, und ich würde auch die lokalen Verhältnisse nicht zur Grundlage der Allgemeindiskussion nehmen. Die Versorgung von Notfallpatienten ist interdisziplinär. Wer sie wahrnimmt, wird sich letztlich an den lokalen Gegebenheiten ausrichten müssen. Und zu der Zahl, die Sie gesagt haben: es ist bestimmt richtig, daß eine Verschiebung stattgefunden hat und wir liegen eigentlich damit im Trend auch anderer Notarztdienste: in zunehmendem Maße internistische und neurologische Notfälle, Verkehrsunfälle und Unfälle gehen zurück.

Troidl: Herr Posth, ich darf vielleicht auch sagen, daß wahrscheinlich der Berufsverband der deutschen Chirurgen sich ein bißchen mehr mit diesem Problem auseinandersetzen sollte, nicht nur die Anästhesisten.

Gorgaß: Zum Problem des Notfallspektrums, das ist an sich international, das gilt sogar in Amerika, vor allen Dingen auch in den Ländern des Ostblocks, das hält sich chirurgisch/traumatologisch um 40, zwischen 30 und 40, 45% und der Rest ist internistisch im weitesten Sinne. Das steht an sich heute kaum noch zur Diskussion.

Troidl: Also wir brauchen in Deutschland keine Zahlen.

Gorgaß: Nein, das läßt sich als relativ unbestritten nachweisen. Das zweite mit den Anästhesisten. Es gibt ja Regionen, da wirft man uns vor, wir Anästhesisten würden uns etwas unter den Nagel reißen, was den Chirurgen gehört –

Troidl: Oder umgekehrt!

Gorgaß: Und umgekehrt, ja. Aber etwas zur Sache, was die Beteiligung und das Engagement im Notarztdienst angeht. Erstens gehört in jede Klinik, die Notarztdienst betreibt, ein Chef, der sich wirklich dafür verantwortlich erklärt und, jetzt kommt das Entscheidende, der nicht sagt: Du bist der dümmste Assistent, ich kann Dich im Krankenhaus nicht gebrauchen, Du machst Notarztdienst.

Troidl: Wie recht Sie haben!

Gorgaß: Jetzt kommt das zweite Problem. Wenn der Notarztdienst eine Stufe schlechter bezahlt wird als der routinechirurgische Bereitschaftsdienst, dann ist das ein weiterer Grund, daß der sich als Trottel und bestraft vorkommt.

Troidl: Wie recht Sie schon wieder haben!

Gorgaß: Es muß im einzelnen Fall entschieden werden, welche Abteilung am dünnsten bestückt ist, und da wird es durchaus auch Anästhesieabteilungen geben, vor allen Dingen früher war das so, die beim besten Willen nicht können.

Sefrin: Ich möchte vielleicht auch das Thema Notarzt nicht nur unter dem juristischen Aspekt sehen. Es ist nur zu fordern, daß diese Fachaufsicht innerhalb des Notarztdienstes absolut gegeben sein muß.

NN: Ich wollte berichten, daß im Lande Bremen der Notarztdienst überwiegend von den Anästhesisten betrieben wird. Er liegt in deren Händen und wird verstärkt in einigen Häusern von den Internisten.

Blaum: In Nordrhein-Westfalen ist es häufig so, daß der Dienst überwiegend von der Feuerwehr gestaltet wird und die Beamten rotieren zwischen Löschdienst, Krankentransportdienst und Rettungswesen. Der Gedanke liegt nahe, daß die Motivation der einzelnen Beamten im Rettungsdienst geringer ist, weil sie da nämlich öfter nachts aus dem Bett müssen, um das jetzt mal boshaft auszudrücken. Und um das auf die ärztliche Ebene zu heben, halte ich es für nicht opportun, daß Kollegen zwangsverpflichtet werden, wenn sie sich persönlich nicht für geeignet halten.

Troidl: Das finde ich auch.

Sefrin: Es gibt dazu eine klare juristische Aussage von Herrn Dr. Weissauer, die besagt: Wenn ein Arzt zum Notarztdienst eingeteilt wird und er fühlt sich den Anforderungen dieses Notarztdienstes nicht gewachsen, so muß er den dafür Verantwortlichen darauf hinweisen, um aus seinen juristischen Konsequenzen herauszukommen. Ein Grund mehr, daß überall ein Verantwortlicher mit entsprechender Weisungsbefugnis für den Notarztdienst eingeteilt werden muß.

Mehrkens: Daß mangelnde Bereitschaft auf Seiten der Anästhesisten besteht, liegt ganz einfach daran, daß zwar einerseits von der Administrative her der Notarztdienst verordnet ist, aber eben nicht die entsprechenden personellen Voraussetzungen geschaffen worden sind. Es sind nicht im gleichen Zuge auch die Stellen zur Verfügung gestellt worden und man kann einfach nicht verlangen, wenn man kein Personal hat, die klinische Versorgung zu vernachlässigen. Sie ist das Primäre und erst in zweiter Linie kann man dann weitere Aufgaben erfüllen. Ich kenne genügend Beispiele, wo das wirklich in vorbildlicher Weise gelöst worden ist, daß Stellen zur Verfügung gestellt worden sind.

Troidl: Wir in Köln sind da von unserer Stadt relativ gut versorgt.

Gorgaß: Ein Grund mehr, Sie zu beglückwünschen.

Mehrkens: Das zweite ist das, was Herr Sefrin ansprach, daß wir aus unseren Reihen heraus uns bemühen sollen, Initiativen zu ergreifen und für die Ausbildung des Notarztes jetzt mehr zu tun als bisher. Die 80-Stunden-Empfehlung, die jetzt im Raume steht, die wesentlich auch mit aus Ulm hervorgegangen ist, die muß zum Teil in die fachspezifische Weiterbildung integriert werden. Der weiteren Schritte fachübergreifend zu öffnen, sind möglicherweise Seminare oder Wochenendseminare. Hier sind die Bestrebungen im Gange, wir können dazu noch nichts Endgültiges sagen, aber ich glaube, in absehbarer Zeit wird man ganz wesentlich vorankommen.

Troidl: Frage an Herrn Friedhoff: Können wir denn in Deutschland nicht relativ simpel sagen, was ein Notarzt können muß? Er muß intubieren können; er muß einen Zugang machen können; er muß eine Thoraxdrainage legen können. Herr Friedhoff und Herr Sefrin, ist es nicht möglich, diese Frage simpler zu beantworten?

Sefrin: Ihre Frage deutet auf den Kern der Diskussion hin. Sie sehen die Qualifikation des Notarztes unter chirurgischen Gesichtspunkten: „reinstechen".

Troidl: Das glaube ich nicht!

Sefrin: Der Anästhesist sieht es unter dem primären Aspekt der Beatmung: „reinstecken". So hat jeder bestimmte Aspekte, die er in den Vordergrund stellt und so wird es, um es noch einmal zu betonen, notwendig sein, fachübergreifend zu einer Qualifikation zu kommen.

Troidl: Da wird's doch zu kompliziert schon wieder.

Sefrin: Nein, also es kann gar nicht kompliziert werden, wenn man das auf bestimmte Dinge fachübergreifend zurückführt. Ich will nicht sagen, daß das, was Sie aufgeführt haben an Tätigkeiten, daß das falsch wäre. Nur darüber hinaus muß er mehr können. Und wenn wir heute von einem Notarzt als Arzt sprechen, der Notfälle aller Fachdisziplinen erstversorgen muß, dann kann es nicht nur chirurgische Aktivitäten geben.

Troidl: Das ist auch klar.

Sefrin: Gut, dann sind wir uns ja einig.

Friedhoff: Als wir anfingen, gab es keinen Anästhesisten. Deswegen waren wir gezwungen, das zu tun, was wir damals uns angeeignet hatten und was auch im großen und ganzen richtig war. Im Verfolg der Entwicklung habe ich den Eindruck gewonnen, ohne die Anästhesisten geht es heute nicht. Sie sollten federführend sein, sie sollten richtungsweisend sein, sie sollten all die Aufgaben übernehmen, die heute angesprochen sind. Nur, sie sollen diese Dinge nicht nur von ihrer Spezialrichtung sehen. Sie sollen sie möglichst einfach gestalten; was unter den Bedingungen am Unfallort machbar ist, sind im Grunde genommen die gleichen Dinge, die wir vor 25 Jahren gemacht haben. Wenn der Anästhesist uns Internisten und Chirurgen diese Dinge so beibringt, daß wir es wirklich einfach durchführen und auch üben können, dann wird's nach meinem Dafürhalten auf die Dauer wirklich gut gehen.

Teil III Präklinische Notfallmedizin

Was ist gesichert – was ist umstritten?

Vorsitz: H.-J. Streicher, Wuppertal
B. Gorgaß, Solingen
G. H. Engelhardt, Köln

Vorsitz: H.-J. Streicher, Wuppertal

12. Die Behandlung des Pneumothorax im Rettungsdienst

B. Gorgaß und A. Driessen

Einleitung

Wegen der zeitlichen Limitierung einerseits und der thematischen Vorgabe ,,Was ist gesichert, was ist umstritten?" andererseits, soll in diesem Kurzreferat ein Teilbereich respiratorischer Funktionsstörungen herausgegriffen werden.

Kasuistik

Nach einem schweren Verkehrsunfall wurde ein junger Mann mit weit klaffender, offener Thoraxverletzung in Begleitung eines Arztes aus der primär aufnehmenden Klinik in präfinalem Zustand in die Universitätsklinik Ulm eingeliefert. Der Patient war nicht intubiert, wurde nicht beatmet, er erhielt lediglich Sauerstoff über Nasensonde. Bei finalen Atemzügen war der Blutdruck nicht meßbar. Er wurde sofort intubiert und beatmet. Der Kreislauf erholte sich nach Beseitigung der Hypoxie. Der junge Patient konnte ohne übertriebene Hektik in den Operationssaal gefahren werden. Die Thoraxwunde blieb bis zur definitiven operativen Versorgung offen.

Ich möchte Sie mit dieser Kasuistik zu Überlegungen über Probleme der Behandlung des Pneumothorax im Rettungsdienst anregen, da hier aufgrund fundierter Untersuchungen und praktischer Erfahrungen aus der präklinischen Versorgung, aber auch von Beatmungsstationen und aus dem OP-Betrieb anscheinend eine klassische Behandlungsregel für die Belange des Rettungsdienstes in Frage zu stellen ist.

Physiologie

Zwischen Lungenoberfläche und innerer Thoraxwand, genauer zwischen den beiden Pleurablättern, besteht bekanntlich keine feste Verbindung. Der kapilläre

Spalt ist vielmehr mit einem Flüssigkeitsfilm ausgekleidet, der wohl Verschiebungen der Pleurablätter gegeneinander, aber kein Ablösen zuläßt.

Durch Dehnung der elastischen Parenchymelemente und die Oberflächenspannung der Alveolen hat die Lunge das permanente Bestreben, ihr Volumen zu verkleinern. Durch diese Zugspannung entsteht im Pleuraspalt gegenüber der Atmosphäre ein negativer Druck mit einem Maximum am Ende der Inspiration von 6 bis 8 cm H_2O und von 3 bis 5 cm H_2O am Ende der Expiration. Dies gilt für die Spontanatmung.

Bei einer Beatmung IPPB (Intermittend positive pressure breath) steigen intrathorakaler und intrapleuraler Druck an. Am Ende der Beatmung werden Werte über Null erreicht.

Definitionen

1. Pneumothorax

Man spricht bekanntlich vom Pneumothorax, wenn Luft zwischen die beiden Pleurablätter, die Pleura parietalis, das Rippenfell, und die Pleura visceralis, das Lungenfell, einströmt.

a) Geschlossener Pneumothorax
Gelangt diese Luft über eine Öffnung in der Pleura visceralis – also letztlich über eine Verbindung zum Bronchialsystem – in den Pleuraraum, so liegt ein geschlossener Pneumothorax vor.

b) Nach außen offener Pneumothorax
Bei Verletzungen der Thoraxwand und der Pleura parietalis tritt Luft von außen in den Pleuraraum. Dann spricht man vom nach außen offenen Pneumothorax. In der Regel ist aber in diesen Fällen – das wird meist nicht bedacht – auch die Lunge mitverletzt, so daß Luft nicht nur von außen, sondern auch von innen über das Bronchialsystem in den Pleuraraum gelangt [3].

2. Spannungs- bzw. Ventilpneumothorax

Bei Spontanatmung oder bei Beatmung öffnet sich die Verbindung durch die Brustkorbwand (Fleischwunde) oder zum Bronchialsystem (Lungenverletzung), und es wird Luft in den Pleuraspalt gesogen bzw. gepreßt. Bei der Ausatmung schließt sich die Öffnung. Durch diesen Ventilmechanismus bei einem nach außen offenen oder geschlossenen Pneumothorax entsteht ein Überdruck im Pleuraraum, der zur Verdrängung des Mediastinums zur gesunden Seite und zur Kompression der anderen Lunge führt.

3. Mediastinalflattern

Bei nach außen offenem Pneumothorax wird das Mediastinum während der Inspiration durch den negativen Druck im unverletzten Pleuraraum zur gesunden Seite gezogen, während der Expiration treten gegensinnige Bewegungen auf. Es flattert das Mediastinum.

Pathophysiologie des Pneumothorax bei Spontanatmung

Unter Spontanatmung ist die Entstehung eines Spannungspneumothorax in erster Linie über Druckerhöhung bei Hustenstößen zu erklären. Deshalb ist Morphin mit seiner antitussiven Wirkung bei der Analgesierung spontanatmender Thoraxverletzter im Vergleich zu anderen Hypnoanalgetika besonders indiziert.

Lebensbedrohlich wird ein Spannungspneumothorax bei Spontanatmenden über die Hypoxie, die über eine Kompression der primär gesunden Lunge zu erklären ist. Bei Spontanatmenden ist, wie Rutherford und Mitarbeiter zeigen konnten, die zunehmende Hypoxie der vitalbedrohliche Mechanismus [4].

Pathophysiologie des Pneumothorax bei Beatmung

Bei Beatmung eines Patienten mit Pneumothorax ist wegen der entstehenden Überdrucke die Wahrscheinlichkeit, einen Spannungpneumothorax zu provozieren, erheblich größer [5]. Das Folgebild wird im Vergleich zum Spontanatmenden noch bedrohlicher. In Abhängigkeit von zwangsläufig ansteigenden Beatmungsdrucken werden intrapleural positive Drucke von 50 cm H_2O und mehr erreicht, also Werte, die weit über dem zentralen Venendruck liegen [2].

Hier ist die Behinderung des venösen Rückstroms durch Überdruck und Mediastinalverlagerung von noch größerer Bedeutung als die Hypoxie bzw. beide lebensbedrohlichen Erscheinungen überlagern sich.

Pathophysiologie des Mediastinalflatterns

Bei den klassischen Therapieempfehlungen für die Behandlung des nach außen offenen Pneumothorax wurden wohl zwei Aspekte nicht ausreichend gewürdigt.

1. Es wird nicht von allen Autoren, die sich heute noch der klassischen Empfehlung des luftdichten Verbandes anschließen, genügend bedacht, daß es nur ganz vereinzelt perforierende Thoraxwandverletzungen (z. B. Tangentialschüsse oder

-stiche) ohne Mitbeteiligung der Lungenoberfläche gibt. Damit kämen bei luftdichtem Verschluß eines nach außen offenen Pneumothorax alle zuvor dargestellten Probleme des geschlossenen Pneumothorax zum Tragen. Die Gefahr der Entwicklung eines Spannungspneus mag bei spontanatmenden Patienten tolerabel sein, nicht aber bei Beatmeten.

2. Man ging davon aus, daß die Drosselung des venösen Rückstroms zum Herzen, also die zirkulatorischen Effekte des Mediastinalflatterns, das durch luftdichten Verband vermieden oder vermindert werden kann, das Ausmaß der Vitalbedrohung bestimmt. Carey und Hughes haben dieses Mediastinalflattern bei Hunden und Affen untersucht und nachgewiesen, daß dabei keine Beeinträchtigung des Herzzeitvolumens oder der venösen Füllung des rechten Herzens auftrat [1].

Der offene Pneumothorax führt jedoch erwartungsgemäß zu einer Erhöhung des pulmonalen Gefäßwiderstandes und über andere Mechanismen zur letalen Hypoxie. Die Beatmung unter Beachtung der anschließend dargestellten Sicherheitsvorkehrungen ist daher die adäquate Therapie des Mediastinalflatterns, da – um es noch einmal zu wiederholen – auch hier die Hypoxie als entscheidende Beeinträchtigung der Vitalfunktion Atmung zu werten ist.

Die Beatmung beseitigt das entscheidende pathophysiologische Moment, die Hypoxie, und führt gleichzeitig zu einer inneren Schienung oder Stabilisierung des Mediastinums, so daß zirkulatorische Effekte auch theoretisch ausgeschlossen werden können.

Stufenweises Vorgehen im Rettungsdienst

1. Geschlossener Pneumothorax

Stufe 1: Transport in Spontanatmung, sofern nicht eine schwerwiegende Hypoxie oder andere vitalbedrohliche Gesichtspunkte eine Beatmung erzwingen. Zum sicheren Ausschluß eines Spannungspneus ist das Anlegen einer Ventilnadel wünschenswert.

Stufe 2: Bei bedrohlicher Verschlechterung wird beatmet, sinnvollerweise über Trachealtubus, notfalls über Maske. Bei Beatmung muß das Einlegen einer Punktionsnadel für den Fall einer weiteren respiratorischen Verschlechterung oder einer eindeutigen Spannungspneusymptomatik einkalkuliert werden. Bei Beatmung ist ein Ventil zur Vermeidung einer weiteren Zunahme des Pneus nicht erforderlich.

Stufe 3: Bei eindeutigen Zeichen eines Pneumothorax, Verdacht auf doppelseitigen Pneumothorax oder Zeichen eines Spannungspneumothorax ist je nach Ausbildungsstand des Notarztes nicht nur das Einlegen einer Nadel, sondern einer Thorax-Drainage anzustreben. Durch die Drainage kann über die Lungenverletzung einströmende Luft abgesaugt werden. Die Lunge der betroffenen Seite hat dann die Möglichkeit, sich zu entfalten oder gar anzulegen.

2. Offener Pneumothorax

Stufe 1: Transport in Spontanatmung, sofern der Funktionszustand des respiratorischen Systems dies zuläßt. Wunde nicht luftdicht verschließen, sondern keimfrei abdecken.

Der luftdichte Verband kann gegebenenfalls angelegt werden, wenn ein erfahrener Arzt bei der Entwicklung eines Spannungspneumothorax oder einer schweren Hypoxie sofort gezielt reagiert.

Stufe 2: Bei bedrohlicher Verschlechterung muß über Trachealtubus, notfalls über Maske beatmet werden. Dann ist in jedem Fall die Wunde offenzulassen, bzw. der luftdichte Verband zu entfernen. Bei nicht permanent klaffender Wunde ist das Einlegen einer Punktionsnadel in Erwägung zu ziehen.

Stufe 3: Primär Anlegen einer Thorax-Drainage mit Sog, dann Beatmung und erst jetzt Verschluß der nach außen offenen Wunde.

Zusammenfassung

1. Rettungsdienstliche Maßnahmen bei Verdacht auf geschlossenen Pneumothorax

Einerseits ist bei Polytraumatisierten auch oder gerade mit geschlossenen Thoraxtraumen zur Vermeidung einer Hypoxie und schockbedingter Veränderungen der Lunge die Frühbeatmung anzustreben.

Der Notarzt muß sich aber andererseits darüber im klaren sein, daß er dann bei der nicht sicher auszuschließenden Verletzung der Lungenoberfläche durch eine Umkehrung der physiologischen Druckverhältnisse einen Spannungspneumothorax provozieren kann.

Zur Beatmung Thoraxtraumatisierter im Rettungsdienst gehört also unabdingbar auch die Befähigung, die Bereitschaft und das Material, notfalls einen Spannungspneumothorax zu punktieren.

2. Luftdichter Verschluß des nach außen offenen Pneumothorax

Die alte, nicht differenzierende Regel, den nach außen offenen Pneumothorax sofort luftdicht zu verbinden, ist zumindest für die Belange des Rettungsdienstes zu korrigieren. Die Gefahr, durch das therapeutische Standardkonzept der Beatmung dann einen Spannungspneumothorax zu verursachen, wird bei der unkritischen Übernahme alter Regeln nicht genügend bedacht.

Die zirkulatorischen Effekte des Mediastinalflatterns, das durch den luftdichten Verband verhindert werden soll, wurden überschätzt. Hypoxie ist das entscheidende Problem.

Die sachgerechte Therapie des offenen Pneumothorax ist daher die Intubation und Beatmung. Die Wunde ist keimfrei und locker abzudecken.

Literatur

[1] Carey, J. S. and R. K. Hughes: Hemodynamic studies in open pneumothorax. J. thorac, cardiovasc. Surg. **55** (1968), 538.
[2] Glinz, W.: Thoraxverletzungen. Springer, Berlin, Heidelberg, New York, 1978.
[3] Gorgaß, B. und F. W. Ahnefeld: Der Rettungssanitäter. Springer, Berlin, Heidelberg, New York, 1980.
[4] Rutherford, R. B. et al.: The pathophysiology of progressive tension pneumothorax. J. Trauma **8** (1968), 212.
[5] Spelsberg, F., E. D. Spilker, S. Koletzko und B. Koletzko: Thoraxdrainage – Pro und Contra. Notfallmed. **8** (1982), 212.

Diskussion

Frey: Herr Gorgaß, ich kann Ihnen eigentlich nur bestätigen, aus der klinischen Erfahrung, daß das Mediastinalflattern sicherlich nicht die Bedeutung hat, die ihm früher zugeschrieben worden ist. Wir sehen das auf der Intensivstation, wenn wir gezwungen sind, Patienten mit einem Doppellumentubus seitendifferent zu beatmen. Wir wissen mittlerweile, daß wir das mit zwei getrennten Respiratoren machen können, die nicht aufeinander synchronisiert sind, der eine kann gerade in Inspirations-, der andere kann gerade in Exspirationsfunktion sein. Das macht für den Kreislauf überhaupt nichts aus.

Gorgaß: Es ist natürlich die Frage, ob das Mediastinalflattern beim Spontanatmenden ohne weiteres verglichen werden kann mit dem Mediastinalflattern unter Beatmung, aber an sich müßte man erwarten, daß die Effekte bei der Beatmung noch bedrohlicher wären, wenn überhaupt dieser Hintergrund stimmen sollte. Die Untersuchungen von Carey sind relativ eindeutig.

Burghart: Das mit dem luftdichten Verband, das geistert ja noch in den ordentlichen Lehrbüchern umeinander. Und das mit dem luftdichten Verband wird heute noch meines Wissens in den Erste-Hilfe-Fäden proklamiert.

Gorgaß: Überall.

Burghart: Und damit laufen Sie wirklich Gefahr, daß Sie den Menschen damit umbringen. Ich meine, es sollte doch herausgestellt werden, daß das tunlichst unterlassen wird.

Gorgaß: Ich meine, ich muß zur Ehrenrettung dieser Autoren von Erste-Hilfe-Fibeln, die das unkritisch übernommen haben, sagen, diese Fälle sind relativ selten. Zum Teil sind es Thoraxchirurgen, die diese Empfehlung geben. Glinz engt sie sehr stark ein. Er hat ja ein sehr schönes Buch geschrieben. Das ist dann der klinisch Tätige, der sich für die Verhältnisse draußen nicht interessiert und normalerweise einen beatmeten Patienten kriegt, den er sowieso nicht luftdicht verbinden muß.

Sefrin: In diesem Fall muß ich sagen, waren die Hilfsorganisationen mit ihrer Ersten Hilfe schneller als die ärztlichen Organisationen. In der ersten Hilfe ist es nämlich bereits seit einem halben Jahr korrigiert. Es wird nicht mehr empfohlen, einen luftdichten Verband zu machen, während auf Ärztekongressen immer noch empfohlen wird, diesen Verband durchzuführen.

Troidl: Ich glaube nicht, daß die Thoraxchirurgen so große Probleme mit dem offenen oder geschlossenen Thorax haben, wie Sie das vielleicht ein bissel nuanciert dargestellt haben. Aber jetzt trotzdem wieder zu dem Problem mit der Simplifizierung. Ist es denn nicht möglich, daß man sagt, ein Polytraumatisierter gehört grundsätzlich intubiert und ein Notarzt muß eine Thoraxdrainage machen können. Das sind doch Mindestvoraussetzungen, die man von einem Notarzt fordern muß.

Gorgaß: Herr Troidl, sie rennen bei mir offene Türen ein, aber es gibt Veranstaltungen fast dieser Größenordnung, da sagen Chirurgen: haben wir nie gemacht, schreien ins Auditorium: „Gibt's hier einen, der schon mal punktiert hat?" Nie! und dann gilt das als exotische Außenseitermeinung. Ich bin völlig Ihrer Meinung, sobald man den Verdacht hat auf eine Rippenserienfraktur, muß man permanent damit rechnen, daß sich da ne Schweinerei ereignet, also der Spannungspneumothorax sich entwickelt.

Troidl: Das hat doch nicht erst unsere Generation gelernt, das haben schon die Väter gemacht, von denen wir das gelernt haben. Ich kann mir nicht vorstellen, daß das für einen Chirurgen wirklich ein Problem ist, . . . Eine Thoraxdrainage ist sicher nicht so ein Problem und ich kann sicher nicht so viel verkehrt machen, wie wenn ich sie nicht anlege, ohne zu intubieren.

Gorgaß: Das berührt wiederum das Problem, wann schicken wir einen Notarzt raus. Wen nennen wir Notarzt. Der Übervorsichtige und Nichttrainierte – der bei der Rippenserienfraktur das Richtige macht, beatmet und punktiert und den Pneu erzeugt, kommt in die Klinik und dann lachen sie ihn aus, und dann sagt er, das nächste Mal machst du das nicht mehr. Also ich glaube, daß das bei Ihnen nicht so ist und daß Sie so keinen angreifen würden, aber der Entschluß ist für viele ein heroischer Entschluß. Ich habe das so betont, weil ich meine, man sollte erst dann den Kollegen rausschicken, wenn er das macht. Das muß ihm in Fleisch und Blut übergehen.

Bott: Sie sprechen immer von Nadeln reinstechen in den Thorax. Ich würde Ihnen da raten, sehr vorsichtig zu sein. Schön wär's, wenn die Theorie immer gleich Praxis wäre. Häufig sind Pleurablätter verwachsen und da, wo Sie punktieren, punktieren Sie mit Sicherheit die Lunge, bloß nicht den Pleuraraum und wenn ich den Verdacht auf einen Pneumothorax habe, drei-, vier-, fünfmal punktieren und dann an dieser Stelle, wo ich mit Sicherheit Luft bekomme, eine dicke, feste Thoraxdrainage einlegen. Dann habe ich eine suffiziente Entlastung. Mit den Nadeln erreichen Sie nichts, speziell, wenn Sie z. B. noch eine Nebenverletzung, eine Blutung oder was haben. Die Nadeln verstopfen, bevor Sie sie überhaupt richtig drinhaben.

Gorgaß: Herr Kollege, ich hatte Ihnen drei Stufen angeboten. Ich bin für die Stufe drei und die deckt sich mit dem, was Sie gesagt haben. Aber es gibt Kollegen, auch Chirurgen, die sagen, laßt uns das lieber erst in der Klinik machen; das Loch anlegen, das dicke. Das kleine Loch ist weniger traumatisierend, die Infektionsgefahr ist geringer. Das sind nicht unsere Argumente, das sind die Argumente der Kollegen, denen wir den Patienten andrehen. Das ist kein Widerspruch zu dem, was Sie sagen. Ich bin für Ihre Lösung.

Bott: Ich wehre mich bloß, daß dieser Unsinn mit den Nadeln noch immer verzapft wird. Sie müßten praktisch die Nadel reinstechen und wenn Sie Luft haben, sofort den dicken Schlauch reintun, nicht diese weithin bekannten dünnen Venenkatheter.

Gorgaß: Wir könnten mal fragen, wer kommt aus Regionen mit Notarztwagen, von dem er weiß, daß überhaupt keine Drainage im Auto ist? Oder andersherum: Wer weiß, wo er die Thoraxdrainge in seinem Notarztwagen oder in seinem Hubschrauber findet? . . . Oh. Ich bin glücklich.

Streicher: Also, ich glaube, es scheint gar nicht so schlimm zu sein, Herr Gorgaß, wie Sie annehmen. Eines, glaube ich, das ist jedem klar, der viel versucht hat, mit Nadeln zu arbeiten, wenn wirklich ein Spannungspneumothorax da ist, entlasten Sie ihn in den seltensten Fällen mit einer Nadel, sondern nur mit einer Drainage, und zwar mit einer richtig eingelegten Drainage.

Gorgaß: Da ist vielleicht ein Mißverständnis. Ich habe natürlich nichts von der Nadeldicke gesagt. Wenn überhaupt Nadel, dann natürlich ein Trümmer, Zweier-Braunüle oder sowas, nicht eine dünne.

Burghart: Schnell noch zu den Nadeln. Es ist nämlich wirklich verteufelt schwierig. In Zweifelsfällen ist die Nadel das gegebene Mittel, zunächst einmal. Dann kommt natürlich selbstverständlich Stufe drei. Und so sollte es auch bleiben. Nicht, daß man jetzt da rausgeht und sagt: Mensch, das könnte ein Spannungspneumothorax sein, da hau ich ersteinmal gleich eine ordentliche Pleuradrainage rein. So darf's natürlich auch wieder nicht sein.

De Pay: Herr Gorgaß, ich würde nochmal als Ergänzung dazu bringen, daß man bei den Thoraxtraumen, insbesondere auch bei den offenen Thoraxtraumen bei der vermehrten Anschnallpflicht zunehmend an den Bronchialabriß oder Bronchialverletzungen denken sollte und daß man in diesen Fällen auf eine Beatmung wirklich verzichten muß. Wir haben jetzt insgesamt 10 Patienten mit Bronchialabrissen gehabt oder mit Trachealabrissen, die beatmet wurden, die aufgrund dessen, daß es nicht erkannt wurde, daß es sich um eine solche Verletzung handelt, wahrscheinlich auch falsch behandelt wurden. Das zweite ist zu der Beatmung im Rettungsdienst, Herr Prof. Troidl, da kann ich Ihnen nur ein Erlebnis aus Mainz vor ein paar Wochen vorstellen, wo eine Fallsimulation gemacht wurde mit 100 notfallmedizinisch interessierten Ärzten, da wurde gefragt: Wer würde einem Polytraumatisierten präklinisch beatmen? Herr Kollege Frey und Herr Kollege Harke aus Kiel und ich waren die einzigen, und wir wurden dann noch ausgebuht.

Wollinsky: Ich wollt eben nur das Dia zeigen als praktisches Beispiel, wie wir das in Ulm handhaben. Sie sehen hier bei dem Patienten im linken Thoraxbereich eine Braunüle liegen, der Patient hatte unter Reanimation einen Spannungspneu bekommen und es war praktisch nur die einzige Möglichkeit, das akut zu beseitigen. Das sind sicherlich Dinge, die öfter vorkommen. Die Ursachen, über die läßt sich streiten. Auch die Punktion, welche da in Frage kam, oder Rippenserienfrakturen unter der Reanimation, die sicherlich auch vorkommen.

Haferkamp: Ich wollte Ihnen eigentlich nur erklären, warum Sie damals den Spannungspneu nicht erkannt haben. Das hatte schlicht damit zu tun, daß Sie mit dem Hubschrauber geflogen sind, weil Sie einfach nichts hören konnten. Man muß ja auskultieren können, das gleiche gilt auch für den Notarztwagen, aber den kann man ja mal anhalten und der Hubschrauber müßte dann landen. Insofern ist da der Hubschrauber sicherlich sehr benachteiligt. Von daher sollte man doch die Forderung erheben, wenn man schon vor dem Transport einen Pneumothorax diagnostiziert hat, dann sollte man eigentlich doch schon eine Drainage legen.

Gorgaß: Ohne jeden Zweifel, ist mittlerweile auch mehrfach publiziert. Es muß zur Standardtherapie gehören.

Burghart: Es gibt Richtlinien für den Transport von Notfallpatienten für den Hubschrauber, da steht das ganz genau drin.

13. Schock – was ist gesichert, was ist umstritten?

D. Paravicini

Definitionsgemäß wird eine schwere Kreislaufdysregulation, die mit einer Mikrozirkulationsstörung und einer gestörten Sauerstoffversorgung des Gewebes einhergeht, als Schock bezeichnet [11]. Der pathophysiologische Mechanismus, der zum Schock führt, ist in Abbildung 4 aufgezeigt. In Abhängigkeit von der Pathogenese werden verschiedene Schockformen unterschieden, die bereits mehrfach beschrieben sind [11, 12] und auf die im einzelnen einzugehen die knappe Zeit dieses Vortrages nicht erlaubt.

Die häufigste Schockform ist der hämorrhagische Schock, der infolge einer traumatischen oder operationsbedingten Blutung nach außen oder in das Körperinnere auftritt [31]. Zur Quantifizierung des Schockgeschehens schlugen Allgöwer und Burri [1] 1967 den sogenannten Schockindex vor (Tab. 9), der durch den

Tabelle 9 Der Schockindex nach Allgöwer und Buri [1]

$$\text{„Schockindex"} = \frac{\text{Herzfrequenz}}{\text{syst. Blutdruck}}$$

Volumenverlust	Schockindex
10–20%	0,78 ± 0,046
20–30%	0,99 ± 0,17
30–40%	1,11 ± 0,12
40–50%	1,38 ± 0,16

Quotienten von Herzfrequenz und systolischem Blutdruck definiert ist. Sein Normbereich ist mit 0,54 angegeben, beim drohenden Schock werden Werte um 1,0 und beim massiven Volumenmangel Werte um 1,5 gefunden. Der Schockindex gestattet eine rasche und unkomplizierte Orientierung über den Zustand des Patienten und ist auch heute noch neben der einfachen Blutdruckmessung nach Riva-Rocci, insbesondere beim Massenanfall von Verletzten, von Bedeutung [11].

Das wahre Ausmaß eines Schockzustandes als multifaktorielles Geschehen kann aber nur durch ein umfassendes Monitoring erkannt werden. Als Minimum sind die Bestimmung des zentralvenösen Druckes und der arteriellen Blutgase zu fordern, für eine gezielte Therapie kann auch ein umfassendes hämodynamisches Monitoring mit Messung des pulmonal-arteriellen Druckes, des pulmonal-kapillaren Verschlußdruckes sowie des Herzzeitvolumens über einen Swan-Ganz-Katheter erforderlich sein [21].

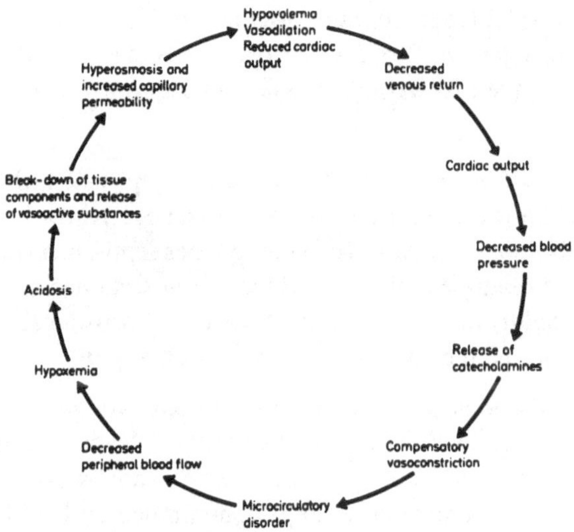

Abb. 4 Pathophysiologie des Schocks.

Die Grenzen zwischen dem, was therapeutisch gesichert und was umstritten ist, sind nicht scharf zu ziehen und hängen vom Blickwinkel eines jeden einzelnen Arztes ab (Tab. 10). Für den hämorrhagischen Schock hat die Volumengabe als

Tabelle 10 Schock – was ist gesichert?

<table>
<tr><td>Hämorrhagisch:</td><td>Volumentherapie, op. Versorgung, evtl. Dopamin, Vasodilatatoren</td><td rowspan="4">Sedativa und Analgetika, ggf. Intubation und Beatmung, Korrektur des SBH</td></tr>
<tr><td>Kardiogen:</td><td>Katecholamine (β_1-Stimulation), Vasodilatatoren, evtl. Antiarrhythmika</td></tr>
<tr><td>Endotoxin:</td><td>Katecholamine (bes. α-Stimulation), Kortikosteroide</td></tr>
<tr><td>Anaphylaktisch, anaphylaktoid:</td><td>Katecholamine (α-β_1-Stimulation), Kortikosteroide</td></tr>
</table>

kausale Therapie absolute Priorität. Zur gezielten Blutstillung kann schon in der Frühphase eine operative Versorgung erforderlich sein, nach initialer Volumenauffüllung ist eine kontrollierte Vasodilatation mit alpha-Rezeptoren-blockierenden Substanzen (z. B. Dehydrobenzperidol) anzustreben. Zur Prophylaxe und Therapie einer schockbedingten Niereninsuffizienz sowie zur Kreislaufverbesserung kann der Einsatz von Dopamin in niedriger Dosierung (bis etwa 5 μg/kg/min) indiziert sein.

Beim kardiogenen Schock, der in den meisten Fällen ursächlich auf einen Herzinfarkt zurückzuführen ist, steht eine Verbesserung der Pumpfunktion des Herzens im Vordergrund. Das Mittel der Wahl sind Katecholamine, insbesondere die mit selektiv oder zumindest vorwiegend beta$_1$-Rezeptoren-stimulierenden Eigenschaften, wie zum Beispiel Dopamin und Dobutamin. Zur Senkung der Vorlast können Vasodilatatoren vom Typ des Nitroglycerins die hämodynamische Situation verbessern. Eventuell ist darüber hinaus der Einsatz von Antiarrhythmika indiziert.

Der Endotoxinschock ist schon in der Frühphase eines septischen Geschehens durch eine periphere Gefäßweitstellung sowie arteriovenöse Kurzschlußverbindungen charakterisiert. Neben einer kausalen Therapie des septischen Geschehens ist der Einsatz von Katecholaminen mit alpha-Rezeptoren-stimulierenden Eigenschaften (z. B. Noradrenalin) indiziert. Die hochdosierte Cortisongabe wird für den Endotoxinschock von den meisten Autoren befürwortet [20].

Der klassische anaphylaktische Schock, der auf eine direkte Antigen-Antikörper-Reaktion zurückzuführen ist, sowie der anaphylaktoide Schock, bei dem diese Antigen-Antikörper-Reaktion nicht nachgewiesen werden kann, wird durch Gabe von Katecholaminen mit alpha- und $beta_1$-Rezeptoren-stimulierenden Eigenschaften (z. B. Adrenalin) sowie hochdosierte Gabe von Kortikosteroiden (z. B. Triamcinolon-acetonid 7 mg/kg KG) behandelt.

Für alle Schockformen gilt, daß der Patient in Abhängigkeit von der aktuellen Kreislaufsituation in ausreichenden Mengen Sedativa und gegebenenfalls Analgetika erhält. Bei gestörtem Gasaustausch ist die Indikation zur endotrachealen Intubation und zur kontrollierten Beatmung großzügig zu stellen. Da sich bei jeder Schockform infolge der Mikrozirkulationsstörung und anaerober Glykolyse eine metabolische Azidose durch Lactatanhäufung entwickelt, kommt der Korrektur des Säure-Basen-Haushaltes mit Natriumbikarbonat oder Tris-Puffer große Bedeutung zu. Eine Überkorrektur im Sinne einer iatrogenen metabolischen Alkalose ist jedoch zu vermeiden, da sie die O_2-Bindungskurve nach links verschiebt und damit zu einer Verschlechterung der O_2-Abgabe an das Gewebe führt [11, 21].

Bedeutsamer ist die Diskussion über die therapeutischen Maßnahmen, die auch heute noch als umstritten angesehen werden müssen (Tab. 11): Bis heute besteht

Tabelle 11 Schock – was ist umstritten?

Hämorrhagisch:	Kristalloide vs. Kolloide, „künstl. Blut", Kortikosteroide, Aprotinin
Kardiogen:	IABP (?)
Endotoxin:	Naloxon
Anaphylaktisch:	– – –

keine Einigkeit darüber, ob eine bestehende Hypovolämie durch Gabe einer bilanzierten Elektrolytlösung (z. B. Ringer-Lactat) oder einer kolloidalen körperfremden Substanz (z. B. Gelatine, Dextran oder Hydroxyäthylstärke) oder durch Albuminpräparate ersetzt werden soll. Die Frage darf aber nicht sein, ob kristalloide Lösungen besser sind als kolloidale oder umgekehrt. Vielmehr sollten die Fragen folgendermaßen gestellt werden (Tab. 12) [28]:

Tabelle 12 Fragen zur Diskussion „Kolloide vs. Kristalloide" (aus [28])

1. Worin besteht das spezifische Defizit des Patienten?
2. Welches sind die spezifischen physiologischen Kriterien für eine optimale Volumentherapie?
3. Welches sind die spezifischen Indikationen und Kontraindikationen für die verschiedenen Substanzen?
4. Wie kann dieses in einen optimalen Therapieplan integriert werden?

1. Worin besteht das spezifische Defizit des Patienten (in einem reduzierten Plasmavolumen, einem Mangel an interstitieller Flüssigkeit oder in beidem)?

Zu berücksichtigen ist, daß zum Beispiel beim hämorrhagischen Schock nicht nur eine Reduktion des Plasma-Volumens vorliegt, sondern auch eine Verminderung der extrazellulären Flüssigkeit. Wird dieses Defizit nicht ausgeglichen, so ist der Transport zwischen Gefäßbett und Zelle und damit möglicherweise die Ernährung der Zelle erheblich gestört, obwohl nach erfolgter Volumentherapie ein durchaus adäquates intravasales Volumen vorliegen kann.

2. Welches sind die physiologischen Kriterien für eine optimale Volumentherapie?

Eine rationell begründete Infusionstherapie berücksichtigt das Starlingsche Gesetz [25] und fordert, daß der pulmonale hydrostatische Kapillarmitteldruck kleiner ist als 10 mm Hg, der COP (kolloidosmotischer Druck im Plasma) $\geq$ 15 mm Hg oder die Gesamteiweißkonzentration $\geq$ 5 g%. Hierdurch wird der erforderliche Druckgradient zwischen kolloidosmotischem Druck im Plasma und dem hydrostatischen Kapillardruck der Lunge in ausreichendem Maße berücksichtigt, der dem Entstehen eines Lungenödems entgegenwirkt [32].

3. Die dritte Frage befaßt sich mit den spezifischen Indikationen und Kontraindikationen für die verschiedenen Substanzen. Einige Arbeiten aus dem angelsächsichen Raum [2, 12, 14, 30] befürworten die ausschließliche Anwendung von kristalloiden Lösungen wie Ringer-Lactat; der Einsatz von Albuminlösungen wird abgelehnt (Tab. 13). Bei ausschließlicher Anwendung kristalloider Lösungen muß die zwei- bis dreifache Menge des Blutverlustes ersetzt werden. Hierdurch wird das intravasale Albumin diluiert, die Entwicklung von peripheren Ödemen wird begünstigt. Trotzdem geben die Autoren an, daß bei exakt am Herzzeitvolumen und am pulmonal-kapillaren Verschlußdruck orientierter Ringer-Lactat-Gabe ein Lungenödem sowohl tierexperimentell als auch am Patienten nicht beobachtet wurde [23]. In einer kürzlich erschienen Arbeit weisen Haupt und Rackow [4] aber auf die Gefahr der ausschließlichen Kristalloidanwendung hin und warnen ausdrücklich vor einer iatrogenen Überwässerung der Lunge. Das sogenannte „Third-space-Phänomen", also die Extravasation von Wasser in das Interstitium,

Tabelle 13 Indikation und Nebenwirkungen kristalloider und kolloidaler Substanzen

	physiologische Salzlösung	physiologische Salzlösung + Kolloide
Indikation	1. Wiederherstellung eines normalen ECF und intravaskulären Volumens	1. idem
		2. Verhinderung eines COP < 15 mmHg, Verhinderung einer Proteinkonzentration < 5 g %
Begrenzungen, Nachteile	1. geringere intravasale Verweildauer	1. Hypervolämie und Zunahme des pulmonalen Kapillardruckes
	2. signifikante Zunahme peripherer Ödeme	2. Kosten
		3. Anaphylaktische Reaktion auch auf Human-Albumine
		4. Maximaldosen für synthetische Kolloide (z. B. renale Toxizität)

ist nach Ansicht von Skillmann [23] bei ausschließlicher Kristalloidgabe zumindest partiell iatrogen bedingt, wenn Ringer-Lactat-Lösung in zu großer Menge gegeben wird und durch Absinken des kolloidosmotischen Druckes im Plasma das Wasser nicht intravasal gehalten werden kann. Er empfiehlt – und dem kann man sich anschließen – eine ,,moderate position“, d. h. Salzlösungen werden zum Ausgleich des extrazellulären Defizites verabreicht und kolloidale Lösungen zur Konstanterhaltung des kolloidosmotischen Druckes im Plasma. Ob Substanzen auf Gelatine-, Dextran- oder Hydroyäthylstärkebasis bevorzugt werden, muß unter Berücksichtigung der unterschiedlichen Halbwertzeiten entschieden werden. Wichtig ist, die möglichen Nebenwirkungen dieser Substanzen, wie anaphylaktische und anaphylaktoide Reaktionen sowie deren Behandlung zu kennen [17].

4. Wie kann die Flüssigkeitstherapie mit kristalloiden oder kolloidalen Substanzen in einen optimalen Therapieplan integriert werden?

Das Ziel der Therapie muß sein, den Hämatokrit auf Werte über 30% oder den Hämoglobinwert über 10 g% anzuheben. Diese gegenüber dem Normzustand mäßige Hämodilution führt nach Untersuchungen der Messmerschen Arbeitsgruppe [27] aufgrund verbesserter rheologischer Eigenschaften zu einem vergrößerten Herzzeitvolumen, so daß trotz Verminderung der Sauerstoffträger der Sauerstofftransport zum Gewebe verbessert ist (Abb. 5). Voraussetzung ist allerdings, daß der Patient sich in einer Normovolämie befindet und keine gravierenden kardialen Grunderkrankungen bestehen. Ferner sollte angestrebt werden, den kolloidosmotischen Druck im Serum auf über 15 mm Hg oder das Gesamteiweiß auf über 5 g% anzuheben bei gleichzeitiger Senkung des pulmonalen hydrostatischen Kapillarmitteldruckes unter 10 mm Hg. Die stündliche Urinausscheidung sollte 0,5–1 ml/kg/h nicht unterschreiten.

Sauerstofftransportierende Volumenersatzmittel können in Zukunft als künstliches Blut Bedeutung erlangen, wenn sie sich in der klinischen Erprobung ausreichend bewährt haben. Zur Diskussion stehen stromafreie Hämoglobinlösungen [3, 29] und Lösungen auf Fluorokarbonebasis, zum Beispiel Fluosol-DA 20% [6, 18].

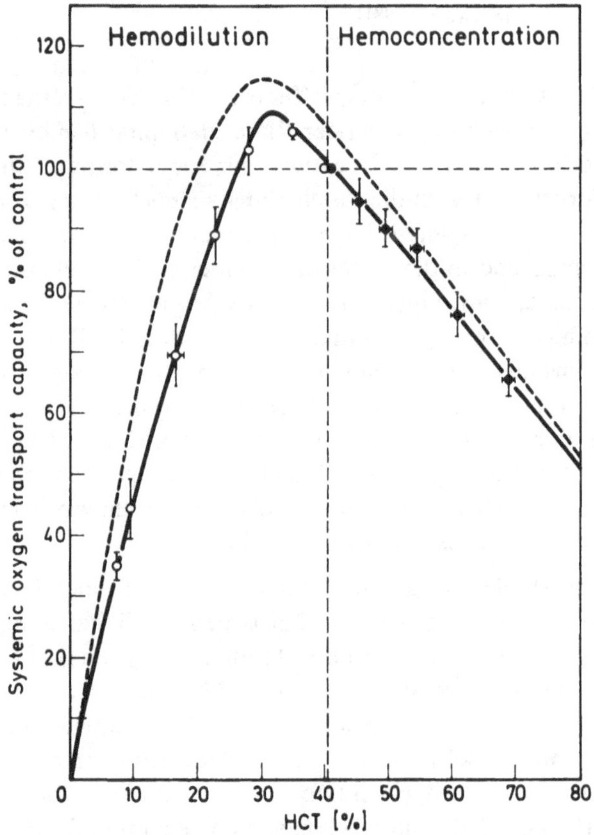

Abb. 5 Veränderungen des aktuellen O_2-Transports (HZV x art. O_2-Gehalt) unter verschiedenen Hämatokritbedingungen (aus [27]).

Bei verschiedenen Schockformen wird der zusätzliche Einsatz von Kortikosteroiden empfohlen. Während die Kortisontherapie für den anaphylaktischen Schock oder für eine anaphylaktoide Reaktion als gesichert angesehen werden darf, wird sie beim hämorrhagischen und auch beim Endotoxinschock unterschiedlich beurteilt [20]. Aus tierexperimentellen Studien an der Ratte [10] und am Hund [5, 24] ist bekannt, daß die hämodynamischen Auswirkungen eines kontrollierten hämorrhagischen Schocks durch die Gabe von Methylprednisolon (30 mg/kg KG) ein geringeres Ausmaß erreichen als bei der Kontrollgruppe. Hellmann und Mitarbeiter [5] sehen die Methylprednisolonwirkung in einer Hemmung des extraneuralen Amin-Uptake und einer entsprechenden Verminderung der Freisetzung sympathischer Transmittersubstanzen an der glatten Gefäßmuskulatur (Tab. 14).

Tabelle 14 Wirkmechanismus der Kortikosteroide im Schock

Kortison beim Schock
Hemmung des extraneuralen Amin-Uptake (Hellmann et al., 1978)
Hemmung der Leukozytenaggregation,
Blockierung lysosomaler Enzyme (Sheagren, 1981)

Die Folge könnte eine weniger ausgeprägte Zentralisation des Kreislaufes sein. Longnecker [10] hingegen beobachtete an der Ratte, daß unter hämorrhagischen Schockbedingungen der mittlere arterielle Druck, der Sauerstoffpartialdruck, der Kohlendioxydpartialdruck und auch die durch Videoaufzeichnungen kontrollierten mikrovaskulären Gefäßdurchmesser der Arteriolen 4. Ordnung sich in der Methylprednisolongruppe und in der kochsalzbehandelten Kontrollgruppe nicht unterschieden, lediglich der mit einer Mikroelektrode gemessene Gewebs-PO_2 war in der Methylprednisolongruppe signifikant höher als in der Kontrollgruppe. Der Wirkungsmechanismus von Methylprednisolon beim hämorrhagischen Schock konnte also durch die vorliegenden Arbeiten noch nicht ausreichend abgeklärt werden. Aus der kontrollierten Schockstudie am Hund schließen aber Smith und Norman [24], daß Methylprednisolon im hämorrhagischen Schock möglichst frühzeitig nach der schockauslösenden Ursache verabreicht werden muß, um eine Perpetuierung des Schockzustandes zu vermeiden.

In einer kontrollierten Studie an Patienten mit septischem Schock fanden Klatersky und Mitarbeiter [8] keinen Unterschied zwischen der Behandlung mit Betamethason und einer nichtbehandelten Kontrollgruppe, hingegen geht aus jüngeren Arbeiten [20, 22] die positive Wirkung einer frühzeitigen Kortisontherapie hervor. Im septischen Schock entwickelt sich schon in der Frühphase eine Vasodilatation („hyperdyname Phase"), im weiteren Verlauf tritt dann ein „capillary leak" mit Extravasation von Plasmaeiweiß und Wasser und konsekutiver Hypovolämie auf. Während in der Frühphase besonders das Kinin- und Endorphinsystem beteiligt sein sollen, scheint in der hypovolämischen Phase die Aktivierung von Komplement (C3 und C5, besonders aber C5a) die überwiegende Rolle zu spielen. Diese Peptide verursachen eine zusätzliche Vasodilatation und aktivieren polymorphkernige Leukozyten, die in der Mikrostrombahn aggregieren und lysosomale Enzyme freisetzen [7]. Durch eine spezifische Endothelialzell-Zytotoxizität entwickelt sich dann schließlich das capillary leak, das aufgrund einer kortisonbedingten Leukozytenaggregetationshemmung und Blockierung der lysosomalen Enzymtätigkeit verhindert werden kann. In jüngster Zeit wird auch der Einsatz von Morphinantagonisten wie Naloxon beim septischen Schock propagiert [16], um die im Endotoxinschock freigesetzten Endorphine zu blockieren.

Aus klinischer Sicht ergeben sich Schwierigkeiten bei der Beurteilung, welcher Patient sich nun tatsächlich in der Frühphase eines septischen Schocks befindet.

Vielleicht kann hier die Frühbestimmung von Endorphinen, Arachidonsäureprodukten oder von C5a künftig zu einer exakteren Diagnostik beitragen.

Auch der Einsatz von Aprotinin beim hämorrhagischen Schock wurde tierexperimentell und klinisch umfassend untersucht, ohne daß heute eine eindeutige Stellungnahme abgegeben werden kann. Unter kontrollierten tierexperimentellen Bedingungen fand die Arbeitsgruppe von Messmer und Sunder-Plassmann [13, 26] keine Erhöhung der Überlebensrate nach Gabe von Aprotinin, hingegen befürwortete Lasch [9] die Aprotiningabe beim septischen Schock, da hiermit eine gute antifibrinolytische Wirkung und eventuell auch eine antithromboplastische und zirkulationsfördernde Wirkung zu erreichen ist. In einer multizentrischen Studie, die nahezu 5000 Patienten mit hämorrhagischem Schock erfaßte, konnte durch Gabe von Aprotinin die Gesamtletalität von 13,5% in der Kontrollgruppe auf 11,6% gesenkt werden [19]. Auch hier wird der denkbare Wirkmechanismus des Aprotinins in einer Hemmung der inter- und intrazellulär wirksamen Proteasen, also der lysosomalen Enzyme, gesehen, die den Schockvorgang perpetuieren. In einer kürzlich erschienenen Arbeit wird dem Aprotinin sogar eine analgetische Wirkung bescheinigt, die offensichtlich durch Eingreifen in die Neurotransmission und Neuromodulation von endogenen Opiat-Polypeptiden zu erklären und die jederzeit durch Naloxon antagonisierbar ist [15]. In klinischer Anwendung am Patienten scheinen 500 000 K.I.U. Aprotinin etwa 1,5 g Acetylsalizylsäure zu entsprechen.

Zusammenfassend muß nochmals betont werden, daß jede Schocksituation ein multifaktorielles Geschehen darstellt, das nicht durch eine einzige therapeutische Maßnahme zu beseitigen ist [21]. Neben einer offensichtlichen kausalen Therapie bieten sich bei einigen Schockformen zusätzliche medikamentöse Therapieverfahren an, die aber teilweise heute noch nicht durchweg anerkannt sind. Dies soll verdeutlich werden durch einen Satz von Shoemaker [21] aus dem Handbook of Critical Care: „Es gibt kein Allheilmittel gegen den Schock, obwohl viele vorgeschlagen wurden; das Ziel der Therapie liegt darin, korrigierbare Störungen zu beheben und nach Möglichkeit Tendenzen in Richtung eines irreversiblen Verlaufes abzuwenden, bevor es zu spät ist."

Literatur

[1] Allgöwer, M. und C. Burri: „Schockindex". Dtsch. med. Waschr. **92** (1967), 1947–1950.

[2] Demling, R. H., M. Manohar, J. A. Will and F. O. Belzer: The effect of plasma oncotic pressure on the pulmonary microcirculation after hemorrhagic shock. Surgery **86** (1979), 323–328.

[3] Förster, H., I. Hoos, M. Schneider und H. Hauk: Zur Verwendung von stromafreien Hämoglobinlösungen als Blutersatz. Infusionstherapie **4** (1977), 122–126.

[4] Haupt, M. T. and E. C. Rackow: Colloid osmotic pressure and fluid resuscitation with hetastarch, albumin and saline solutions. Crit. Care Med. **10** (1982), 159–162.

[5] Hellmann, A., E. Häggendal, M. Lindfors and D. Lundberg: Haemodynamic effect of different

corticosteroids in controlled haemorrhagic shock in the dog. Acta anaesth. scand. **22** (1978), 314–322.

[6] Hirlinger, W. K. und J. Kilian: Fluosol DA 20% als sauerstofftransportierendes Volumenersatzmittel: Bringt das was? Notfallmedizin **8** (1982), 1191–1204.

[7] Jacob, H. S.: Role of complement and granulocytes in septic shock. Schriftenreihe Intensivmedizin-Notfallmedizin-Anästhesiologie, Band 37 (Hrsg. P. Lawin, K. Peter und U. Hartenauer) S. 223–231, Thieme Verlag, Stuttgart, 1982.

[8] Klatersky, J., R. Cappel and L. Debusscher: Effectiveness of betamethasone in management of severe infections: a double blind study. N. Engl. J. Med. **284** (1971), 1248–1250.

[9] Lasch, H. G.: Schock, Hämostase und Mikrozirkulation. In: Neue Aspekte der Trasylol®-Therapie, Band 3 (Hrsg.: G. L. Haberland und P. Matis), S. 31–36, F. K. Schattauer, Stuttgart–New York, 1969.

[10] Longnecker, D. E., M. B. Coates and D. C. Ross: Steroids prevent muscle hypoxia in hemorrhaged rats. Anesthesiology **53** (1980), 136.

[11] Lutz, H.: Schock, in: Praxis der Intensivbehandlung (Hrsg.: P. Lawin), 4. Auflage, S. 32.1–22, Thieme, Stuttgart–New York, 1981.

[12] Masud, K. Z. and M. Masud: Crystalloid versus colloid fluid therapy in hemorrhagic shock. Anesthesiology **55** (1981), A96.

[13] Messmer, K., W. P. Klövenkorn, L. Sunder-Plassmann and W. Brendel: Studies concerning the effect of trasylol in a standardized model of hemorrhagic shock in dogs, in: New aspects of trasylol®-Therapy, vol. 5 (ed.: W. Brendel and G. L. Haberland) pp. 25–32, F. K. Schattauer, Stuttgart–New York, 1972.

[14] Moss, G. S., R. J. Lowe, J. Jilek and H. D. Levine: Colloid or crystalloid in the resuscitation of hemorrhagic shock: A controlled clinical trial. Surgery **89** (1981), 434–438.

[15] Novelli, G. P., E. Pieraccioli, V. A. Peduto and F. Festimanni: Analgetic effect of aprotinin in the rat and its inhibition by naloxone. Br. J. Anaesth. **52** (1980), 1107–1110.

[16] Peters, W. P., M. W. Johnson, P. A. Friedmann and W. E. Mitch: Pressor effect of naloxone in septic shock. Lancet **1** (1981), 529–532.

[17] Ring, J. und K. Messmer: Infusionstherapie mit kolloidalen Volumenersatzmitteln. Anaesthesist **26** (1977), 279–287.

[18] Rosen, A. L., L. S. Sehgal, S. A. Gould, H. Sehgal, L. Dalton, C. L. Rice and G. S. Moss: Fluorocarbon emulsions. Methodology to assess efficacy. Crit. Care Med. **10** (1982), 149–154.

[19] Schneider, B., G. Schnells, O. Trentz und H. Tscherne: Feldstudie über den therapeutischen Wert von Trasylol beim traumatischen Schock. Chirurg **47** (1976), 185–188.

[20] Sheagren, J. N.: Septic shock and corticosteroids. N. Engl. J. Med. **305** (1981), 456–458.

[21] Shoemaker, W. C.: Pathophysiologie und Therapie von Schockzuständen, in: Handbuch der Intensivmedizin (Hrsg.: J. E. Berk, J. E. Sampliner, J. S. Artz und B. Vinocur, übers. von W. Oettinger) S. 198–227, S. Karger, Basel–München–Paris–London–New York–Sydney, 1979.

[22] Sibbold, W. J., R. R. Anderson, B. Reid, R. L. Holliday and A. A. Driedger: Alveo-capillary permeability in human septic ARDS: effect of high-dose corticosteroid therapy. Chest **79** (1981), 133–142.

[23] Skillmann, J. J.: The role of albumin and oncotically active fluids in shock. Crit. Care Med. **4** (1976), 55–61.

[24] Smith, J. A. R. and J. N. Norman: Use of glucocorticoids in refractory shock. Surg. Gynecol. Obstet. **149** (1979), 369–373.

[25] Starling, E. H.: On the absorption of fluids from the connective tissue spaces. J. Physiol. (Lond.) **19** (1896), 312–326.

[26] Sunder-Plassmann, L., W. P. Klövekorn, K. Messmer and W. Brendel: Microcirculatory patterns in hemorrhagic shock in dogs, in: New Aspects of Trasylol®-therapy, vol. 5 (ed.: W. Brendel and G. L. Haberland), pp. 33–41, F. K. Schattauer, Stuttgart–New York, 1972.

[27] Sunder-Plassmann, L., W. P. Klövekorn und K. Messmer: Präoperative Hämodilution: Grundlagen, Adaptationsmechanismen und Grenzen klinischer Anwendung. Anaesthesist **25** (1976), 1524–130.

[28] Van Aken, H.: Pro und Contra: Kolloide versus kristalloide Infusionen, in: Das Thoraxtrauma (Hrsg.: P. Lawin und M. Wendt) S. 237–249, Bibliomed, Melsungen, 1982.

[29] Venuto, F. de: Hemoglobin solutions as oxygen delivering resuscitation fluids. Crit. Care Med. **10** (1982), 238–245.

[30] Virgilio, R. W., C. L. Rice, D. E. Smith, D. R. James, C. K. Zarins, C. F. Hobelmann und R. M. Peters: Crystalloid versus colloid resuscitation: Is one better? Surgery **85** (1979), 129–139.

[31] Walters, F. J. M. and M. R. Nott: The hazzards of anaesthesia in the injured patient. Br. J. Anaesth. **49** (1977), 707–720.

[32] Weil, M. H., M. Morisette, S. Michaels, J. Bisera, B. Boycks, H. Shubin and E. Jacobson: Routine plasma colloid pressure measurements. Crit. Care Med. **2** (1974), 229–234.

Diskussion

Scholl: Patienten mit hämorrhagischem Schock sind nicht selten polytraumatisiert, die diesen Schock eben haben, weil sie massiv bluten. Es muß Blut substituiert werden später. Es kommt hinzu, daß sie aufgrund ihrer Verletzungen unter Umständen schon alleine zu Gerinnungsstörungen neigen können. Inwieweit kompliziert man dann nicht noch diese mögliche Gerinnungsstörung durch die Gabe von Aprotinin?

Paravicini: Aprotinin soll ja eingesetzt werden in der Vorstellung, die disseminierte intravasale Gerinnung, die beim protrahierten Schock jeder Genese, besonders auch bei dem hämorrhagischen Schock stattfindet, zu unterbrechen, indem eben eine fibrinolytische, eine proteaseninhibierende Therapie stattfindet. Ich glaube sicher, daß der Ansatzpunkt hier berechtigt erscheint in Kombination in der fortgeschrittenen Phase, in der innerklinischen Phase mit Substitution von Sauerstoffträger Blut, aber auch von gerinnungsaktivem Potential in Form von fresh-frozen-Plasma oder ähnlichem.

Frey: Problematisch halte ich die neuerdings propagierte Anwendung von Naloxonen im Schock zur Bindung der endogenen Opiate, denn ein Schockpatient hat ja gängigerweise auch Schmerzen oder er ist intubiert, muß beatmet werden und dafür sediert werden. Das machen wir in der Klinik eigentlich ganz gerne ebenfalls mit Opiaten, so daß wir hier sicher in einen Interessenkonflikt geraten.

Paravicini: Ich kann dem nur zustimmen. Wir haben dieselben Erfahrungen gemacht. Es sind hier tierexperimentelle Untersuchungen, die die Beteiligung des Endorphinsystems klarlegen. Trotzdem glaube ich, daß aus diesen tierexperimentellen Versuchen wenig praktische Rückschlüsse gezogen werden können. Ich sehe die Problematik genauso wie Sie. Ich glaube, die Analgesie und damit müssen wir in dieser Situation sicherlich immer auf die stärkstwirksamen Analgetika, sprich Opioide, zurückgreifen, die Analgesie steht im Vordergrund und hindert uns dann am Einsatz von Naloxon.

Streicher: Damit sind wir bei der Schmerzbekämpfung. Darf ich dann Herrn Weber bitten zu seinem Referat über Schmerzbekämpfung.

14. Schmerzbekämpfung

W. Weber und K. Peter

Notfallpatienten leiden meist unter beträchtlichen Schmerzen. Dazu kommt die Angst vor einer vom Verunfallten nicht mehr kontrollierbaren Situation und schließlich die Furcht vor der gravierenden Bedrohung der Gesundheit und des Lebens sowie vor den Folgen des Unfalls wie Verlust von Gliedmaßen, Entstellung und Behinderung. Das Bewußtwerden von Schmerzen korreliert in seiner Intensität nicht in jedem Fall mit dem Ausmaß der Gewebszerstörung, mit der nervalen Stimulation des ZNS oder der Gefährdung des Organismus. Angst kann die Schmerztoleranz erheblich vermindern. Schmerz ist damit ein stark von psychischen Faktoren geformtes und in seiner individuellen Ausprägung sehr unterschiedliches Erlebnis. Seine objektive Bewertung wird auch dem erfahrenen Notarzt nicht immer leicht fallen. Die Bekämpfung von Schmerzen ist erforderlich: 1. zur Beseitigung unerwünschter vegetativer Begleitreaktionen, welche die Vitalfunktionen zusätzlich gefährden können, 2. zur Wiedererlangung der Kooperationsfähigkeit des Patienten, und 3. – das ist eigentlich der wichtigste Punkt – aus humanem Miterleben.

Analgesie und Sedierung sind damit ein elementarer Bestandteil der Soforttherapie des Notfallpatienten. Zur pharmakologischen Behandlung von Schmerzen und Angst werden vorwiegend Medikamente folgender Stoffgruppen eingesetzt:
1. Analgetika vom Morphintyp
2. Sedativa vom Benzodiazepintyp.

Diese Pharmaka sind beim Notfallpatienten nicht unproblematisch, weil sie alle in mehr oder weniger starkem Ausmaß die Funktion von Atmung, Herz, Kreislauf und Hirn beeinträchtigen können. Für ihren sicheren Einsatz in der Notfallmedizin gilt deshalb folgende Empfehlung:

Sie werden ausschließlich intravenös gegeben, da die periphere Zirkulation häufig gestört ist. Die Resorption aus intramuskulären oder subkutanen Depots ist somit kaum berechenbar. Der Wirkungseintritt wäre viel zu langsam. Man appliziert zunächst kleine intravenöse Dosen und titriert weitere Zusatzdosen des verdünnten Medikaments je nach Wirkung unter ständiger Beobachtung des Patienten. Die Dosis wird so gewählt, daß nur geringe Nebenwirkungen in Kauf genommen werden müssen. Zurückhaltung ist geboten bei massiver Traumatisierung, bei alten, kranken oder alkoholisierten Patienten oder wenn die Umstände auf einen

Volumenmangel, eine Unterkühlung, auf Azidose eventuell mit ausgeprägter Elektrolytstörung, schließen lassen. Häufig kann hierbei nur eine Schmerzlinderung, keine völlige Schmerzfreiheit erzielt werden.

Das kurz wirksame Fentanyl hat die 100fache Potenz des Morphins, das Buprenorphin die 25- bis 50fache. Piritramid erreicht nur das 0,7fache, Nefopam – strukturell ein Phenylbenzoxazocin – die Hälfte der Morphinwirkung. Es folgen die beiden in der Notfalltherapie am häufigsten verwendeten Analgetika Pentazocin und Pethidin, schließlich das noch nicht sehr lange verfügbare Tramadol. Auch Tilidin, unter dem Handelsnamen Valeron, hat dieselbe niedrige Potenz von 0,1. Die analgetische Wirkung nach intravenöser Injektion beginnt bei Fentanyl, Tramadol, Pethidin, Pentazocin, Nefopam, Piritramid und Buprenorphin nach 1 bis 5 Minuten, beim Morphin und Tilidin nach 5 Minuten oder darüber.

Der Vergleich der Wirkungsmaxima macht die Differenzierung im Wirkungsablauf noch deutlicher. Demnach hat Fentanyl in kürzester Zeit das Maximum erreicht, die Analgesie dauert jedoch nur 20 bis 60 Minuten an. Für Pethidin, Pentazocin, Piritramid und Tramadol sind 10 bis 15 Minuten anzusetzen, für Morphin und Buprenorphin sogar etwa 20 Minuten. Die Wirkungsdauer der stark wirksamen Analgetika liegt zwischen 0,5 und 8 Stunden.

Es empfiehlt sich in vielen Fällen, am Unfallort zunächst kurz wirksame Opiate zu injizieren, um die weitere Diagnostik im Krankenhaus nicht zu erschweren, etwa das Übersehen einer Milz-, Leber- oder Pankreasruptur durch fehlende Schmerzen oder Abwehrspannung. Fentanyl bietet sich in diesem Zusammenhang an, eventuell auch Pentazocin. Über die diesbezügliche Eignung von Tramadol ist noch kein abschließendes Urteil möglich.

Der Grad der Sedierung ist bei äquianalgetischer Dosis unterschiedlich ausgeprägt. Er scheint bei Nefopam zu fehlen, ist gering bei Pentazocin, Fentanyl, Pethidin, stärker ausgeprägt bei Morphin und Buprenorphin und am stärksten bei Piritramid. Morphin und synthetische Opioide können durch Naloxon oder auch Levallorphan antagonisiert werden. Pentazocin dagegen ausschließlich durch Naloxon. Zur Antagonisierung von Buprenorphin bleibt allenfalls ein hochdosiert zu gebendes Analeptikum wie Doxapram. Alle Opiatanalgetika erniedrigen die Atemfrequenz und das Atemminutenvolumen. Auch die Morphinpartialantagonisten Pentazocin und Buprenorphin und neuere Entwicklungen wie Tramadol machen hier keine Ausnahmen. Die Depression des Atemzentrums in der Medulla oblongata läßt sich am ehesten mit einer Methode messen, die das Atemzentrum einer Belastungsprobe unterzieht und den relativen Einfluß anderer Faktoren verkleinert. Die Aufzeichnung einer CO_2-Antwort-Kurve, wie sie von Read als Rückatmungsmethode angegeben wurde, ist auf dem (nicht eingereichten) Diagramm zu sehen. Die Steilheit der CO_2-Antwort-Kurve als Maß der Atemdepression drückt aus, um wieviel Liter pro Minute das Atemvolumen ansteigt, wenn der endexspiratorische CO_2-Partialdruck um 1 mm Hg zunimmt. Eine Abnahme des Steigungswinkels nach Analgetikagabe wird als Depression der Atmung gewertet. Klose und Mitarbeiter fanden bei ihren unmittelbar postoperativ durchgeführten Untersuchungen an 25 Patienten nach intravenöser Gabe von 0,3 mg eine Abnahme von 27%. Dies ist in etwa auch der Bereich anderer stark wirksamer Analgetika. Tramadol in einer Dosierung von 50 mg intravenös bewirkt in dieser Untersuchung nur eine Abnahme von 3%. Es war allerdings in der analgetischen Wirkung schlechter als Buprenorphin.

In einer Zusammenstellung mehrerer vergleichbarer Studien schneidet Morphin etwa dem Pentazocin vergleichbar ab. Pethidin erweist sich als deutlich atemdepressiv, Tramadol als nahezu unbedenklich. Die Auswirkung von Buprenorphin stellt sich sehr uneinheitlich dar. Die hämodynamischen Wirkungen der Opiate sind bei aequianalgetischer Wirkung im wesentlichen vergleichbar. Mäßige Abnahme der Herzfrequenz und des arteriellen Mitteldrucks bei nur gering verändertem pulmoarteriellem Druck.

Die Herzfrequenz bleibt im wesentlichen unverändert. Systolischer, mittlerer und diastolischer arterieller Druck weichen geringfügig vom Ausgangswert ab. Bei spontan atmenden Patienten nimmt der Pulmonalisdruck in der ersten Minute um 24% zu und steigt dann bis zur 10. Minute nur noch wenig an. Der Druck im rechten Vorhof erreicht mit einer Zunahme von 60% bereits in der ersten Minute ein Maximum und fällt dann langsam auf den Ausgangswert. Der pulmonale Gefäßwiderstand ist bereits in der ersten Minute um 21% erhöht, um bis zum Ende der Messung wieder langsam abzufallen. Der totale periphere Widerstand ist in der ersten Minute vermindert, um in der 10. Minute wieder das Ausgangsniveau zu erreichen.

In einer weiteren Meßreihe wurden die kardiozirkulatorischen Auswirkungen von Pethidin und Buprenorphin bei wachen herzchirurgischen Patienten vor der Operation beobachtet. 9 Patienten erhielten jeweils 100 mg Pethidin intravenös. Da sich hierbei zwei völlig gegensätzliche Reaktionstypen ergaben, ist eine Unterteilung innerhalb des Pethidinkollektivs in zwei Untergruppen getroffen worden. Von 9 Patienten reagierten 5 wie Pethidin I und 4 wie Pethidin II. Buprenorphin wurde den Patienten in einer Dosierung von 0,3 mg intravenös injiziert. Die Herzfrequenz der Pethidingruppe I sowie der Buprenorphingruppe sank geringfügig ab. In der Pethidin-II-Gruppe hingegen kam es schon 5 Minuten nach Injektion zu einer erheblichen Tachykardie. Die Auswurfleistung des Herzens stieg hierbei ebenfalls merklich an, während der arterielle Mitteldruck der Pethidin-II-Gruppe nahezu unverändert blieb. Bei allen Gruppen war ein geringer Anstieg des pulmoarteriellen Mitteldrucks zu sehen. Der pulmovaskuläre Widerstand zeigte etwa gleichsinnige Anstiege.

Nach Pethidin kommt es zu einem rascheren und ausgeprägteren Abfall der Sauerstoffpartialdrucke, auch der Anstieg im CO_2-Partialdruck ist unter Pethidin deutlicher. Nach diesen Befunden ist unter Buprenorphin nur eine geringe oder gar keine Zunahme des myokardialen Sauerstoffverbrauchs anzunehmen. Dagegen sollte Pethidin wegen seiner potentiellen Steigerung des myokardialen Sauerstoffverbrauchs zumindest bei koronarkranken Patienten nur zurückhaltend angewendet werden.

Bei allen stark wirksamen Analgetika kann Übelkeit und Erbrechen auftreten. Nur Piritramid scheint dies seltener auszulösen. Eine Steigerung des intrabiliären Drucks muß bei den meisten Opioiden in Kauf genommen werden. Wo dies vermieden werden muß, sollte man auf Dipidolor oder Buprenorphin, eventuell auch auf Pentazocin oder Tramadol zurückgreifen.

In der Notfallmedizin hat sich der Einsatz des Benzodiazepinderivates Diazepam bewährt. Diese Substanz hat eine gut sedierende und angstlösende Wirkung. Sie potenziert die Wirkung spezifischer Analgetika. Wegen der langen biologischen Halbwertszeit von Diazepam und seiner aktiven Metabolite besteht bei hohen Dosen jedoch Kumulationsgefahr. Flunitrazepam bringt diesbezüglich keinen wesentlichen Fortschritt. Es ist im Gegenteil so, daß die amnestische Wirkung noch betonter ist im Vergleich zu Valium®. Hingegen wäre der Einsatz eines neueren Benzodiazepins, des Lormetazepams, durchaus interessant. Es hat eine kürzere Halbwertszeit, bildet keine aktiven Metabolite und wirkt ausgezeichnet anxiolytisch.

Eine Alternative zur Opiatgabe stellen regionale Betäubungsverfahren dar. Sefrin und Mitarbeiter haben hierüber mehrfach berichtet. So kann bei Verletzungen im Arm-Schulter-Bereich mit der hinterskalenären Plexusblockade nach Winnie Schmerzfreiheit erzielt werden. Bei Läsionen des Beines, allerdings mit Ausnahme des Fußes und des distalen Unterschenkels, bietet sich der 3-in-1-Block an. Hierbei werden mit einer Punktion der N. femoralis und der N. cutaneus femoris lateralis sowie der N. obturatorius ausgeschaltet.

Zusammenfassend möchte ich betonen, daß bei der Schmerztherapie ein allzu schematisches Vorgehen nachteilig sein kann. Nur wenn die Gegebenheiten des individuellen Notfalls, nämlich der Patient, die Art der Läsion und die zu erwartenden diagnostischen und operativen Maßnahmen berücksichtigt werden, wird die Auswahl und Dosierung von stark wirksamen Schmerzmitteln richtig getroffen werden können.

Diskussion

Streicher: Es ist gar kein Zweifel, daß der Patient etwas gegen seine Schmerzen haben muß. Mich hat gewundert, daß Sie noch sagen, man muß Rücksicht auf den Chirurgen nehmen. Ich glaube, daß wir eine Milzruptur auch diagnostizieren, wenn Sie ein Schmerzmittel draußen gegeben haben. Das geistert immer noch in irgendwelchen Lehrbüchern rum. Ich meine, das sollte man streichen. Wir machen eine Lavage, wir haben polytraumatisierte Patienten. Natürlich ist die Letalität z. B. wenn wir gerade die Milzruptur ansprechen, bei Polytraumatisierten, vor allem, wenn er eine Schädel-Hirn-Verletzung hat, höher als bei einer Monoverletzung der Milz. Entscheidend dabei ist, daß derjenige, der in der Klinik nachher den Patienten versorgt, wissen muß, was gegeben worden ist, um wieviel Uhr das gegeben worden ist und in welcher Dosierung. Ich habe ein Dia, das ist zwanzig Jahre alt, da hat ein Kollege das mit einem Kugelschreiber auf den Bauch geschrieben: um soundsoviel Uhr 50 mg Dolantin oder was gegeben, i.v. Dann weiß der Doktor, der den Patienten später hat, um soundsoviel Uhr ist das gegeben worden. Das ist das Entscheidende, die Kommunikation untereinander.

Sefrin: Herr Weber, Sie haben vorhin nicht direkt empfohlen, aber aus Ihren Ausführungen war zu entnehmen, daß Sie Fentanyl als ein Analgetikum der ersten Wahl hier angepriesen haben. Dem möchte ich also widersprechen. Erstens einmal ist Fentanyl kein Medikament, das unbedingt in den Notarztwagen hineingehört, und zwar aufgrund des Betäubungsmittelgesetzes. Hier sind erhebliche Schwierigkeiten. Und zum zweiten meine ich, daß der Vorteil, den Sie angeboten haben, nämlich die kurze Wirkdauer, nun durch das, was Herr Streicher gerade eben gesagt hat, widerlegt wurde. Auch wir benutzen das Fentanyl nicht als erstes Analgetikum. Zweite Frage: Was benutzen Sie denn jetzt. Wir haben jetzt eine ganze Reihe gehört. Welches benutzen Sie am Notfallort?

Mehrkens: Ich glaube auch, daß das Fentanyl nicht unbedingt als das geeignete Opiat für den Notfalleinsatz anzusehen ist. Bei uns ist das Morphin wieder das Mittel der ersten Wahl für die Analgesie. Es bleibt zu diskutieren, wie es mit dem Buprenorphin ist. Hier scheint sich tatsächlich eine Alternative aufzuzeigen. Eine weitere Möglichkeit ist auch das Ketamin, was man hier nicht ganz aus der Diskussion lassen darf.

Weber: Ich würde gern zu dem Fentanyl insofern antworten, wenn man sich sicher sein darf, daß im nachfolgenden Krankenhaus die Lavage, wie es üblicherweise jetzt gefordert wird, durchgeführt werden sollte und gemacht wird, dann spricht natürlich nichts dagegen, auch länger wirksame Analgetica zu verwenden. Nur wenn hinsichtlich der Nachfolgeversorgung Probleme oder Unklarheiten bestehen, ist es wahrscheinlich richtiger, auch ein kurz wirksames Medikament zu geben. Wegen der Bevorratung im Wagen: Es ist natürlich ein Problem, mehrere dem Betäubungsmittelgesetz unterliegende Arzneimittel im Wagen mitzuführen. Aber Sie haben wahrscheinlich auch das Dolantin drin. Das müssen Sie ja auch irgendwie verwahren.

NN: Herr Weber, Sie haben eine Dosisreduktion angesprochen, insbesondere bei Patienten, die ein erhöhtes Risiko haben. Ich warne davor, diese Dosisreduktion vorzunehmen. Denn gerade die Patienten mit einem relativ hohen Risiko müssen um so stärker analgesiert werden. Natürlich muß man das nach Wirkung dosieren. Aber die suffiziente Beatmung, insbesondere auch beim Polytraumatisierten, ist ja doch sehr wichtig und es nützt überhaupt nichts, wenn Sie eine flache Atmung haben und der ständig gegenatmet. Ganz abgesehen, daß nachher der Hirndruck noch ansteigt.

Weber: Vom Beatmungspatienten war in diesem Zusammenhang nicht die Rede. Die muß man natürlich ausreichend sedieren.

Paravicini: Zunächst will ich Herrn Sefrin beipflichten. Ich würde das Fentanyl nach Möglichkeit auch in der Primärphase zumindest bei nicht beatmeten, nicht intubierten Patienten nicht einsetzen. Sie haben versucht, die Opiatabkömmlinge ein bißchen gegeneinander zu werten. Es ist sicherlich schwer zu sagen, das ist besser, das ist schlechter. Ich glaube, im Vordergrund steht einfach: Womit hat der betreffende Kollege die besten Erfahrungen. Und die Substanz, da würde ich Ihnen recht geben, würde ich zunächst in kleiner Dosierung einsetzen, denn bei noch bestehender Schocksituation reicht die Dosis meistens aus, und größere Dosen werden hämodynamisch nicht toleriert. Aber dann, wie Sie es ja ausführten, titriert man bis zu dem erforderlichen Maximum, eventuell mit Intubationsbereitschaft, wenn die Atemdepression ein signifikantes Ausmaß erreicht. Nun aber nochmal kurz zu der Frage, lang- oder kurzwirkende Analgetika. Prinzipiell würde ich Ihnen recht geben, kurzwirkend ist das Beste wegen der besseren Steuerbarkeit. Dem Fentanyl haften allerdings andere Probleme an, insbesondere die Atemdepression, die es limitieren. Das Buprenorphin würde ich eigentlich auch nicht für günstig halten, weil es nicht antagonisierbar ist. Man muß eben dann im Bedarfsfall intubieren. Sie haben das Tramadol auch mehrfach angesprochen. Wir haben darüber auch Untersuchungen gemacht, wir haben die Dosis erhöht. Sie hatten es hier als aequipotent etwa zu dem Pethidin bezeichnet, was sicherlich nicht stimmt. Wir haben damit gesehen, daß nahezu 40% der Patienten absolut unzureichend analgesiert sind. Und das ist gerade unter notfallmedizinischen Gesichtspunkten nicht wünschbar. Wir können eigentlich nach diesen Untersuchungen sagen, das ist eine Substanz, die relativ gefahrlos bezüglich ihrer Nebenwirkungen ist, die aber auch keine zu starke analgetische Potenz hat. Somit müßte man, wenn man das einsetzt unter normalen Kreislaufbedingungen sicher höher dosieren als hier angegeben, etwa 1,5 mg pro kg KG i.v. Dann kann man sich eine relativ gute analgetische Wirkung davon versprechen.

Gorgaß: Es gibt ein altes pharmakologisches Gesetz. Ich wollte Sie fragen, ob Sie aufgrund dieser Messung dieses Gesetz relativieren, und zwar lautet dieses Gesetz, daß bei analgetisch aequipotenter Dosierung, bei identischer Applikationstechnik, also nicht das eine subkutan und das andere i.v., sondern generell i.v., analgetische Potenz und atemdepressorische Komponente wohl für die Morphine und die Opoide in gleicher Weise gilt, unsicher ist man beim Fortral. Da ist es zumindest so, daß die Erstinjektion auch zu einer Art Depression führt, nur ob dann Nachinjektionen die Atemdepression verstärken, das ist nicht sicher. Ich frage das, weil es ja am Ende darauf hinauslaufen muß, Herr Paravicini, wir sind praktisch komplett einer Meinung, nur wenn 30 Ärzte in einem Notarztdienst fahren, wo kriegt jeder sein Analgetikum, mit dem er die besten Erfahrungen hat. Und deswegen gibt es einen gewissen Zwang, letztlich auf eine Substanz zu kommen und alle mit der einen Substanz vertraut zu machen, und da kommt das, was Herr Mehrkens schon andeutete: ist das Morphin eigentlich schlecht oder ist es nicht vielleicht das beste klassische Analgetikum bei vernünftiger Dosierung?

Paravicini: Herr Gorgaß, ich bin selbstverständlich ganz Ihrer Meinung. Eine Substanz wird auch in der Klinik das gängige Analgetikum sein und dies ist auch im Notarztwagen ganz klar. Und was die Betäubungsmittelverordnung angeht, das Problem haben wir gelöst. Der Rettungssanitäter führt in seiner Tasche ein kleines Behältnis und da sind die Dinger drin. In unserem Falle Dolantin, Fentanyl und Piritramid. Wir führen die alle mit, der Rettungssanitäter hat sie in der Tasche, er führt darüber ein Giftbuch und legt es nach dem Einsatz dem Doktor vor zur Unterschrift und zur Abzeichnung. Und ich kontrolliere das in drei- bis vierwöchigen Abständen.

NN: Haben Sie überhaupt keine Erfahrung mit dem Ketanest im NAW-Einsatz?

Weber: Ich habe Ketanest noch nicht verwendet bei derartigen Einsätzen.

NN: Kann denn da jemand sonst drüber berichten?

Gorgaß: Die pharmazeutische Industrie propagiert die neueren Präparate. Für Morphin ist nichts mehr zu propagieren. Und insofern werden da, wenn man nicht genau nachfragt, Neuentwicklungen als völlig neu und nebenwirkungsfrei geschildert. Nur wenn man nachfragt, landet man da, daß beispielsweise die Vertreter für Buprenorphin bei Nachfrage sagen, daß dieser Grundsatz, nachdem ich vorhin gefragt habe, auch für das Buprenorphin gilt. Jetzt zum Ketamin zurück. Wir hatten mehrere Einsätze, bei denen es darum ging, ein potentes Analgetikum zu verwenden, das keine atemdepressorischen und keine kreislaufdepressorischen Komponenten hat und haben da Ketamin genommen und hatten den Eindruck, 1 mg pro kg KG, das ist dann eine gute Dosierung für diese Situation, haben aber einen hervorragenden analgetischen Effekt. Ich habe dann sehr lange in der Literatur nachgesucht. Es gibt eine Arbeit, da ist nachgewiesen, 44 mg sollen den gleichen analgetischen Effekt haben wie 100 mg Dolantin bzw. 10 mg Morphin. Und diese Angabe deckt sich mit unseren Eindrücken, und ich kann das als Notfallanalgetikum nur empfehlen. Es ist sicherlich nicht das Standardanalgetikum, weil es ja noch andere Wirkungen hat. Nicht jeder muß unbedingt eine Narkose haben. Der ist im Übergang von Schlaf zu Narkose mit dieser Dosierung. Aber für kritische Fälle sollte es als Notfallanalgetikum erworben werden. Das schließt aber nicht aus, daß man noch ein Hypnoanalgetikum braucht.

Weber: Aber hier stellt sich doch wieder die Frage nach der Wirkdauer. Machen Sie dann als Infusion weiter?

Gorgaß: Das hängt davon ab, wie die Situation ist. Man kann dann mit der Infusion weitermachen. Ich würde aber nochmal sagen, das gilt für die ganz kritische Phase, also wenn einer eingeklemmt ist oder sowas, wo er ganz schnell ein ganz stark wirksames braucht, ohne daß man die Atemdepression einkalkulieren muß und ohne eigenständige kardiozirkulatorische Depressionswirkung des Medikaments. Wenn er liegt und wenn man ihn frei hat, würden wir in der Regel nicht mit Ketamin weitermachen.

Weber: Die Pharmakologie sollte eigentlich nicht auf den Kopf gestellt werden, sondern es handelt sich um relativ geringfügige Unterschiede, da haben Sie schon recht, die hier ein bißchen betont und herausgehoben werden sollen.

15. Kardiopulmonale Reanimation – standardisiertes Vorgehen

K. H. Wollinsky

Ein Herz-Kreislauf-Stillstand ist eine plötzlich auftretende Unterbrechung der vitalen Funktionen. Verstreichen mehr als 3–5 Minuten nach Eintreten eines Herz-Kreislauf-Stillstandes, so bahnt sich der irreversible biologische Tod an. Entscheidend für den Erfolg von Wiederbelebungsmaßnahmen sind die Sekunden, die bis zum Einsetzen der Basismaßnahmen vergehen [1].

Die größten Probleme entstehen für einen Rettungssanitäter oder Notarzt, der zu einem Patienten mit plötzlichem Tod gerufen wird, bereits zu Beginn seines Handelns. Ihm obliegt die schwierige Entscheidung, ohne Kenntnis der näheren Umstände, der Anamnese oder der Vorerkrankung, die Reanimationsmaßnahmen zu beginnen oder davon Abstand zu nehmen.

Ursachen

Ein Herzstillstand kann durch Störungen der respiratorischen und/oder kardiozirkulatorischen Funktion in Folge Erkrankung, Traumatisierung oder Intoxikation entstehen.

Symptome (Abb. 6)

Findet sich Bewußtlosigkeit, Atemstillstand oder finale Schnappatmung, graublaue Farbe der Haut und Schleimhäute, weite reaktionslose Pupillen und fehlt der Puls an den großen Gefäßen, so besteht ein Herz-Kreislauf-Stillstand, und primäre Wiederbelebungsmaßnahmen müssen unverzüglich einsetzen. Im folgenden sollen kurz die derzeit gültigen standardisierten Empfehlungen der American Heart Association 1980 geschildert werden [2]. Unser Vorgehen im Rettungsbereich Ulm entspricht im wesentlichen den Empfehlungen.

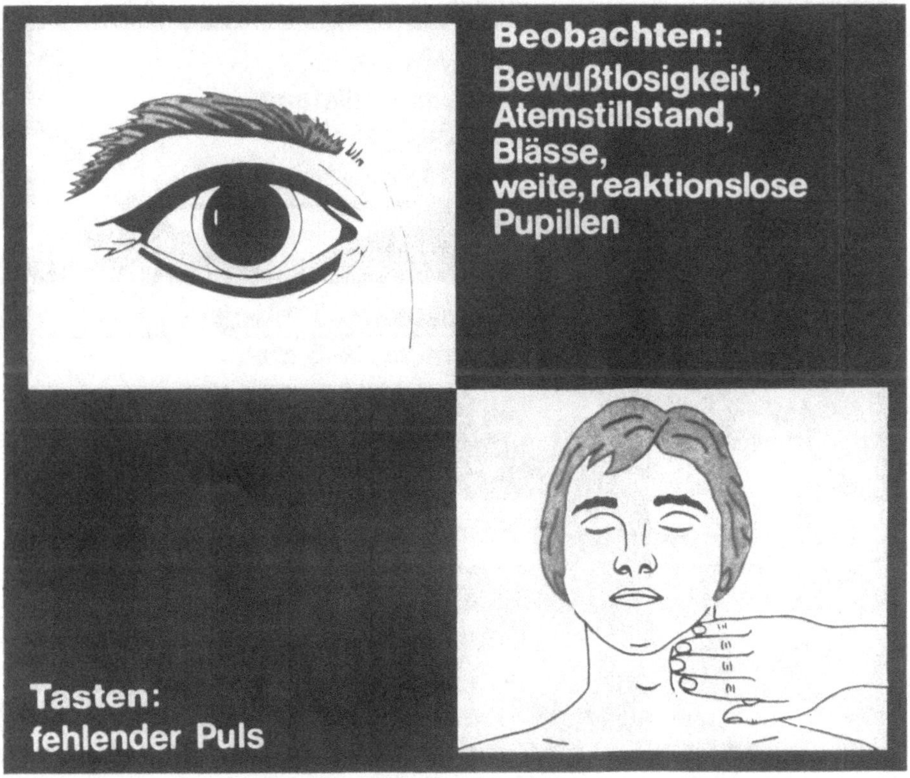

Abb. 6 Kreislaufstillstand – Symptomatik.

Basismaßnahmen (Abb. 7)

Besteht die Symptomatik des Herz-Kreislauf-Stillstandes, so müssen zunächst die Atemwege durch Überstrecken des Kopfes und Schließen des Unterkiefers freigemacht werden. Besteht der Atemstillstand weiterhin, so folgt eine Beatmung 3–5 mal Mund-zu-Nase. Wird danach bei einer erneuten Pulskontrolle an der Arteria carotis kein Puls getastet, so erfolgt die Herzmassage. Der Druckpunkt (Abb. 8) wird 3 cm oberhalb des Processus xyphoideus aufgesucht und 15 Kompressionen bei einer Frequenz von 80/min angewandt. Danach folgen bei der Ein-Helfer-Methode (Abb. 9) zwei Beatmungen, gefolgt von erneut 15 Kompressionen. Sind zwei Helfer vorhanden, so wird ein Helfer die Kompression kontinuierlich und regelmäßig mit einer Frequenz von 60/min durchführen (Abb. 10). Der zweite Helfer interponiert nach jeder 5. Kompression eine Beamtung. Druck- und Entlastungsphase sollten annähernd gleich lange anhalten. Diese Maßnahmen könnten im Idealfalle bereits von Laien durchgeführt werden [3].

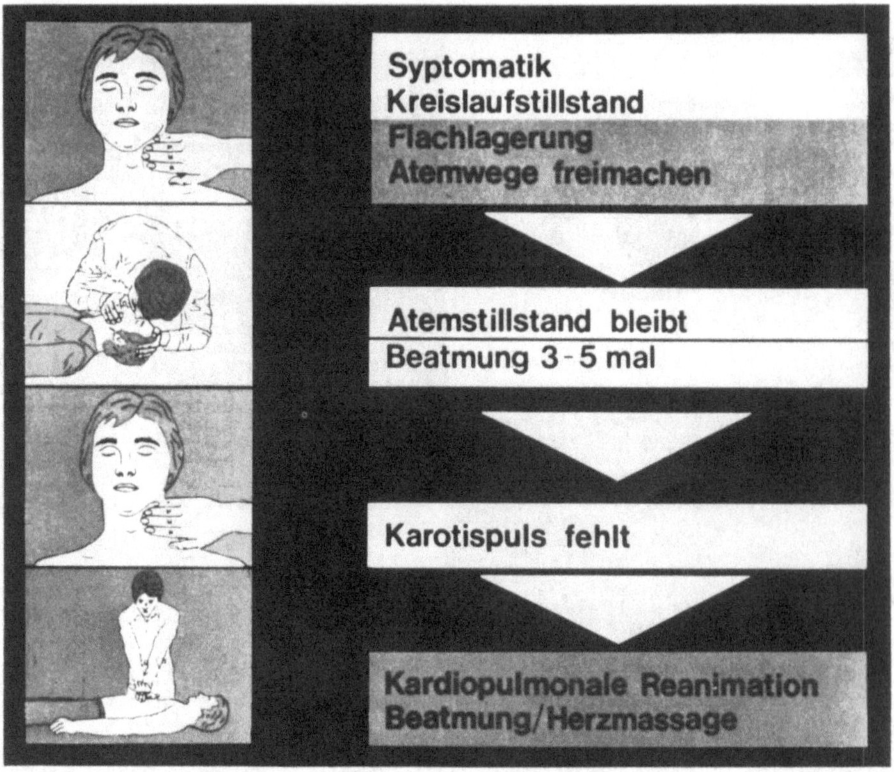

Abb. 7 Kardiopulmonale Reanimation: Checkliste.

Erweiterte Maßnahmen (Tab. 15)

Das Personal im Rettungsdienst ergänzt die Maßnahmen. Zunächst erfolgt eine Beatmung mit Maske und Beatmungsbeutel. Entscheidend ist dabei die Zufuhr von Sauerstoff. Die Herzmassage wird in unveränderter Form durchgeführt. Eine Intubation sollte nur durch diejenigen erfolgen, die in der Methode geübt sind. Entscheidend ist, daß die Intubation zu einer höchstens 30 sec. anhaltenden Un-

Tabelle 15 Erweiterte Reanimationsmaßnahmen

Maskenbeatmung mit Sauerstoff
Fortführen der Herzmassage
Intubation durch Erfahrenen
Venöser Zugang (peripher oder zentral)
Pufferung
Monitordiagnostik
Gezielte medikamentöse Therapie
Defibrillation

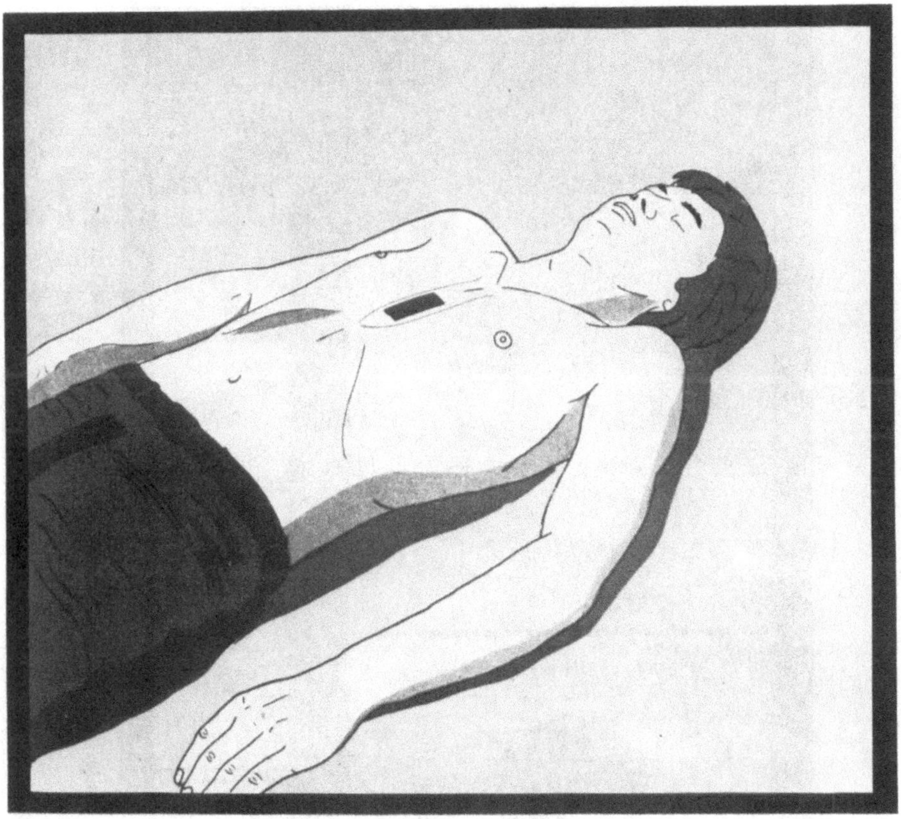

Abb. 8 Herzmassage: Druckpunkt.

Tabelle 16 Kammerflimmern

Empfehlung AHA		Vorgehen in Ulm	
Frühdefibrillation	200–300 WS		
Basismaßnahmen		Basismaßnahmen	
Defibrillation	200–300 WS	Natriumbikarbonat/O_2	
Defibrillation		Defibrillation	
Natriumbikarbonat; O_2; Suprarenin		Lidocain	50–100 mg
Defibrillation		Defibrillation	
Lidocain (Xylocain®)		Kaliumchlorid	20– 40 mval
		Defibrillation	
		Suprarenin bei grobem Flimmern	
		Visken bei rez. Flimmern	

terbrechung der Herzmassage führen darf [4]. Das Legen eines venösen Zugangs stellt ebenfalls eine unerläßliche Maßnahme dar. Redding [4] empfiehlt, die Vena femoralis oder jugularis externa zu punktieren und rät von einer Punktion der

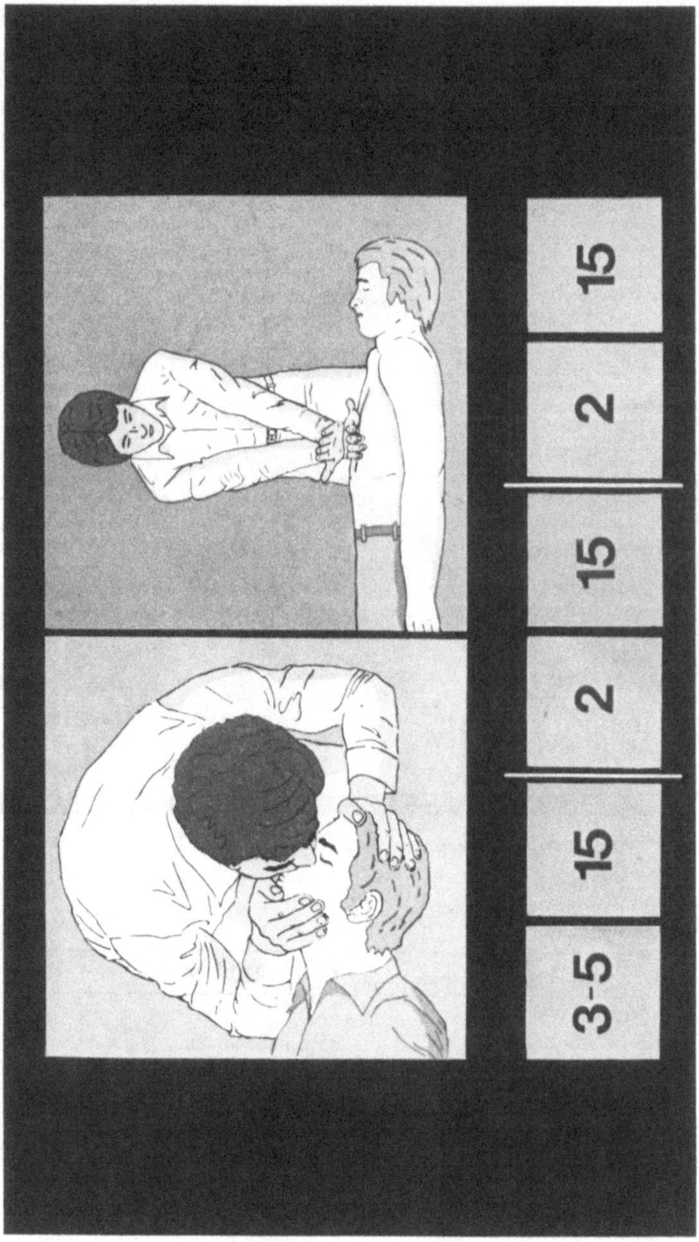

Abb. 9 Kardiopulmonale Reanimation – „Ein-Helfer-Methode“.

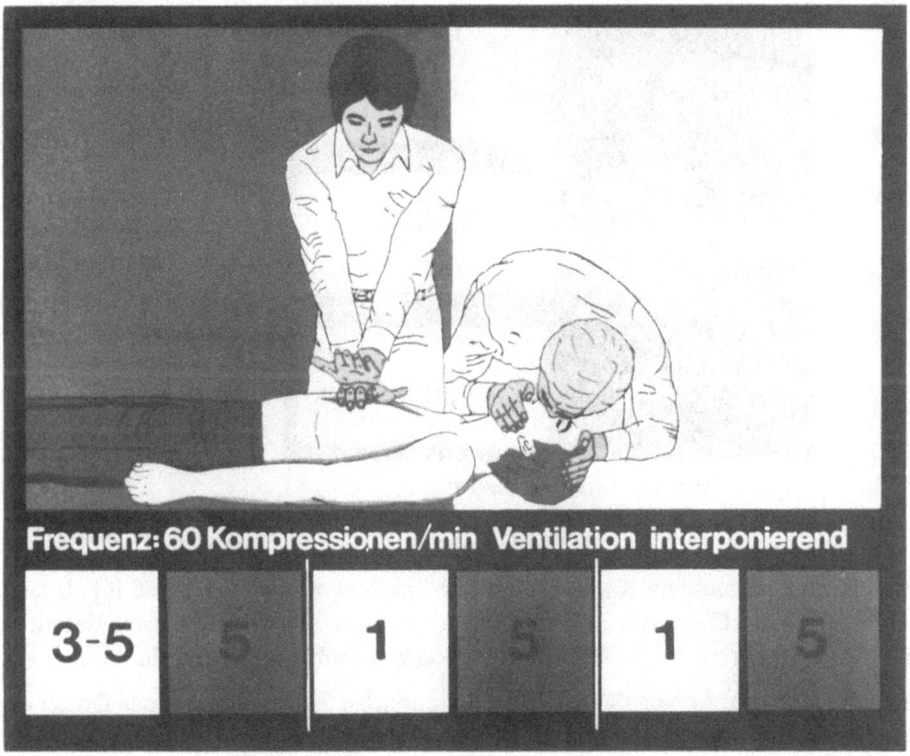

Abb. 10 Kardiopulmonale Reanimation – „Zwei-Helfer-Methode".

Vena subclavia oder Vena jugularis interna ab wegen der notwendigen Unterbrechung der Herzmassage und der erhöhten Komplikationsgefahr.

Erst die Ableitung eines EKGs erlaubt eine Aussage über die Art (Abb. 11) des zugrunde liegenden Herz-Stillstandes und entscheidet über die weiteren Maßnahmen. Die Therapie des Kammerflimmerns besteht (Tab. 16) in der Defibrillation, beginnend mit 200–300 Wsec. Möglicherweise genügen bereits Energien von 1–1,5 Joule/kg KG.

Wurde der Beginn des Kammerflimmerns am Monitor beobachtet, so empfiehlt sich eine sofortige Defibrillation. Ebenso bei nur kurzzeitig zurückliegendem Herz-Kreislauf-Stillstand [5]. Liegt der Herz-Kreislauf-Stillstand allerdings länger als 2 min zurück, so sollen die Maßnahmen der kardio-pulmonalen Reanimation begonnen werden. Führt die erste Defibrillation nicht zum Erfolg, soll eine weitere Defibrillation durchgeführt werden. Günstig ist der Einsatz von Lidocain (Xylocain®), Dosierung als Bolus 50–100 mg i.v. Die American Heart Association empfiehlt bei Therapieresistenz die Gabe von Adrenalin. Danach erneute Defibrillationsversuche.

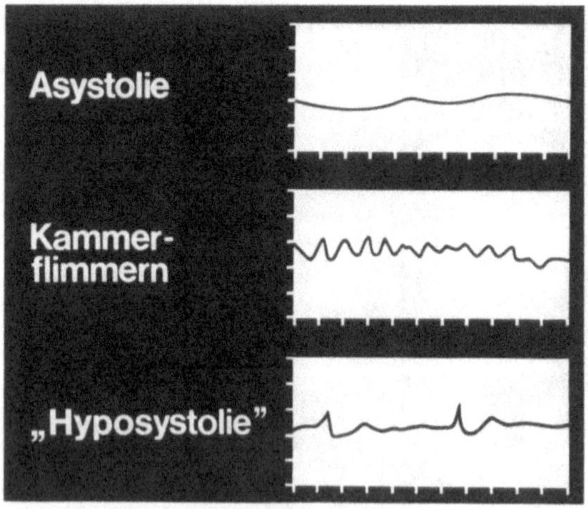

Abb. 11 Kreislaufstillstand – Grundtypen.

Bei therapieresistentem Kammerflimmern empfehlen sowohl Gorgaß [6] als auch Thimme [7] die Gabe von Kaliumchlorid. Läßt sich auch danach keine definitive Defibrillation erzielen, so können Beta-Rezeptorenblocker versucht werden [7].

Liegt eine Asystolie vor (Tab. 17), sollte zunächst Adrenalin in einer Dosierung von 0,5–1 mg sowie Natriumbikarbonat verabreicht werden, wenn danach kein Herzrhythmus zu erreichen ist, ergänzend Kalzium 10%ig 10–20 ml. Bei weiterbestehender Asystolie sollte [2] Alupent i.v. oder Adrenalin direkt intracardial gegeben werden. In seltenen Fällen kann bei therapieresistenter Asystolie ein passagerer Schrittmacher einen Herzrhythmus wieder herstellen. Liegt eine elektromechanische Entkoppelung vor (Tab. 18), so zeigt das EKG zwar eine elektrische Aktivität, es fehlt jedoch eine effektive Myokardfunktion. Empfohlene Maßnahmen sind Adrenalin, Kalziumgaben, Bikarbonat und eventuell Alupent. Bei dieser Form des Kreislauf-Stillstandes sollen Antischockhosen vorteilhaft sein [2].

Tabelle 17 Asystolie

Empfehlung AHA	Vorgehen in Ulm
Basismaßnahmen	Basismaßnahmen
Natriumbikarbonat	Natriumbikarbonat/O_2
Suprarenin	Suprarenin
Kalzium	Kalzium
Atropin	Transport unter Reanimation in die Klinik zum
Alupenttropfinfusion	Schrittmacher legen
Suprarenin intrakardial	
Schrittmacher	

Tabelle 18 Hyposystolie

Empfehlung AHA	Vorgehen in Ulm
Basismaßnahmen	Basismaßnahmen
Suprarenin	Natriumbikarbonat/O_2
Kalzium	Kalzium
Natriumbikarbonat	Alupent
Alupentinfusion	Suprarenin
Antischockhosen	
Intraaortaler Ballon	

Es sollte versucht werden, den Patienten am Ort des Kreislauf-Stillstandes zu stabilisieren und erst danach den Transport durchzuführen. Führen die Reanimationsmaßnahmen nicht zum Erfolg, stellt sich die entscheidende Frage, wie lange die Maßnahmen fortgesetzt werden sollen. Da der Notarzt am Notfallort nicht zu einer Hirntodfeststellung in der Lage ist [8], wird folgende Empfehlung gegeben: Das Nichtansprechen des kardiovaskulären Systems auf die Reanimationsmaßnahmen, d. h. der effektive Tod des Herzens wird als Basis für die Entscheidung zum Abbruch empfohlen. Eine verlängerte Reanimation sollte allerdings durchgeführt werden bei Kälteexposition des Opfers und bei Kindern [2].

Waren die Reanimationsmaßnahmen erfolgreich, so wird der Patient in Reanimationsbereitschaft auf eine Intensivtherapieeinheit transportiert. Die Vitalfunktionen können noch erheblich eingeschränkt sein.

Unser momentanes Vorgehen zur zerebralen Reanimation sieht bei erfolgreichen Reanimationsmaßnahmen eine hochdosierte Kortisongabe zur Hirnödemprophylaxe vor. Sofern die Kreislaufverhältnisse es erlauben, wird zusätzlich fraktioniert Barbiturat verabreicht. Wir verabreichen allerdings eine Testdosis von 50–100 mg. Kommt es zu einer Kreislaufdepression, wird von einer weiteren Barbituratgabe abgesehen.

Die Erfolge der Reanimation werden in der Literatur unterschiedlich beurteilt zwischen 2 bis 22% [9, 10, 11].

Vergleichbar sind Reanimationserfolge nur, wenn gleiche Maßstäbe angelegt werden und eine sorgfältige Dokumentation erfolgt.

Neuere Aspekte der Reanimation

Einige Aspekte sollen abschließend diskutiert werden, die in letzter Zeit in der Literatur mitgeteilt wurden und zum Teil hier bislang nur am Tierversuch erprobt wurden.

1. Techniken

a) Kardiale Wiederbelebung: Der präkardiale Schlag wird als Basismaßnahme nicht mehr empfohlen. Er soll nur noch angewandt werden, wenn ein Kammerflimmern unter Monitorkontrolle oder eine Asystolie infolge AV-Block auftritt.

b) Herzmassage: Das frühere Konzept der Kompression des Herzens, verbunden mit der Vorstellung einer direkten Pumpwirkung während der Kompression wird heute bezweifelt. So fanden Criley und Mitarbeiter [12], daß die intrathorakale Druckerhöhung einen effektiven Einfluß auf den Blutfluß hat. Er teilte mit, daß Patienten, die während einer Koronarangiographie flimmerten, durch Husten in 3 Sekunden-Abständen die Zeitphase bis zum Defibrillieren (maximal 25 sec.) überbrücken konnten. Sie blieben trotz Kammerflimmerns bei Bewußtsein.

Yin [13] fand, daß ein zerebraler Blutfluß infolge eines Druckgradienten zwischen Jugularvenen und Arteria carotis entsteht. Cohen [14] stellte fest, daß die Lungen als Blutreservoir dienen. Das Herz stellt eine passive Bluthöhle dar. Niemann [15] fand, daß Aorten- und AV-Klappen während der Kompression offen bleiben. Redding [16] überprüfte die neuen Vorstellungen am Hund. Er reanimierte zunächst nach der alten Methode, Kompression und intermittierende Beatmung. Zum Vergleich hielt er bei der neuen Methode eine Inspiration über 5 Kompressionan aufrecht, gefolgt von einer kurzen Expirationsphase. Er fand keine signifikanten Unterschiede im Blutfluß der Arteria carotis.

Chandra [17] änderte die Technik wie folgt ab: Im Tierversuch an Hunden ließ sie simultan 40mal pro Minute gleichzeitig eine Beatmung und eine Herzmassage durchführen. Dabei konnte sie eine erhebliche Steigerung der Karotisperfusion nachweisen. Problematisch sind dabei vor allem die enormen Drucksteigerungen im Thorax, die zum Barotrauma der Lunge führen können [18]. Taylor [19] konnte nachweisen, daß die Effektivität der Herzmassage durch Verlängerung der Kompression auf 50% zunimmt. Diese Neuerung hat bereits Eingang in die Empfehlung der AHA von 1980 gefunden.

c) Die offene Herzmassage soll nach Bircher und Safar [20] zu einer besseren Oxygenierung führen (Tierversuch).

d) Antischockhosen: Redding [21] beschrieb schon 1971 einen positiven Effekt von Antischockhosen auf den diastolischen Aortendruck.

2. Medikamente

Kardiale Reanimation

a) Die Blindpufferung mit Natriumbikarbonat wurde in der Vergangenheit deutlich überbewertet. Eine Alkalose (pH 7,6) steigert die Mortalität [22]. Deshalb sollte die blinde Pufferung zurückhaltend durchgeführt werden.

b) Katecholamine: Die Empfehlung, bei Asystolie Alupent zu injizieren, kann nach den Untersuchungen von Otto [23] und Meuret [24] nicht mehr gegeben werden. So sinkt nach der Gabe von Alupent der diastolische Aortendruck. Entscheidend für eine erfolgreiche Reanimation ist die Alpha-Rezeptoren-Stimulation. Vorausgegangene Alupentinjektionen verringern die Wiederbelebungschance. Das Alupent sollte bei Asystolie durch Suprarenin ersetzt werden. Ersatzweise kann Dopamin mit ähnlich guter Wirkung eingesetzt werden [25].

c) Kalziumantagonisten sollen nach Resnekow [26] die Flimmerschwelle heraufsetzen helfen. Auch die Zufuhr von Kaliumchlorid soll die Flimmerschwelle heraufsetzen und extreme Zufuhr sogar eine Defibrillation bewirken können [27].

Zerebrale Reanimation

a) Barbiturate: Entscheidend für das Überleben und die Qualität des Überlebens ist eine früheinsetzende Hirnprotektion. Man fand, daß Barbiturate die Zeitspanne für eine erfolgreiche Reanimation verlängern können [28, 29, 30]. Die Dosierungen, die empfohlen werden, lauten: Bolusinjektion von 15–20 mg/kg KG und Stunde. Diese hohe Dosierung scheint gerade für die außerklinische Notfallmedizin wegen ihrer Nebenwirkungen viel zu hoch zu liegen.

b) Aus diesem Grunde emfpiehlt Hempelmann [31] die Verwendung von Etmoidate in einer Dosierung von 1 mg/kg KG als Bolus. Die Wirkung soll dem Thiopental ähnlich sein, die Kreislaufdepression dagegen deutlich geringer.

c) Als weitere hirnprotektive Medikamente werden diskutiert: Althesin, Diphenylhydantoin [32] sowie Kalziumantagonisten [33].

d) Kortikosteroide: Sie werden ebenfalls in ihrer Wirkung als Hirnschutz nach Reanimation unterschiedlich beurteilt [34, 35]. Es wird deshalb vorgeschlagen, mit der Steroidtherapie zu beginnen und bei fehlender Senkung des intrakraniellen Drucks oder fehlender Aufhellung eines Komas diese abzusetzen [36].

Die Diskussion über die im letzten Abschnitt angesprochenen neueren Aspekte der Reanimation ist noch nicht abgeschlossen. Viele der zitierten Befunde sind noch weit davon entfernt, in die allgemein gültigen Empfehlungen zur kardiopulmonalen Reanimation aufgenommen zu werden [37]. Es bedarf dazu weiter intensiver experimenteller und vor allem klinischer Studien, ehe Methoden, die bislang schon unzweifelhaft vielen Personen das Leben gerettet haben, durch neuere Verfahren abgelöst werden können.

Literatur

[1] Ahnefeld, F. W.: Sekunden entscheiden. Springer-Verlag, Berlin, 1981.

[2] American Heart Association: Standards and Guidelines for Cardiopulmonary Resuscitation (CPR) and Emergency Cardiac Care (ECC). JAMA **244** (1980), 453.

[3] Thompson, R. G. and A. P. Hallstrom: Bystander-Initiated Cardiopulmonary Resuscitation in the Management of Ventrikular Fibrillation. Ann. Int. Med. **90** (1979), 737.

[4] Redding, J. S.: Cardiopulmonary resuscitation: an algorithm and some common pitfalls. American Heart Journal **98** (1979), 788.

[5] Chamberlain, D. A. and J. H. Williams: Immediate care of cardiac emergencies. Anaesthesia **31** (1976), 758.

[6] Gorgaß, B. und F. W. Ahnefeld: Der Rettungssanitäter. Springer-Verlag, Berlin, 1980.

[7] Thimme, W., S. Geerken, A. Nötges, J. H. Schäfer und U. Tönnesmann: Wiederbelebung nach akutem Myokardinfarkt. Intensivmed. **16** (1979), 16.

[8] Lippert, H. D.: Wie lange reanimieren? Notfallmedizin **8** (1982), 998.

[9] Hershey, C. O. and L. Fisher: Why Outcome of Cardiopulmonary Resuscitation in General Wards is Poor. Lancet **1** (1982), 31.

[10] Eisenberg, M. S., M. K. Copass, A. Hallstrom, L. A. Cobb and L. Bergner: Management of Out-of-Hospital Cardiac Arrest. JAMA **243** (1980), 1049.

[11] Wollinsky, K. H., J. Schäffer, H.-H. Mehrkens und W. Dick: Reanimationsergebnisse – Präzisierung und Bewertung nach einem standardisierten Schema. Notfallmedizin **8** (1982), 611.

[12] Criley, J. M., A. H. Blaufuss and G. L. Kissel: Cough-Induced Cardiac Compression. JAMA **236** (1976), 1246.

[13] Yin, C. P., J. M. Cohen and J. Tsitlik: Arterial Resistance to collapse: A determinant of peripheral flow resulting from hogh intrathoracic pressure, abstracted. Circulation **60** (suppl. 2) (1979), 196.

[14] Cohen, J. M., P. O. Anderson, A. Van Aswegen et al.: Timing of intrathoracic blood flow during resuscitation with high intrathoracic pressure, abstracted. Circulation **60** (suppl. 2), (1979), 196.

[15] Niemann, J. T., J. Rosborough, M. Hausknecht, S. Ung and J. M. Criley: Blood flow without cardiac compression during chest CPR. Critical Care Medicine **9** (1981), 380.

[16] Redding, J. S., R. R. Haynes and J. D. Thomas: „Old" and „new" CPR manually performed in dogs. Critical Care Medicine **9** (1981), 386.

[17] Chandra, N., M. Rudikoff and M. L. Weisfeld: Simultaneous Chest Compression And Ventilation At High Airway Pressure During Cardiopulmonary Resuscitation. Lancet **1** (1970), 175.

[18] Bircher, N. and P. Safar: Comparison of standard, and „new" closed-chest CPR and open-chest CPR in dogs. Critical Care Medicine **9** (1981), 384.

[19] Taylor, G. J., W. M. Tucker, H. L. Greene, M. T. Rudikoff and M. L. Weisfeldt: Importance of Prolonged Compression During Cardiopulmonary Resuscitation in Man. The New Engl. J. Of Med. **296** (1977), 1515.

[20] Bircher, N. G. and A., B. and P. Safar: Open Chest CPR Is Better For The Brain Than Standard or „New" External CPR. Anesth. **55** (1981), A 104.

[21] Redding, J. S.: Abdominal Compression in Cardiopulmonary Resuscitation. Anesthesia and Analgesia **50** (1971), 668.
[22] Weil, M. H.: Iatrogenic Alkalosis In CPR. Emergency Medicine **4** (1981), 55.
[23] Otto, C. W., R. W. Yakaitis and C. D. Blitt: Mechanism of action of epinephrine in resuscitation from asphyxial arrest. Critical Care Medicine **9** (1981), 364.
[24] Meuret, G., H. G. Lenders und K. L. Scholler: Orciprenalin oder Adrenalin in der Reanimation. Der Anästhesist **31** (1982), 522.
[25] Otto, C. W., R. W. Yakaitis, J. S. Redding and C. D. Blitt: Comparison of dopamine, dobutamine, and epinephrine in CPR. Critical Care Medicine **9** (1981), 366.
[26] Resnekow, L.: Calcium antagonist drugs – myocardial preservation and reduced vulnerability to ventricular fibrillation during CPR. Critical Care Medicine **9** (1981), 360.
[27] Babbs, C. F.: Alteration of defibrillation treshold by antiarrhythmic drugs: a theoretical framework. Critical Care Medicine **9** (1981), 362.
[28] Michenfelder, J. D. and R. A. Theye: Cerebral protection by thiopental during hypoxia. Anesthesiol. **33** (1970), 430.
[29] Mehrkens, H. H.: Zerebrale Reanimation: Wirken Barbiturate hirnprotektiv? Notfallmedizin **8** (1982), 157.
[30] Demopoulous, H. G., E. S. Flamm and M. L. Seligman: Antioxydant effects of barbiturates in model membranes udergoing free radical damage. Acta. Neurol. Scand. **56** (Suppl. 64), (1977), 152.
[31] Hempelmann, G., V. Lüben und N. Klug: Möglichkeiten der Hirnprotektion unter besonderer Berücksichtigung von Etmidat. Notfallmedizin **8** (1982), 83.
[32] Heuser, D.- Möglichkeiten und Grenzen zerebraler Protektion Versuch einer Bestandsaufnahme. Anästhesiologie und Intensivmedizin **8** (1982), 315.
[33] White, B. C.: Calcium blockers given after CPR may save brains denied blood up to an hour. The Newsmagazine Of Medicine **1** (1982), 11.
[34] Gudemann, S. K., J. D. Miller and D. P. Becker: Failure of high-dose steroid therapy to influence intracranial pressure in patients with severe head injury. J. Neurosurg. **51** (1979), 301.
[35] Hausmann, D. und J. Schulte am Esch: Zum prognostischen Wert einiger intensivmedizinischer Parameter bei langzeitintubierten, neurochirurgischen Patienten. Anästh. Intensivther. Notfallmed. **17** (1982), 139.
[36] Wiedemann, K. und J. Hamer: Zur Behandlung des Schädel-Hirn-Traumas. Anästhesiol. Intensivmed. **23** (1982), 15.
[37] Dölp, R.: Probleme der kardialen und zerebralen Reanimation. Vortrag auf dem Deutschen Anästhesie-Kongreß Wiesbaden, Oktober 1982.

16. Ergebnisse von 1214 kardiopulmonalen Reanimationen am Notfallort

G. H. Engelhardt und Chr. Zapf

Der plötzliche und zu diesem Zeitpunkt nicht erwartete, potentiell reversible Kreislaufstillstand ist eine extreme Notfallsituation, die eine minutenschnelle kardiopulmonale Reanimation erforderlich macht – im präklinischen Bereich am besten durch den Notarzt.

Wir haben schon einmal – vor 14 Jahren – über 138 kardiopulmonale Reanimationen berichtet, die präklinisch im Kölner Notarztdienst von uns durchgeführt wurden.

94 Herzmassagen wurden ausschließlich extern, 44 intern mit Thorakotomie und nach erfolglos vorausgegangener externer Massage vorgenommen. Von diesen 138 Patienten hatten bis zur Krankenhausentlassung nur 2 überlebt. In beiden Fällen handelte es sich um Intoxikationen, die extern reanimiert wurden, nicht um Unfallverletzte.

Wir haben jetzt nochmals die Reanimationspatienten unseres Notarztdienstes herausgesucht und retrospektiv ausgewertet, zumal im Schrifttum hierzu nur begrenzte Angaben zu erhalten sind. Ausgewertet wurden die nach jedem Einsatz anzufertigenden Einsatzprotokolle, die frei erstellt werden und nicht selten als lückenhaft bezeichnet werden müssen, so daß ihre Aussagekraft für eine statistische Auswertung eingeschränkt ist. Ich darf diese für die Bewertung der vorzulegenden Ergebnisse wichtige Tatsache nicht unterdrücken.

Die durchgeführten Wiederbelebungsmaßnahmen sollten u. a. nach folgenden Gesichtspunkten ausgewertet werden:

1. Zustand des Patienten bei Eintreffen am Einsatzort
2. Beziehung der Wiederbelebungschancen zur Fahrzeit des Rettungsdienstes
3. Ursachen des Kreislaufstillstands
4. Alter der reanimierten Patienten
5. Vorerkrankungen
6. Im Krankenhaus weiterbehandelte Patienten
7. Obduktionsergebnisse

Einbezogen wurden alle kardiopulmonalen Reanimationen mit Beatmung und extrathorakaler Herzmassage, die vom Notarzt eingeleitet und durchgeführt oder bereits von Laien begonnen und von Notärzten fortgesetzt wurden. Unerheblich für die Auswahl blieben die Ursache, die Dauer oder der Ausgang der Reanimationsversuche.

Durchgesehen wurden 24 209 Einsatzprotokolle aus der Zeit von 1. 1. 1976 bis 31. 12. 1980. Diese Einsätze wurden von Notärzten unserer Klinik durchgeführt. von 20 330 behandelten Patienten wurde bei 1214 (6%) ein Reanimationsversuch mit Beatmung und Herzmassage vorgenommen (Tab. 19).

Tabelle 19

NA Köln - Einsätze v. 1. 1. 76–31. 12. 80		
Total (A 1 + A 10)	24 209	
Fehleinsätze	4 112	
Vorsorgliche	219	
Patienten	20 330	(100%)
intern. neurolog. pädiatr. etc.	11 053	(54,4%)
chirurg.	5 725	(28,2%)
gynäkol.	216	(1,0%)
Verlegungen	78	(0,4%)
Todesfeststellung	3 264	(16,0%)
Reanimationen	1 214	(6%)

Aufgrund von Angaben in den Einsatzprotokollen hätten 436 Patienten vom Notarzt in ein Krankenhaus gebracht worden sein müssen, jedoch ließen sich von nur 280 Patienten Krankenhausblätter auffinden, so daß sie kritisch durchgesehen werden konnten (Tab. 20).

Tabelle 20

NA Köln - Reanimationen	
Total	1 214
In KH gebracht	436
Im KH nachuntersucht	280
Aus KH entlassen	36

Als Ursache der erheblich eingeschränkten Erfolgschancen einer präklinisch durchgeführten Reanimation gilt vornehmlich der Zeitfaktor. Wir haben heute schon darauf hingewiesen, daß in Köln 75% der Einsatzorte in 5 Minuten und 97% in 10 Minuten erreicht werden können. Bessere Durchschnittswerte lassen sich bei einem sinnvoll organisierten Rettungsdienst kaum erzielen. Somit müßten wir in Köln eigentlich gute Voraussetzungen für eine erfolgversprechende Wiederbelebung haben. Bei der Auswertung können wir allerdings nur von den minutengenau erfaßten Fahrzeiten ausgehen, die Zeit davor seit Eintritt des Kreislaufstillstands bleibt in der Regel unbekannt und kann außerordentlich schwankend sein.

Einen Einfluß der Fahrzeit auf die primären Erfolgschancen konnten wir nicht feststellen. Obschon 43,5% der reanimierten Patienten innerhalb von 3 Minuten erreicht und behandelt wurden, lagen die primären Reanimationserfolge (Wiedereinsetzen der spontanen Herzaktion) in dieser Gruppe mit 28,6% nur unwesentlich höher als bei den Patienten, die innerhalb von 5 Minuten erreicht wurden mit 24,7% primär einsetzender Herzaktionen (Abb. 12). Auch die Relation der stationär aufgenommenen Patienten zu den bis zur Krankenhausentlassung wiederhergestellten bleibt in etwa gleich – ob die Maßnahmen nach 3 oder erst nach 5 Minuten begannen.

Dies ist in der Tat enttäuschend, wenn auch diese trostlose Gesamtbilanz immer wieder von einzelnen Erfolgserlebnissen durchbrochen wird, die uns vor einem therapeutischen Nihilismus bewahren. Unter diesem Eindruck muß gefordert werden, den Notarzt möglichst früh, am besten prophylaktisch, zu alarmieren, um die therapiefreie Zeit weiter zu verkürzen.

Bei den vom Notarzt erfaßten Krankheitsbildern, die zu einem Kreislaufstillstand führten, waren die internistischen Ursachen viermal häufiger als die chirurgischen.

Das Lebensalter des Patienten zeigte keinen Einfluß auf die Wiederbelebungsergebnisse. Allerdings waren die unfallverletzten Reanimationspatienten mit einem Durchschnittsalter von 38 Jahren wesentlich jünger als die internistischen Notfallpatienten oder das Gesamtkollektiv mit einem Durchschnittsalter von 57 Jahren. Wir alle sind wohl geneigt, die Indikation zu Wiederbelebungsmaßnahmen bei jüngeren Patienten großzügiger zu stellen. Leider muß festgehalten werden, daß keiner der 63 Unfallverletzten, Durchschnittsalter 38 Jahre, seinen Kreislaufstillstand überlebt hat. Dagegen waren von den 36 Patienten, die ihren Kreislaufstillstand bis zur Krankenhausentlassung, also definitiv, überlebten, 19 (52,8%) älter als 60 Jahre! Soweit feststellbar, fanden wir relativ häufig kardiale oder zirkulatorische Vorerkrankungen (Tab. 21).

Tabelle 21

NA Köln – Vorerkrankungen bei Reanimationen

Total	1 214
	211 Herzinfarkt
	173 Herzerkrankung
	46 Hypertonie
	55 Diab. Mell.

Wir haben uns bemüht, das Schicksal der von Notärzten in Kölner Krankenhäuser eingelieferten Patienten zu erfassen. Dabei konnten wir dankenswerterweise 280 Krankenblätter einsehen, 182 Patienten (93,8%) hatten einen internistischen, 12 (6,2%) einen chirurgischen Notfall erlitten. Über die restlichen 86 Patienten lagen

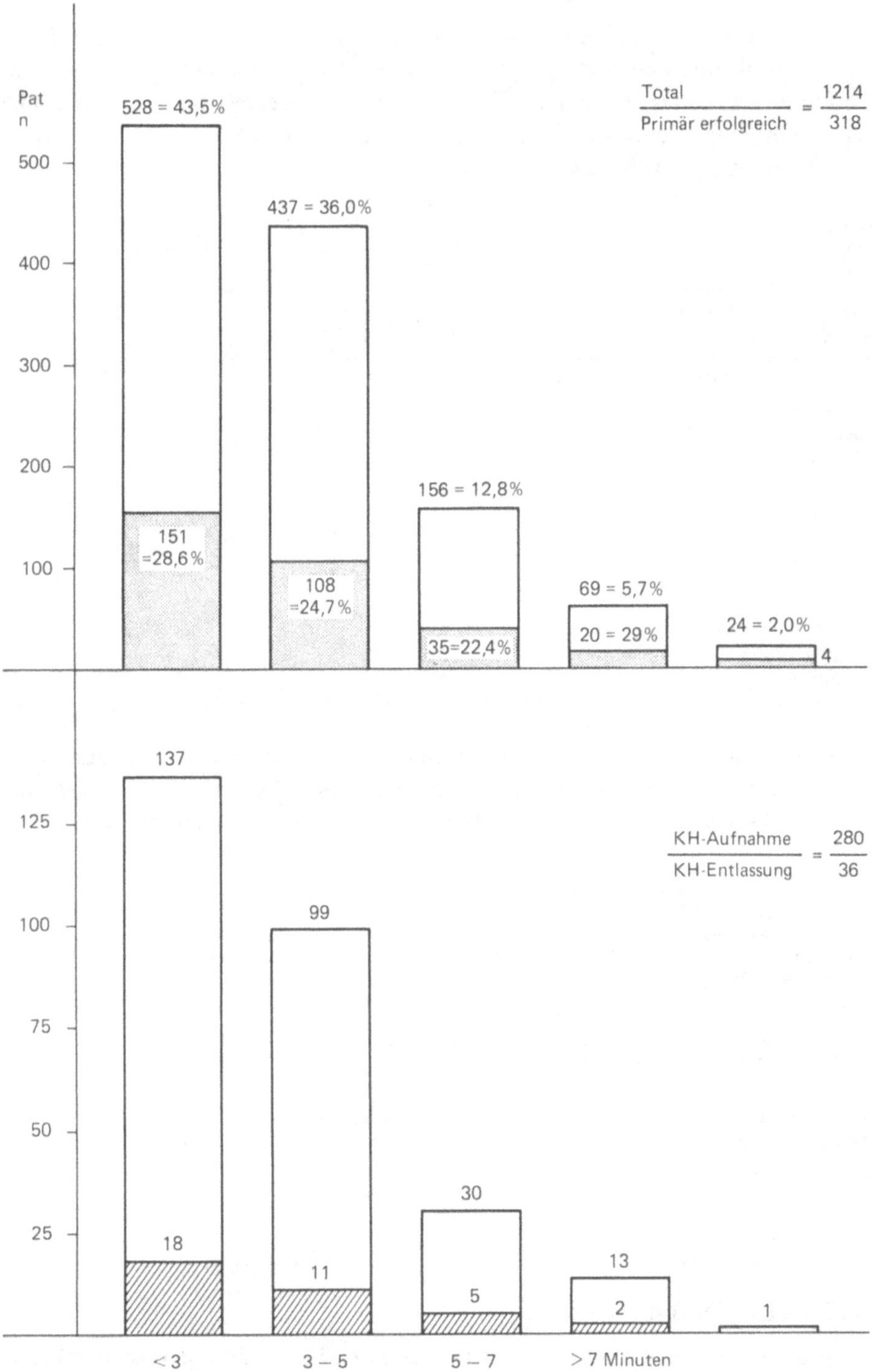

Abb. 12 NA Köln – Fahrtzeiten bei Reanimationen.

keine diagnostischen Angaben vor. 36 Patienten haben ihren Kreislaufstillstand bis zur Krankenhausentlassung überlebt. Das sind fast genau 3,0% aller reanimierten Patienten. Dabei wurde nur 1 Patient mit einem neurologischen Defektschaden (Hemiparese) entlassen. Kammerflimmern wird offensichtlich eher überlebt als eine Asystolie (Tab. 22).

Tabelle 22

NA Köln	
Reanimierte Patienten	1 214
Aus KH entlassen	36
Von 36 erfolgreichen Reanimationen	
Am Unfallort:	
Noch Lebenszeichen	4
Schnappatmung	11
Kammerflimmern	27
Asystolie	1
KH-Diagnose:	
Herzinfarkt	27
Adam-Stokes	1
Status asthmaticus	1
Lungenembolie	2
Unbekannt	4

Im Krankenhaus verstarben 38% der primär erfolgreich reanimierten Patienten in der ersten Stunde; bis zum Ablauf der ersten 24 Stunden weitere 18,6%, so daß mehr als die Hälfte aller Patienten den ersten Tag nicht überlebten (Tab. 23).

Tabelle 23

NA Köln – Reanimationen	
Tod im KH	
In der 1. Stunde	107 – 38,2%
2.–6. Stunde	24 – 8,6%
7.–12. Stunde	13 – 4,6%
13.–24. Stunde	15 – 5,4%
25.–48. Stunde	15 – 5,4%
49.–120. Stunde	23 – 8,2%
121.–240. Stunde	26 – 9,3%
> 240 Stunden	21 – 7,5%
	244
Aus KH entlassen	36

Als Bilanz bleibt festzuhalten:

1. 3% der kardiopulmonal reanimierten Patienten haben ihren Kreislaufstillstand bis zur Krankenhausentlassung überlebt.

2. Kein einziger Unfallpatient hat seinen Kreislaufstillstand überlebt, obschon gerade diese Patientengruppe ein wesentlich jüngeres Durchschnittsalter hatte.
3. Die Fahrzeit des Rettungsdienstes hat keinen Einfluß auf die Reanimationsergebnisse,
   beim Unfallverletzten offensichtlich wegen der Schwere der Verletzungen;
   beim internistischen Notfall, weil die Zeit vor Eintreffen des Notarztes als therapiefreies Intervall verloren ist.
4. Patienten mit Kammerflimmern haben eine deutlich größere Reanimationschance als Patienten mit einer Asystolie.
5. Wiederbelebungsversuche, die von Ärzten oder medizinischen Laien vor Eintreffen des Rettungsdienstes eingeleitet werden, scheinen die Prognose der Patienten zu verbessern (Tab. 24).

Tabelle 24

NA Köln – Reanimationen (1 214)		
Erstmaßnahmen durch		
Laien	22	davon 7 (11,9%) aus KH entlassen (Laien und Ärzte)
Ärzte	37	
Rett.-San.	153	davon 6 (3,9%) aus KH entlassen
	212	(17,5% von 1 214)

• Von 212 anbehandelten Patienten
  13 (6,1%) aus KH entlassen

• Von 36 aus KH entlassenen Patienten
  13 (36,1%) vor NA behandelt

Unsere Studie kann wegen ihres restrospektiven Charakters nur Tendenzen aufzeigen; eine Ergänzung durch eine prospektive kontrollierende Studie ist trotz der dabei zu erwartenden organisatorischen Schwierigkeiten erforderlich, wenn wir exakte Einsichten gewinnen wollen.

Bei einer globalen Überlebensquote von nur 3% kann ich mir als Chirurg einen nochmaligen Rückblick nicht versagen, weil ich auf der Suche nach einer Verbesserung einen Denk- und Diskussionsanstoß zu sehen glaube.

Von den bereits erwähnten 138 Herzmassagen waren 94 externe in nur etwa 10% primär erfolgreich (jetzt etwa 27%), von den 44 internen jedoch fast 50%. Möglicherweise ist die manuelle Berührung des Herzens ein zusätzlicher Stimulationsreiz. Unter diesen Umständen bin ich dafür, daß wir die Möglichkeit einer intrathorakalen Herzmassage am Notfallort erneut diskutieren.

Abschließend und überleitend darf ich darauf hinweisen, daß aus unserem Patientengut 132 Patienten obduziert wurden. Wir haben Herrn Saternus vom Institut für

Rechtsmedizin in Köln um einen Diskussionsbeitrag hierzu gebeten, zumal er sich bereits seit 1979 aufgrund von Obduktionen mit Reanimationsfolgen befaßt und darüber auch mehrfach berichtet hat.

Literatur

Hernandéz-Richter, H. J., G. H. Engelhardt und A. Geipel: Erfahrungen über extra- und intrathorakale Herzmassagen am Unfallort. Heft Mschr. Unfallheilk. **91** (1967), 230.

Hernandéz-Richter, H. J. und G. H. Engelhardt: Überlebensaussichten bei interner und externer Herzmassage am Unfallort. Bayrischer Chirurgenkongreß 1969, München. MMW, **7** (1969), 373–375.

Hernandéz-Richter, J. J. und G. H. Engelhardt: Posibilidades de supervivencia con el masaje cardioco interno y externo en el lugar del accidente. MMW Barcelona-Madrid, **5** (1970), 483–478.

Zur Diskussion gebeten:

Ethische und rechtliche Aspekte der Reanimation

K.-S. Saternus

Fachübergreifende Zusammenarbeit zwischen Rechtsmedizinern und Notärzten

Es ist selbstverständlich, daß Ergebnisse und Folgen der Reanimation von verschiedenen medizinischen Disziplinen aus einem jeweils anderen Blickwinkel, jedoch mit derselben Blickrichtung betrachtet werden. So haben wir als Rechtsmediziner die Tätigkeit der Kölner Notärzte seit 1979 im Sinne einer Qualitätskontrolle begleitet und intensiv den Erfahrungsaustausch gesucht (Saternus, 1981; Saternus u. Staak, 1982; Staak u. Saternus, 1982).

Die gemeinsame Arbeit zwischen Rechtsmedizinern und Notärzten läßt sich in Köln jedoch noch weiter zurückdatieren. So haben sich 1967 Engelhardt, Hernández-Richter und Geipel Fragen der Effizienz der extra- und intrathorakalen Herzmassage am Unfallort gewidmet. Aber auch anderenorts ist die Zusammenarbeit zwischen Rechtsmedizinern und den Notärzten im Sinne einer Qualitätskontrolle erfolgreich etabliert (Lignitz, Gillner u. May, 1977; Sefrin, Albert u. Schulz, 1980; Rittner, 1982). Dabei wird sich der Rechtsmediziner nicht als Kritiker der schweren und verantwortungsvollen Tätigkeit der Notärzte und ihrer Gehilfen, der Rettungssanitäter und Feuerwehrleute, verstehen wollen, sondern das beiderseitige Interesse liegt in der fachübergreifenden Zusammenarbeit mit einem kollegialen Meinungs- und Informationsaustausch. Nur durch eine vertrauensvolle Zusammenarbeit lassen sich letztlich medizinische Standards heben. Und solche medizinischen Standards sind unverzichtbar. Die allenthalben erhobenen Klagen über die Kosten der medizinischen Qualitätskontrolle als eine erneute Ausweitung ärztlicher Leistungen werden deshalb weder dem wirtschaftlichen Aspekt gerecht, noch träfen sie für diese Form der Qualitätskontrolle zu. Unsere Qualitätskontrolle ist praktisch kostenneutral. Ohne zusätzliche bürokratische oder organisatorische Maßnahmen werden die meisten vom Notarzt festgestellten Todesfälle dem Institut für Rechtsmedizin der Universität auch in seiner Funktion als dem Städtischen Leichenschauhaus der Stadt Köln zugeführt. Eine weitergehende Untersuchung erscheint somit sinnvoll.

Erfolg und Selektion

Unser Interesse galt einmal dem Erfolg der Tätigkeit der Notärzte, aber auch der Frage, ob selbst unter der Extremsituation des Notarzteinsatzes eine Komplikationsminderung möglich ist. Über die Ergebnisse der 25jährigen Bemühungen und der damit erkennbaren Erfolge haben im Laufe des Symposiums in seinem Beitrag zur Geschichte des NAW Köln E. Friedhoff sowie in der Auswertung von 1214 kardiopulmonalen Reanimationen und in der Darstellung des Films »25 Jahre Kölner Notarztdienst« G. H. Engelhardt berichtet.

Aber selbst der Erfolg könnte ethische und rechtliche Probleme aufwerfen. Denn Erfolg kann auch unter Umständen bedeuten, daß erfolgreich selektioniert worden ist. Hinter diesem Wort Selektion – Auswahl der Geeigneten – verbergen sich dann die eigentlichen Probleme. So wird beispielsweise von Thimme u. Mitarb. (1979) bei älteren Menschen generell ein abgekürztes Reanimationsverfahren erwogen. Sie stützen sich bei ihrem Vorschlag auf eine Befragung von Füsgen u. Summa (1976, 1978) bei über-60jährigen Patienten, die erfolgreich reanimiert worden waren. Dabei wünschte ein Teil der Befragten bei erneuter Dekompensation des Leidens keine nochmalige Reanimation. Zur Frage der Behandlungspflicht und des Behandlungsabbruchs gibt es eine breitgefächerte Palette von Auffassungen (Lit. Schara, 1975; Wawersik, 1976; Sims u. Penick, 1978; Schneider, 1981; Staak u. Saternus, 1982; Lawin u. Huth, 1982; Saternus, 1983 u. a.). Danach scheint uns diese Diskriminierung der älteren Patienten, also der Über-60jährigen, weder vom ethischen noch vom rechtlichen Standpunkt aus gerechtfertigt. Selbstverständlich soll nicht der ,,Lebenserhaltung“ mit allen technisch denkbaren Möglichkeiten nach eingetretenem Hirntod das Wort geredet werden. Dieses Problem beträfe in erster Linie die stationäre intensiv-medizinische Betreuung. Hier werden ärztliche Entscheidungen zwischen der sogenannten Maximal- und Minimaltherapie (Schara, 1975) eine Indikation finden. Vielmehr geht es um die Frage, ob die Variable Lebensalter gleichzusetzen ist mit ausgeprägter Funktionsstörung, die auch bei erfolgreicher Reanimation letztendlich in einen lebensunfähigen therapierefraktären Zustand einmünden wird. Wir glauben hingegen, daß sich auch im Laufe des Symposiums gezeigt hat, daß ganz andere Variablen als das Lebensalter eine entscheidende Aussage über die Prognose erlauben. Von dort her können wir auch Wiemers (1973) nicht folgen, der einerseits dem Lebensalter keine zentrale Bedeutung zumißt, es dennoch in seine Überlegungen beim Abbruch der Reanimation einbezieht, wenn er vorschlägt, bei älteren Menschen und negativem Ergebnis der Reanimation diese früher abzubrechen.

Entschiedener Gegner jeglicher Diskriminierung bestimmter Arten menschlichen Lebens ist Bockelmann (1976), dessen Haltung wir uns nicht nur aus ethischen und rechtlichen, sondern auch aus epidemiologischen Gründen anschließen wollen. So betont Schara (1975), daß bei der Bewertung der Patientensituation die große

Schwierigkeit darin liege, daß es für den Verlauf einer Krankheit und für die Beurteilung einer klinischen Situation keine absolute Sicherheit, sondern nur eine statistisch verifizierte mehr oder weniger große Wahrscheinlichkeit gäbe. Selbst aber diese statistisch gesicherte Wahrscheinlichkeit ist bis heute von keinem Untersucher vorgelegt worden. So fehlen bisher Angaben über die Länge der Reanimationszeit bei verschiedenen Erkrankungen in Abhängigkeit vom Lebensalter. Eine derartige Untersuchung erscheint als prospektive Studie vordringlich.

Aber auch die Ergebnisse der Untersuchungen der Kölner Notärzte, welche die 1966 von Horatz u. Spindler vorgelegten Ergebnisse bestätigen, bei denen durchaus die Über-60jährigen Patienten mit jüngeren vergleichbare Ergebnisse bei der Reanimation aufwiesen, legen beredtes Zeugnis gegen die modifizierte Reanimation ab. So war in der vorgelegten Untersuchung von Engelhardt auf diesem Symposium das mittlere Lebensalter der Patienten, die das Krankenhaus nach erfolgreicher kardiopulmonaler Reanimation wieder verlassen konnten, etwas über 60 Jahre. Und man darf den im Einsatz gewesenen Notarzt sowie den klinisch weiterbehandelnden Ärzten gratulieren, daß sogar ein 81jähriger Patient die Klinik wieder verlassen konnte.

Es gibt kaum eine gefährlichere Devise als die, eine Lebensverlängerung nur unter der Voraussetzung der Lebensqualität zu sehen.

Bisherige Ergebnisse der Qualitätskontrolle bei der notfallmäßig durchgeführten kardiopulmonalen Reanimation

Die unter Notfallbedingungen durchgeführte kardiopulmonale Reanimation erfordert Zügigkeit und entschiedenes Handeln. Von dort her erscheint es selbstverständlich, daß therapiespezifische Schäden nicht vollkommen vermieden werden können. Wie groß diese Komplikationsrate ist, hängt von der Größe des Rasters ab, mit dem sie bestimmt wird. Geht man, wie in den meisten klinischen Studien, nur von bedeutsamen Läsionen aus, so wird die Komplikationsdichte gering sein müssen. Gefahndet wird nur nach solchen Reanimationsfolgen, die zu einer klinischen Symptomatik führen. Damit ist für den klinischen Bereich eine sinnvolle Einengung gegeben. So wird es nicht vorstellbar sein, daß ein Hals-Nasen-Ohren-Konsiliarius auf eine Intensivstation gebeten wird, nur um nach etwaigen lokalen Läsionen als Folge der notfallmäßig durchgeführten Intubation zu fahnden.

Unser Ansatz bestand jedoch darin, in einer prospektiven Studie auch die feinsten Schürfungen und Unterblutungen zu erfassen. Dabei wurden bisher völlig unbekannte Schädigungen und Schädigungsmechanismen aufgedeckt (Saternus, 1981, 1982a, b; Saternus u. Staak, 1982; Saternus u. Fuchs, 1982a, b).

Gestützt auf eine Basisuntersuchung erfolgte die Rückkopplung mit den Kölner Notärzten. Und in gemeinsamen Gesprächen auch im großen Rahmen wurde nach Möglichkeiten der Schadensminderung gesucht.

Die Ergebnisse sind ermutigend. So ließ sich generell die Verletzungsfrequenz, wie in der Abbildung 13 dargestellt ist, nennenswert senken (Saternus u. Staak, 1982). Insgesamt ging der Anteil von 97% auf 74,3% zurück. Bei Adulten betrug diese Relation 100:84%. Es sei ausdrücklich noch einmal hervorgehoben, daß bei der Bewertung auch die geringsten, klinisch unter Umständen unbedeutenden Läsionen erfaßt worden sind. Weiterhin muß betont werden, daß in keinem Fall eine Schädigung eines Menschen oder gar der Tod als Reanimationsfolge zu verzeichnen gewesen ist. Damit ist selbstverständlich noch keine Aussage über die Patienten gemacht, die bei erfolgreicher Reanimation die Klinik erreicht haben. Der extrem hohe Anteil von Komplikationen kann durchaus darauf zurückzuführen sein, daß bei frustraner Reanimation und einem letztendlich verzweifelten Versuch mit größerer Intensität die einzelnen mechanischen Stimuli gesetzt werden als es bei Erfolg der Fall gewesen wäre. Von dort her sind die postmortalen Ergebnisse nicht voll mit den klinischen Daten vergleichbar. Andererseits bedurfte es aber erst der Feststellung bestimmter Verletzungen und der entsprechenden Mechanismen, um dieser Form der Läsion erfolgreich begegnen zu können. So war einer der Gründe für die hohe Verletzungsfrequenz in der Beteiligung der Halswirbelsäule zu sehen. In einer Basisuntersuchung (Saternus, 1981) betrug die Beteiligung der HWS 66%. Dabei handelte es sich vorzugsweise um kleinere Bandscheibenablösungen und Einblutungen mit einer Bevorzugung des Bewegungssegmentes C 5/6, wobei speziell osteochondrotisch vorbestehende Spalten weitergerissen und eingeblutet waren. Daneben wiesen insbesondere die Wirbelbogengelenke Unterblutungen auf. Als Ursache dieser Verletzung konnte die Lagerung zur Intubation auf dem Reanimationsbrett erkannt werden, bei der nicht nur der Kopf rekliniert, sondern typischerweise auch die Halswirbelsäule dorsal flektiert wird. Bei schlechter Sicht zur Intubation war es ein Standardvorgehen der Rettungssanitäter, auf den Vorderhals zu drücken, um den Kehlkopfeingang darzustellen und bei erfolglosem Bemühen durch einen Griff in den Nacken die Halswirbelsäule zu hyperlordosieren. Diese kräftige Überstreckung des Halses beim Bewußtlosen, dem jede aktive Muskelsperre fehlte, wurde als wesentliche Traumatisierung erkannt. Sie konnte – wie die Abbildung 13 zeigt – wesentlich gemindert werden. So nahm die Verletzungsfrequenz der Halswirbelsäule bei Adulten um mehr als 20% ab, und mit dieser Häufigkeitsabnahme wurde insbesondere auch die Schwere der Verletzungen gemindert, was sich an der Anzahl Mehrfachverletzungen in den verschiedenen Halswirbelsäulensegmenten belegen ließ.

Während die lokale Tubus- und Laryngoskopschädigung bei der Zügigkeit des Vorgehens praktisch unbeeinflußt geblieben ist, konnte auch bei der externen

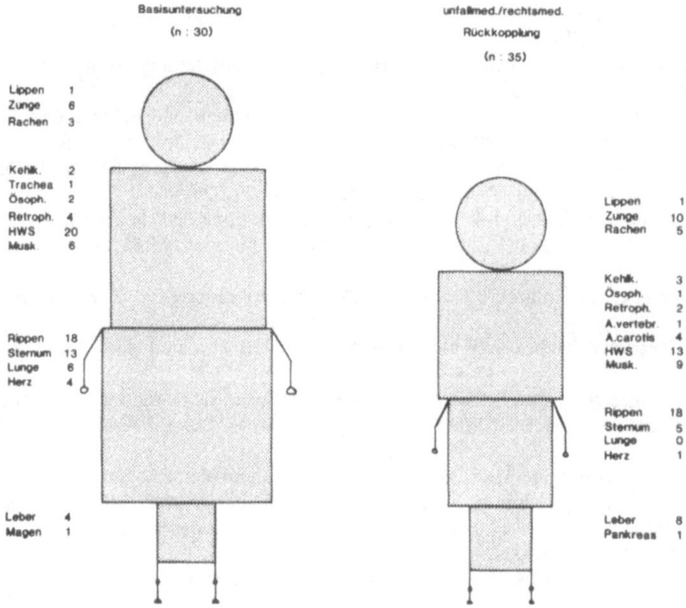

Abb. 13 Proportionsschema der Organverletzungen nach Reanimationsversuchen (Bezug: 100%).

Herzmassage die Thoraxverletzung erheblich herabgesetzt werden. Dabei war schon aus mechanischen Gründen eine Minderung beim starren unelastischen Thorax nicht möglich, um so mehr jedoch bei elastischen Thoraces. Hier konnte der Anteil der knöchernen Verletzungen auf fast ein Viertel des Ausgangswertes gesenkt werden (Saternus u. Staak, 1982).

Abschließend sei noch ein Blick auf die Brustkorbverletzungen bei über 60jährigen Patienten geworfen. Zweifellos nimmt mit dem Alter die Starre des Brustkorbs zu. Dennoch war bei ihnen in 13% der Fälle der Thorax bei der kardiopulmonalen Reanimation intakt geblieben und in 23% nur leicht verletzt worden. In der letzten Zeit sind viele neue Kollegen am Kölner Notarztdienst beteiligt. Ihnen wollen wir die Erfahrung der vergangenen Jahre übermitteln und unsere kollegialen Bemühungen bei der Qualitätskontrolle über einen noch engeren Erfahrungsaustausch intensivieren.

Literatur

Bockelmann, P.: Verlängertes Leben – verkürztes Sterben. Wien. med. Wschr. **126** (1967) 145-151.

Engelhardt, G. H., J. Hernández-Richter und A. Geipel: Erfahrungen über extra- und intrathorakale Herzmassage am Unfallort. H. Unfallheilk. **91** (1967) 229-234.

Füsgen, J. und J.-D. Summa: Reanimation im Alter. Inn. Med.**3** (1976) 95-101.

Füsgen, J. and J.-D. Summa: How much sense is there in an attempt to recuscitate an aged person? Gerontology **24** (1978) 37-45.

Horatz, K. und R. Spindler: Erfolge und Mißerfolge der Wiederbelebung. Münch. med. Wschr. **14** (1966) 783–787.

Lawin, P. und H. Huth (Hrsg.): Grenzen der ärztlichen Aufklärungs- und Behandlungspflicht. Intensivmedizin, Notfallmedizin, Anaesthesiologie, Bd. 34, G. Thieme, Stuttgart, 1982.

Lignitz, E., E. Gillner und D. May: Zur Problematik von Renimationsschäden mit besonderer Berücksichtigung der Leberruptur. Prakt. Anästh. **12** (1977) 523–526.

Rittner, C.: Zu Abgrenzbarkeit und Konkurrenzverbot bei geteilten örtlichen ärztlichen Notfall- und Rettungsdiensten. Proc. Vol. I, S. 127–132. XII. Kongr. Internat. Akad. Gerichtl. u. soz. Med., Wien, 1982.

Saternus, K.-S.: Direkte und indirekte Traumatisierung bei der Reanimation. Z. Rechtsmed. **86** (1981) 161–174.

Saternus, K.-S.: Reanimation: unvermeidliche Gefahren – unvermeidbare Fehler. Mk. Ärztl. Fortb. **32** (1982) 21–30.

Saternus, K.-S.: Folgen der Reanimation aus rechtsmedizinischer Sicht. In: Sefrin, P. (Hrsg.) Reanimation – Aspekte der modernen Wiederbelebung, S. 87–104. Stumpf & Kossendey, Edewecht, 1982.

Saternus, K.-S.: Altersabhängige Modifizierung der kardiopulmonalen Reanimation unter Notfallbedingungen. Festschrift Gg. Schmidt. Springer, Berlin-Heidelberg-New York (im Druck), 1983.

Saternus, K.-S. und V. Fuchs: Verletzungen der A. carotis communis durch Reanimationsmaßnahmen. Z. Rechtsmed. **88** (1982) 305–311.

Saternus, K.-S. und V. Fuchs: Ist die A. vertebralis bei der Reanimation gefährdet? Man. Med. (im Druck), 1982.

Saternus, K.-S. und M. Staak: Qualitätssicherung in der Notfallmedizin – Eine Aufgabe auch der Rechtsmedizin. Proc. XII. Kongr. Internat. Akad. gerichtl. u. soz. Med., Vol. I, S. 307–312, H. Egermann Verlag, Wien, 1982.

Schara, J.: Die Grenzen der Behandlungspflicht in der Intensivmedizin. Münch. med. Wschr. **117** (1975) 1429–1434.

Schneider, D.: Grenzen der Wiederbelebung. I. Mitteilung: Thantaphysiologische und Behandlungsgrenzen. Z. ges. inn. Med. **36** (1981) 305–310.

Sefrin, P., M. Albert und E. Schulz: Konsequenzen für die Primärversorgung von Notfallpatienten aus einer prospektiven Studie an 106 tödlichen Verläufen. Anaesthesist **29** (1980) 667–672.

Sims, J. K. and M. Penick: How much CPR is enough CPR? J. amer. Coll. erg. Physic. **7** (1978) 218–219.

Staak, M. und K.-S. Saternus: Ärztliche Sorgfaltspflicht bei der Reanimation. Proc. XII. Kongr. Internat. Akad. gerichtl. u. soz. Med., Vol. I, S. 253–260. H. Egermann Verlag, Wien, 1982.

Wawersik, J.: Reanimation und ihre Grenzen. In: Esser, A. (Hrsg.) Suizid und Euthanasie als human- und sozialwissenschaftliches Problem, S. 125–135. Enke Verlag, Stuttgart, 1976.

Wiemers, K.: Zur Beendigung der Reanimation, aus der Sicht des Anästhesiologen. In: Krösl, W., E. Scherzer (Hrsg.), Die Bestimmung des Todeszeitpunktes, S. 45–48. Maudrich Verlag, Wien, 1973.

Diskussion

Gorgaß: Vielen Dank, Herr Saternus. Ich möchte jetzt die Diskussion eröffnen und würde vorschlagen, daß wir vielleicht doch primär mit den Techniken der Reanimation beginnen und da auch gleich die provokative Frage von Herrn Engelhardt miteinbeziehen. Herr Wollinsky, was sagen die Amerikaner in ihren Empfehlungen zur offenen Herzdruckmassage?

Wollinsky: Also die amerikanische Heart Association empfiehlt, diese Methodik nur in extremen Ausnahmefällen in der Klinik, wenn die externe Massage nicht zum Erfolg führt, durchzuführen. Die anderen Untersuchungen von Bircher und Safar waren an Hunden gemacht worden und danach war die interne Herzmassage effektiver für den Blutstrom in der A. carotis. Das Problem ist natürlich, so eine experimentelle Studie zu übertragen auf die präklinische Notfallmedizin. Es erfordert sicherlich erhebliche operative Fähigkeiten, die dann in dem Fall vom Anästhesisten nicht unbedingt vorausgesetzt werden können, um so eine Methode überhaupt durchzuführen. Die Komplikationsmöglichkeiten sind vermutlich auch nicht ganz gering einzustufen, und ob die Erfolge damit wirklich noch zu verbessern sind, wage ich zu bezweifeln. Wenn ich einen Patienten nicht durch die normalen Maßnahmen stabilieren kann, verspreche ich mir persönlich eigentlich keine weiteren Vorteile. Ich bin auch sicher, daß das Hauptproblem vielleicht eher in einer besseren Information und vielleicht einem modifizierten Indikationskatalog gesehen werden sollte, eine Reanimation überhaupt zu beginnen. Wir sind doch häufig in der Verlegenheit, einen Patienten für klinisch tot zu finden, und wir wissen nicht, ist das Ereignis jetzt nun drei Minuten her oder 10 Minuten. Und ein Großteil der erfolglosen Reanimationen glaube ich persönlich, ist einfach darauf zurückzuführen, daß die Patienten länger als 10 Minuten bereits einen Kreislaufstillstand hatten und man versucht, biologisch tote Patienten zu reanimieren.

Burghart: Selbst auf die Gefahr hin, daß ich als Chirurg verschrien werde, ich halte die interne Herzdruckmassage an der Notfallstelle für obsolet. Ich halte das für nicht richtig. Auch wenn exzellente Studien vielleicht was anderes zeigen, aber ich glaube, Herr Wollinsky hat das ganz richtig gesagt, ich muß also hier dem Anästhesisten mal helfen, daß er jetzt nicht hergeht und sagt, bloß weil man . . . nicht weiß, wie man einen Thorax aufmacht, deswegen macht man das nicht. Also ich warne davor, den Thorax aufzuschlitzen, wenn man erfolglos extern reanimiert hat.

Gorgaß: Ich bin Herrn Burghart für die Unterstützung der Anästhesisten dankbar. Ich habe sowieso den Verdacht, daß Herr Engelhardt auf diese Art elegant die Anästhesisten aus dem Notarztdienst rausdrängen will. Aber um das Thema wieder ernsthaft zu behandeln, Hossli in Zürich, da ist eine thoraxchirurgische Klinik, die machen relativ schnell beim Reanimieren den Thorax auf und haben den Eindruck, daß sie bessere Erfolge haben. Und ich würde das auch nicht bezweifeln von vornherein. Wenn wir uns aber jetzt mit der Machbarkeit befassen, dann meine ich, müßte man doch bei der äußeren Herz-Druck-Massage bleiben, zumindest als Standardverfahren und eine Komponente, die ja jetzt von Herrn Wollinsky angesprochen war, die reine Kompression des Herzens, ist sicherlich manuell besser als die indirekte bimanuelle. Diese modernen Untersuchungen zeigen ja, daß es auch das Problem des venösen Rückstroms zum Herzen gibt, das mit dem Druckproblem im Thorax zusammenhängt, und das wird man sicherlich, ob bimanuell oder monomanuell, jedenfalls mit der direkten Herzdruckmassage auch nicht beseitigen können. Ich meine, zum gegenwärtigen Zeitpunkt sind Ihre Ergebnisse nicht so umwerfend, daß wir also wirklich den Mut haben sollten zu sagen, im Rettungsdienst, ob nun Straßengraben oder Wohnung, da ist es ja möglicherweise noch häufiger, auch von der Zweckmäßigkeit her, in der Wohnung, also bei dem nicht traumatisierten Patienten. Daß man das also doch zurückstellen sollte, die Frage.

Troidl: Dazu möchte ich vielleicht etwas Grundsätzliches sagen. Ich glaube, Herr Engelhardt hat deutlich genug gesagt, daß es eine retrospektive Studie war. Und er war fair genug, die Aussagekraft einer retrospektiven Studie in Zweifel zu ziehen. Und wenn man auf einer retrospektiven Studie, die erstens von der Datenerfassung schon problematisch ist, ob die überhaupt alle herztod waren, ob jeder eine richtige Herzmassage gemacht hat, dann einen Schluß ziehen möchte, ist sicher ein großes Problem. Ich warne also davor, daß man auf dem Hintergrund dieser Daten, und da bin ich ja mit Herrn Engelhardt auf einer Linie, ein solches Problem gleich in eine große Dimension verschiebt. Das ist das erste. Das zweite ist, ich kann mir wirklich nicht vorstellen, daß es auf diesem Gebiet keine prospektiven Untersuchungen auf der Welt gibt, daß es keine prospektive Untersuchung gibt, ob die Reanimation auf der Straße sinnvoll ist oder nicht. Daß es nur tierexperimentelle Untersuchungen gibt, kann ich mir nicht vorstellen. Also deshalb nochmals auf Sie zurück, die Sie hier in Richtung prospektive Studie angesprochen haben. Gibt es da keine Untersuchungen? Das kann ich mir wirklich nicht vorstellen.

Wollinsky: Frau Chandra hat tatsächlich natürlich auch am Menschen diese neueren Techniken versucht mit vierzigmaliger simultaner Kompression und Beatmung, und zwar war das so, daß primär die Patienten normal reanimiert wurden. Ein bestimmtes Kollektiv, was unter idealen Bedingungen in die Klinik zur Reanimation kam, wo arterielle Kanülen etc. schon lagen. Sie hat dann die alten Techniken angewandt. Wenn sich nach den alten Techniken ein Erfolg gezeigt hat, dann war es gut. Wenn kein Erfolg eingetreten ist, dann hat sie versuchsweise die anderen Techniken eingesetzt. Also nur bei den Patienten, die nach der alten Methode keine Chance hatten. Das ist sicherlich zwar ethisch vertretbar, aber vom strengen Wissenschaftlichen nicht ideal, was hier verglichen wird. Sie fordern was Prospektives. Dann würde ich sagen, der eine wird so oder so reanimiert. Aber Sie müssen erst noch den Juristen finden, der uns diese Verfahrensweisen erlaubt.

Troidl: Das wäre eine echte konträre Studie, nicht einmal das fordere ich. Ich fordere nur erst mal eine prospektive Studie, daß alle Daten sauber prospektiv festgehalten werden und daß auf einer prospektiven Basis gesagt wird, bei 100 Patienten mit der und der Diagnose, bei der und der Technik der Reanimation haben wir die und die Chance gehabt. Dann können wir überlegen, was wir machen.

Wollinsky: Wir sind z. Zt. dabei, die Reanimationen nochmals genauer durchzuforsten, vor allen Dingen die Fragen der ersten Phase zu klären, wieweit die Laienhilfe positive Aspekte bringt. Wir haben einen neuen Reanimationsbogen entwickelt, der seit vier Wochen in Erprobung ist; wir erhoffen uns davon, in einem halben Jahr oder einem Jahr nochmals genauere Ergebnisse vorstellen zu können, die dann vielleicht in diese Richtung gehen.

Gorgaß: Herr Troidl, ich bin auch Ihrer Meinung, und das war ein Grund, warum wir im letzten Jahr einen standardisierten Reanimationsbogen gemacht haben. Es ist überhaupt nicht definiert, ab wann man von der Reanimation spricht. Wir Anästhesisten sagen z. B. Reanimation der Atmung, wenn man z. B. einen Guedel-Tubus reinschiebt. Und das hat nichts mit Reanimation zu tun, so wie wir es jetzt verstehen. In diesem Bogen, den wir da publiziert haben im Verlag Stumpf & Kossendey, da muß angegeben werden: Was lag primär vor? Und nur, wenn bestimmte Bedingungen gegeben waren, wird das Protokoll ausgefüllt. Und dann wird das nachverfolgt und dann geht es weiter, also der Start, was nannte man Reanimation, ist international uneinheitlich. Noch uneinheitlicher ist der Erfolg. Da gibt es welche, die haben tolle Erfolgszahlen, weil sie ganz schnell noch mit einem wiederhergestellten Spontankreislauf in die Klinik kamen, und daß 90 oder 95% von denen sterben, interessiert die überhaupt nicht. Wir geben als erfolgreich an, daß wir ein Herz-Lungenpräparat in der Klinik abgeliefert haben. Es ist tatsächlich so, daß es z. Z. nichts vergleichbares gibt, da knüpfen wir wieder an ein Thema von heute morgen an. Wenn wir Deutsche uns bessern wollen, dann müssen wir anfangen, einen einheitlichen Bogen zu nehmen. Ganz schlecht ist, wenn jedes Notarztzentrum ab morgen beginnt, seinen eigenen Bogen zu entwickeln. Dann treffen wir uns in 5 Jahren wieder und können die verschiedenen Bogen nicht vergleichen. Also man muß sich ganz schnell auf eine einheitliche Terminologie und auf eine einheitliche Dokumentation einigen. Und dieser Bogen, der da abgedruckt ist, der sollte, solange noch nicht eindeutig bessere vorgelegt werden, gefälligst verwendet werden.

De Pay: Wir haben 125 Reanimationen prospektiv untersucht. Aufgrund der unterschiedlichen Fachabteilungen, die an dem Notarztsystem teilnehmen, war es nicht zu erreichen, einen standardisierten Reanimationsgang zu verwenden. Aber von diesen 126 Reanimierten haben 9% die Klinik wieder stehenden Fußes verlassen. Man kann also so etwas durchaus machen, man muß sich bloß einmal dahinter setzen und die Leute beobachten, die reanimiert werden und mit den entsprechenden Kliniken Kontakt aufnehmen und von ihnen Arztbriefe verlangen, dann bekommt man das auch nachuntersucht. Also so schwer finde ich das nicht.

Wollinsky: Nur, wenn man darauf eingehen sollte, man muß strenggenommen auch eine Nachuntersuchung in Halbjahres- oder Jahresabständen durchführen, denn da hat sich leidergottes gezeigt, daß der Enthusiasmus anfänglich hoher

Erfolgsquoten deutlich gemindert wird. Von den vielleicht 9% leben in einem Jahr vielleicht nur noch 2%.

De Pay: Klar, auf der anderen Seite, die 9% mögen vielleicht deswegen ganz gut sein, weil wir uns nach der Untersuchung, die aus Hannover kommt, wonach von den Polytraumatisierten mit Herzstillstand keiner überlebt hat, dazu entschlossen, auch junge Patienten am Unfallort, also polytraumatisierte junge, nicht zu reanimieren, weil es sich gezeigt hat, daß sie wirklich zu fast 100% nicht überleben.

Streicher: Speziell zu dem Punkt, was Sie sagten, Herr Engelhardt, und was Sie gerade sagten. Auch bei uns haben die Polytraumatisierten nicht überlebt. Es liegt also nicht an der Methode der Reanimation, sondern es liegt an der Auswahl der Patienten. Und bei uns ist es auch so, daß die Alten eher überlebt haben. Woran liegt es, wenn es beim Polytraumatisierten zum Herzstillstand kommt. Dann ist er eben vollständig ausgeblutet und selbst, wenn Sie dieses Herz wieder in Gang bringen und infundieren, ist das ein völlig anderer Zustand als beim internistischen Patienten, selbst wenn er 80 Jahre alt ist. Und ein junger Mensch hält viel, viel länger aus, bis es zum Herzstillstand kommt als ein älterer, gerade bei schweren Blutungen.

Wollinsky: Auch wir hatten keine Überlebenden von polytraumatisierten Patienten, die 1980/81 reanimiert wurden.

Gorgaß: Das ist eine relativ einheitliche Tendenz, die auch in anderen Ländern berichtet wird. Da gibt es wohl wenig Fragen. Ein ganz heißes Thema hat Herr Saternus angeschnitten. Das Problem mit dem Alter. Und hier gibt es einfach zwei Tendenzen. Man kann nicht sagen, wer über 60 ist, wird nicht reanimiert. Aber wir müssen doch als erfahrene Ärzte und Reanimateure, die wir das jahrelang gemacht haben, wir müssen doch einerseits die extrem schlechten Erfolgsergebnisse betrachten. Wenn man das noch hinzunimmt, was Herr Wollinsky gesagt hat, wenn man noch nach einem halben Jahr nachguckt, dann bleibt also fast nichts mehr übrig. Und es gab, als die Reanimationstechniken festgelegt waren, ein kritikloses und unwürdiges Reanimieren von 90- und 100jährigen und dreifach Toten. Dann war es gefährlich, wenn der Notarzt tatsächlich kein Kliniker war. Wenn er dann den Patienten in der Klinik abgeliefert hat und die mußten sich noch drei oder vier Tage oder Stunden mit dem Herz-Lungen-Präparat herumschlagen. Ich meine, das sind zwei Extreme. Man kann nicht sagen 60, aber man sollte nicht sagen, jeder um jeden Preis ohne Beachtung von Vorerkrankungen oder Alter. Da kann man keine starren Regeln aufstellen.

Haferkamp: Es gibt aber auch primäre Indikationen für die intrathorakale Herzmassage. Das ist unter anderem der instabile Thorax, so galt es wenigstens früher, und das andere ist die Herzbeuteltamponade. Ich habe in meiner Kölner Zeit zwei Fälle gehabt, die aus diesen Gründen thorakotomiert werden mußten. Da wäre sicherlich eine extrathorakale Herzmassage nicht sinnvoll gewesen. Das war im Notarztwagen, es gab keine Schwierigkeit.

Gorgaß: Ein ganz schwieriges Thema. Differentialdiagnose Spannungspneu, Herzbeuteltamponade, und ich suche immer noch den, Sie sind der erste, der sagt, er hat tatsächlich die Indikation gestellt und hat punktiert. Die Herzbeuteltamponade zu diagnostizieren und dann gezielt vorzugehen, das ist im Bereich des relativ Unwahrscheinlichen.

Troidl: Herr Fischer, Sie kennen ja diese Problematik seit langer Zeit auch in der Herzchirurgie. Was sagen Sie denn zu dem wichtigen Problem offene Thorakotomie am Unfallort oder geschlossene.

Fischer: Wir wollen das mal von zwei verschiedenen Aspekten betrachten. Man soll sicherlich als Standardmethode nach wie vor externe Kompressionsmassagen machen, aber wir älteren Anästhesisten kennen ja noch die Zeit, wo eigentlich aus der Übergangsphase heraus auch wir intern massiert haben. Und gerade aus der Herzchirurgie weiß man, daß man hämodynamisch mit der internen Massage durchaus gegenüber der externen Vorteile erzielen kann. Man weiß das ja aus den Kliniken, bei denen überwiegend gemessen wird, was natürlich am Unfallort nicht der Fall sein kann und auch nicht der Fall sein soll. Man muß sich daran erinnern, daß man bei einer erfolglosen externen Herzmassage durchaus intern massieren soll. Das verlagert allerdings jetzt in Anbetracht dieser Problematik natürlich die Befähigung der Notärzte und darüber haben wir hinreichend heute morgen gehört. Nur man muß sich an diese Methode erinnern.

Sefrin: Die Diskussion über die interne Herzmassage, dachte ich, wäre eigentlich abgeschlossen, denn wir waren bereits vor 7 bis 10 Jahren soweit, daß wir sie abgelehnt haben . . . als eine Maßnahme im präklinischen Bereich. Ich sehe auch nach wie vor keine Indikation, dieses draußen im Rettungswagen zu tun, außer der Thorax ist schon offen, das Herz liegt frei und ich kann hineingreifen. Dann wäre das eine letzte Möglichkeit. Aber daß wir eine Thorakotomie durchführen, um eine Reanimation mit einer internen Herzmassage durchzuführen, dazu sehe ich keine Indikation im Notarztwagen.

Engelhardt: Herr Sefrin, ich meine, in der Medizin dürfte überhaupt nichts als abgeschlossen betrachtet werden. Das ist ein falscher Denkansatz. Ich habe mit meiner provokativen Schlußbemerkung nur zur Hälfte etwas erreicht – eine Diskussion. Aber diese Diskussion wird mir nicht offen genug geführt. Sie können mit Ihren Argumenten ebenso wenig für oder gegen die offene Herzmassage sprechen. Das muß ich einschränkend sagen. Wenn man ehrlich ist – Herr Gorgaß hat darauf hingewiesen – dann sind die Erfolge ja alle Scheinerfolge, die mitgeteilt werden. Wenn man findet, 3% haben überlebt, und wenn man ferner feststellt, unsere verbesserten organisatorischen Leistungen mit kurzen Fahrtzeiten scheinen gar keine größere Chancen zu bringen für diesen Patientenkreis, dann muß man doch aufgeschlossen genug sein, nochmals nach anderen Wegen Ausschau zu halten. Mehr wollte ich auch nicht erreichen. Ich will nicht, daß wir jetzt eine Resolution fassen, ab morgen wird intern reanimiert. Aber wir müssen doch offen genug sein zu sagen, das Kapitel schlagen wir noch einmal neu auf. Und da bin ich nicht zufrieden, wenn Sie sagen: Das ist abgeschlossen, Punkt, Feierabend, und wir machen keine Studie darüber. Was ich erreichen will, ist eine Studie mit dieser Fragestellung. Herr Fischer hat das gerade nochmals bestätigt. 50% sind durch bimanuelle Irritation des Herzmuskels wiedergekommen mit den Herzaktionen. Das können Sie mir nicht aus der Hand nehmen.

Gorgaß: Ich meine auch, wir sollten nie sagen, eine Methode, die nach alten Überprüfmethoden sich nicht bewährt hat, sich bei neueren Messungen doch wieder als die richtige herausstellt, wobei dann immer das Problem der Machbarkeit bleiben würde. Aber jetzt Herr Mehrkens und dann sollten wir zu der ganz wichtigen Frage, zum Alupent, zur medikamentösen Reanimation, übergehen.

Mehrkens: Es ist ja gar nicht so, daß es keine prospektiven Studien zu diesem Thema gibt. Es gibt die berühmte Seattle-Studie aus dem Jahre 1978, wo ganz eindeutig zu belegen ist, daß es allein auf den Zeitpunkt der Reanimation ankommt. Das trifft primär natürlich auch für die kardial bedingten Herzstillstände zu bzw. Kammerflimmern in erster Linie zu. Dort werden Ergebnisse publiziert und erreicht, die an diese 50% heranreichen. Diese Studie ist sicherlich hochinteressant, aber für die Praxis sehe ich da ganz große Probleme. In der Laienversorgung muß, wenn wir überhaupt eine Verbesserung erzielen wollen, angesetzt werden. Aber nicht jetzt mit einer Empfehlung herauszukommen, daß jeder auf dem Rettungswagen, wenn er primär keinen Erfolg hat bei der Reanimation, thorakotomiert.

Troidl: Das wollte Herr Engelhardt nicht sagen.

Mehrkens: Nein, nein.

Gorgaß: Herr Burghart möchte noch die intrakardiale Injektion töten. Diese Gelegenheit wollen wir ihm noch geben und dann würde ich Sie bitten, damit wir den Nachmittag also noch mit anderen Themen füllen oder nicht nur füllen, sondern bereichern, wir sollten jetzt zum Natriumbikarbonat noch etwas sagen und zum Alupent.

Burghart: Herr Wollinsky, haben ich Sie richtig verstanden, daß Sie intrakardial injizieren an der Notfallstelle?

Wollinsky: Es waren die zitierten Empfehlungen der American Heart Association, wenn kein Erfolg ist mit herkömmlichen Maßnahmen. Wir machen das nicht. Ich habe auf dem Dia gezeigt, wenn wir eine Indikation sehen bei einer fortbestehenden Asystolie, unter bestimmten Umständen unter Reanimation in die Klinik fahren, aber keine intrakardiale Injektion.

Burghart: Ich möchte doch betont wissen, . . . das Kapitel ist wirklich abgeschlossen, Herr Sefrin, gell?

Gorgaß: Herr Engelhardt, einverstanden?

Wollinsky: Das sind aber noch gültige Empfehlungen von 1980, die zumindest im Raum stehen.

Gorgaß: An der Stelle wollen wir uns dann nicht an den Amerikanern orientieren. Wer möchte etwas zum Alupent sagen?

Troidl: Ich möchte also wissen, ob die deutschen Anästhesisten bei der Reanimation noch das Alupent oder wieder das Adrenalin verwenden. Was ist die Methode der Wahl derzeit in Deutschland?

Sefrin: Ich darf zu dieser Frage hier etwas sagen, weil ich die Sitzung in Wiesbaden, bei der diese Frage geklärt oder aufgegriffen wurde, moderierte und weil ich in der Zwischenzeit auch einen Brief der Deutschen Gesellschaft für Anästhesie und Intensivmedizin in Händen halte, der nun gegen das Rundschreiben der Fa. Boehringer Stellung genommen hat. Die Deutsche Gesellschaft für Anästhesie und Intensivmedizin hat nicht, wie es der Spiegel behauptet, die Anwendung von Alupent vollkommen verworfen. Es ist bestimmt richtig, daß das primäre Medikament für die Reanimation das Adrenalin ist und daß die Erfolge bei Adrenalin als primäres Medikament größer sind als bei Alupent. Umgekehrt aber darf man das Kind nicht mit dem Bade ausschütten und es gibt bestimmt noch weitere Indikationen, bei denen das Alupent angewendet werden soll. Die DGAI hat nie behauptet, daß sie vollkommen gegen das Alupent sei.

Wollinsky: Man muß vielleicht nachtragen, daß alle Tierversuche, die gemacht wurden, nur bei der Asystolie, aber nicht etwa bei der Hypersystolie durchgeführt wurden. Da steht zumindestens der Wirksamkeitsnachweis oder der nicht vorhandene Wirksamkeitsnachweis des Alupent aus. Deshalb machen wir in der Praxis zunächst einen Alupentversuch bei der Hypersystolie. Wenn das nicht zum Erfolg führt, steigen wir auf Suprarenin um. Während bei der Asystolie primär und ausschließlich seit etwa 1½ Jahren Suprarenin verwendet wird.

Gorgaß: Herr Wollinsky, Sie haben gesagt, Natriumbikarbonat zurückhaltend. Kann man das umsetzen in eine Dosisempfehlung?

Wollinsky: Die primären Empfehlungen lauten 1 mval pro kg KG und pro 10 Minuten Kreislaufstillstand. Die Repetitionsdosis dann in der halben Dosierung 1/2 mval pro fortbestehende 10 Minuten. Es gibt sogar kritische Bemerkungen von Herrn Weil, der davon ausgeht, daß ein Diabetiker im Koma bei einem pH von 6,9 durchaus in der Lage sei, alleine ohne weitere Pufferung diesen Zustand zu überwinden, und wir haben gerade in letzter Zeit bei Blutgasanalysen, bei Reanimationen feststellen müssen, daß wir sehr häufig in unangenehmen Bereichen liegen mit pH-Werten von 7,9 - 250 mval Bikarbonat bei 30 Minuten Reanimation. Das sind sicherlich dann auch für uns überraschende Befunde gewesen.

Gorgaß: Ich bin sicher, daß nicht alle Kollegen wissen, was eine Antischockhose ist. Verwenden Sie sie. Und was ist es.

Wollinsky: Wir verwenden sie bislang nur für den Tierversuch. Herr Lindner hat vor kurzem erst eine Studie abgeschlossen, und gerade durch den Einsatz dieser Antischockhosen, sie sind praktisch ein modifizierter G-Anzug – Anti-G-Anzug –, der dazu dient, den Druck in der Aorta abklemmend entsprechend zu erhöhen. Das hat wohl tatsächlich bei Tierversuchen einen entsprechend erhöhten Fluß in der Arteria carotis hervorgerufen. Inwieweit man das auch auf die präklinische Situation anwenden kann, bleibt dahingestellt. Versuchen sollte man es auf jeden Fall.

17. Initiale Diagnostik und Therapie beim Schwerverletzten

H.-J. Streicher

Erste Hilfe am Notfallort und auch die angewandten Techniken sind nicht eine Erfindung unserer Zeit. Schon 1790 beschreibt Johann Gottlob Bernstein die Mund-zu-Mund Beatmung und vergißt dabei auch nicht, daß die Nase des zu Beatmenden verschlossen werden soll.

Das Schicksal von Schwerverletzten – in über $^2/_3$ handelt es sich um Polytraumatisierte – ist abhängig von:

1. der Art der Verletzung bzw. deren Kombination,
2. der Zeit, die bis zu ihrer Versorgung verstreicht,
3. der Kooperation und Koordination aller beteiligten Helfer vom Unfallereignis bis zur definitiven Versorgung (Versorgungskette).

Je mehr Körperregionen und Organsysteme gleichzeitig verletzt sind, um so schlechter ist die Prognose. Verschaffen wir uns einen Überblick über die Gefährlichkeit des Polytraumas, so zeigt sich, daß etwa 25 bis 30% daran sterben, wobei Kinder und alte Menschen mehr gefährdet sind als solche vom 10. bis zum 50. Lebensjahr.

Vor allem ist es der Verlust an
- Atemfunktion,
- an Blutvolumen,
- an Bewußtsein und
- an Bewegungsfähigkeit,

der lebensbedrohlich sein kann.

Die Bedeutung der Vitalgefährdung zeigt sich bei Betrachtung der Todesursachenstatistik bei polytraumatisierten Patienten. Vor allem sind es schwerste Blutungen, das Schädelhirntrauma und der Schock, die als Todesursachen in den ersten 48 Stunden in Frage kommen.

Schädelhirntrauma + Bauchverletzung, Schädelhirntrauma + Thoraxverletzung sowie Bauch- + Thoraxverletzung sind als Kombination besonders gefährlich. Drei- und Mehrfachverletzungen haben eine höhere Sterblichkeit als Doppelverletzungen. Neben der Art der Verletzung spielt der Zeitfaktor eine ganz besondere Rolle. Dies drückt sich vor allem in der Zahl der sekundär Verstorbenen aus.

Ein lehrreiches Beispiel zeigen die vergangenen Kriege. So war in Korea das Verhältnis von Toten zu Verwundeten 1:3; im Vietnamkrieg dagegen 1:6. Durch eine wesentlich verbesserte Bergung kam dort nach durchschnittlich 40 Minuten jeder Verwundete in kompetente ärztliche Versorgung.

Wer meint, in unseren Großstädten seien Rettungssysteme nicht notwendig oder nicht verbesserungsfähig, da ja an jeder 3. Ecke ein Krankenhaus sei, sollte wissen, daß nur die Hälfte aller Verletzten innerhalb von 20 Minuten, ein weiteres Viertel etwa innerhalb von 30 Minuten in kompetente ärztliche Behandlung kommt.

Die Kooperation und Koordination aller beteiligten Helfer umfaßt die Weiterdiagnostik und Weiterbehandlung während des Transportes, um den Trend der Entwicklung zu erkennen und um den Patienten lebend in optimale klinische Behandlung zu bringen. Die speziell für diesen Fall geeignete Klinik, der der Patient zugeführt werden sollte, wird die ergänzende apparative Diagnostik, wenn nötig und möglich durchführen und die weitere Behandlung übernehmen. Frühzeitige Information der Aufnahmestation ist deshalb wichtig.

Die initiale Diagnostik und Therapie muß also unter dem Gesichtspunkt der Schwere der Verletzung, d. h. der Gefährlichkeit für den Verletzten, dem Zeitfaktor und unter Berücksichtigung der Transport- und Weiterbehandlung erfolgen. Wir sind gewohnt, die Indikation zur Therapie auf einer exakten Diagnostik aufzubauen. Beim schweren Unfall bleibt gar keine Zeit zu einer subtilen Diagnostik. Eine Verletzung stört oft die Diagnose der anderen. Hierbei werden ganz offensichtlich Organverletzungen der drei großen Körperhöhlen und Weichteilverletzungen in ihren Ausmaßen und in ihrer Gefährlichkeit eher verkannt als Verletzungen des Bewegungsapparates (Tab. 25).

Zur Erfassung der Situation und Beurteilung ist eine rasche schwerpunktmäßige Diagnostik notwendig. Im Zentrum steht die Vitalgefährdung; dennoch sollte auf die Anamnese, wenn möglich, nicht verzichtet werden. Diese erstreckt sich auf die Eigenanamnese, sofern der Patient nicht bewußtlos ist, oder auf die Fremdanamnese bei Bewußtlosen. Man sollte versuchen, eine Rekonstruktion des Unfallherganges zu erreichen. Dies ist oft schwer, da in unserer rechtsbeherrschten Zeit für den Beobachter die Straßenverkehrsordnung wichtiger zu sein scheint als der Verletzte. Die Frage, kam das Auto des Verletzten von rechts oder von links, scheint oft vielen Beobachtern wichtiger als die Frage der Traumatisierung – der Gewalteinwirkung auf den Körper des Unfallopfers – zum Beispiel: Stoß in den Bauch, Kompression des Thorax, Aufschlagen mit dem Kopf, herausgeschleudert werden aus dem Auto, Überrollt werden usw. Wichtig ist es außerdem, nach Medikamenten und chronischen Krankheiten wie Herzrhythmusstörungen oder Anfallsleiden zu fragen. Es gibt Patienten, die verunfallten, weil sie bewußtlos wurden und sind nicht bewußtlos, weil sie einen Unfall erlitten. Wichtig ist, wie oft, daß man daran denkt.

Tabelle 25 Versorgungskette des Schwerverletzten

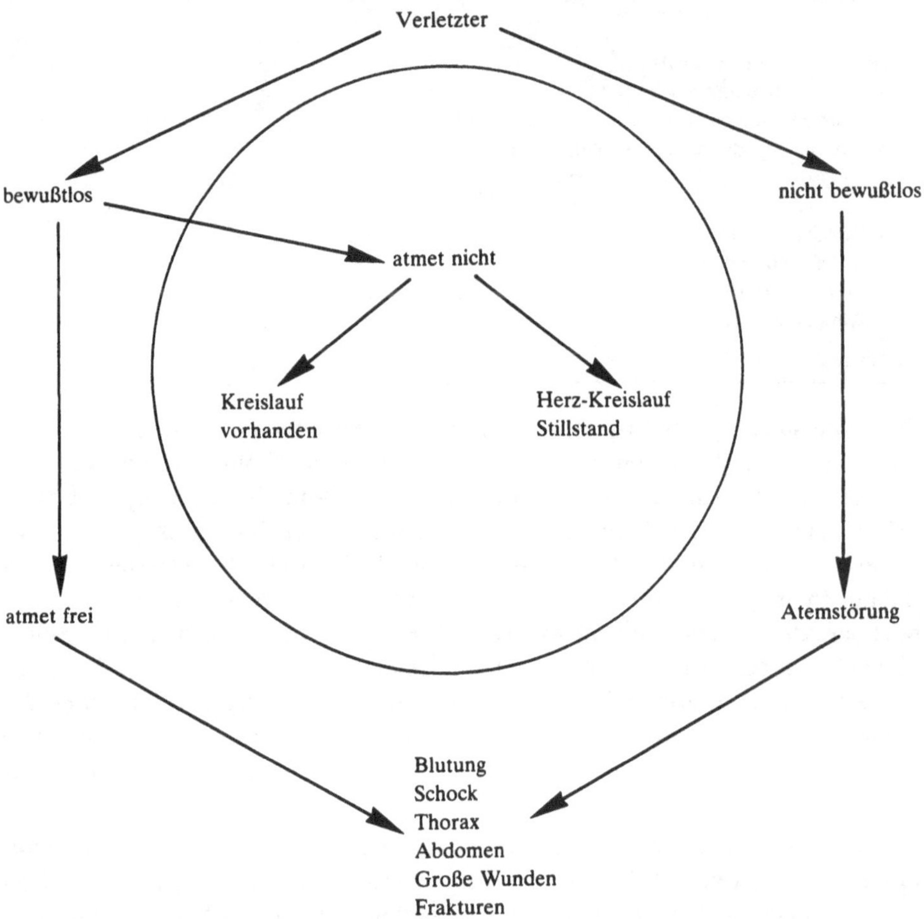

Beim raschen diagnostischen Überblick, den man sich verschaffen muß, ist man angewiesen auf Inspektion, Palpation, Auskultation und eventuellen Schmerzensäußerungen des Patienten. Die Beurteilung der Bewußtseinslage ist wichtig; mit bewußtseinsklaren Patienten kann man sprechen, mit Bewußtlosen nicht. Die Einteilung eines Schädelhirntraumas in Commotio, Contusio und Compressio oder Hirnschädigung 1–4 ist für die Akutsituation völlig unbrauchbar. Dieses sind Verlaufs- oder Abschlußdiagnosen. Man unterscheidet als Grundlage der weiteren Therapie besser Bewußtseinstrübung mit oder ohne neurologische Zeichen, vollständiges Koma mit koordinierten motorischen Reaktionen, langsamen unkoordinierten Reaktionen, Mittelhirnsyndrom und Bulbärhirnsyndrom und schlußendlich den Hirntod (Tab. 26).

Tabelle 26 Bewußtlosigkeit (nach Gaab, Würzburg)

A. Bewußtseinseintrübung (Pat. öffnet Augen)	mit / ohne	neurol. Befund
B. Koma (Pat. öffnet Augen nicht)		
1. Koordinierte motorische Reaktion		
2. Langsame unkoordinierte motorische Reaktion		
3. Mittelhirnsyndrom (Strecksynergismen)	mit / ohne	Anisokorie
4. Bulbärsyndrom schlaff und reaktionslos weite, starre Pupillen Atmung erlischt		
C. Hirntod		

Die Untersuchung des Kopfes nach offenen Verletzungen und Hämatomen und die Frage, ob Lähmungen oder gar eine Querschnittslähmung vorhanden sind, muß erfolgen (s. Tab. 25). Bei der Beurteilung der Atmung ist wichtig zu wissen, daß bei ausreichender Atmung der Patient rosig ist, regelmäßig und geräuschlos atmet. Bereits ein geräuschvolles Atmen mit Röcheln und Gurgeln muß als pathologisch angesehen werden; unregelmäßiges Atmen, Preß- und Schnappatmen oder gar Atemstillstand sind alarmierend. Hieraus ergibt sich auch die Unterscheidung einer blockierten Atmung durch Verlegung der Atemwege: diese Patienten können nicht mehr atmen. Man muß ihnen durch Freimachen und Freihalten der Atemwege die ungestörte Atmung ermöglichen. »Will« der Verletzte nicht atmen wegen einer Schädigung des Zentralnervensystems, muß er sofort beatmet werden.

Unser nächstes Augenmerk richtet sich auf den Kreislauf. Grau-zyanotische Hautfarbe, Pulslosigkeit – d. h. ein systolischer Druck unter 60–70 mm Hg – zeigen eine schwerste Störung an; fehlende Herzaktion beweist den Kreislaufstillstand. Indikation und Technik der kardiopulmonalen Reanimation sind soeben ausgiebig diskutiert, so daß ich hierauf verweisen kann. Aber schon bevor es soweit kommt, sollte die Situation erkannt werden. H. Fischer hat das klinische Bild des schokkierten Patienten vor mehr als 100 Jahren vollständig beschrieben. Ich zitiere: »Der Patient lag still und teilnahmslos da, seine Hände und sichtbaren Schleimhäute waren marmorblaß, die müden glanzlosen Augen von dunklen Ringen umzogen, die Hände und die Lippen waren bläulich verfärbt, an Stirn und Brauen hingen Schweißtropfen, der Puls kaum fühlbar, irregularis und inäqualis sehr frequent, der Urin spärlich und hochgestellt.«

Blutdruck- und Pulsfrequenzmessung erlauben die Trendentwicklung zu beurteilen. Kreislaufparameter und Schockindex dürfen nicht überbewertet werden. Wesentlicher erscheint mir das klinische Erscheinungsbild, die Entwicklungstendenz und die Art der Verletzung. Schock kann Folge einer sichtbaren Blutung nach außen, die sofort gestillt werden kann, oder einer verborgenen Blutung nach Organverletzungen im Thorax-, Bauch- oder Beckenbereich sein. Die Möglichkeiten einer Blutstillung sind hier nicht sofort gegeben. Um so größer muß unser Bestreben sein, sobald als möglich mindestens einen sicheren venösen Zugang zu schaffen und durch Auffüllen des Kreislaufes das Blutvolumen zu vermehren. Nachdem man sich über im Zentrum stehende vitale Funktionen, Atmung und Kreislauf, ein Bild gemacht hat, wendet sich die Diagnostik den weiteren möglichen Verletzungsarten zu (s. Tab. 25).

An erster Stelle stehen Thoraxverletzungen. Sie sind im Rahmen der Mehrfachverletzungen zu sehen. Auf Hautverletzungen, Schürfungen, Gurtspuren, Hämatome, offene Wunden und Hautemphysem ist zu achten. Man sieht nach, ob die Atemexkursionen ruhig oder stoßweise ablaufen, ob sie seitengleich oder mit Nachschleppen einer Seite erfolgen. Eine Mitbeteiligung der Atemhilfsmuskulatur, inspiratorische Einziehung bei der paradoxen Atmung, sind nicht zu übersehen. Perkussion und Auskultation informieren darüber, ob ein Pneumothorax, ein Hämatothorax oder beide Komplikationen vorliegen. Beim Pneumothorax gilt es zu klären, ob eine gravierende innere Fistel oder ein Spannungspneumothorax vorliegen. Dann muß sogleich, wie Gorgaß zeigte, gehandelt werden.

Verletzungen der unteren Thoraxanteile, unter denen Leber und Milz liegen, gehen oft mit Verletzungen dieser „intrathorakalen" Bauchorgane einher. Rasch zunehmender Schock ist ein Hinweis auf ihre Verletzung. Fehlende Darmgeräusche, Abwehrspannung, Klopfschmerz und Flankendämpfung sind weitere Symptome. Über 50% aller Bauchverletzungen sind von Mehrfachverletzungen begleitet. Isolierte Organrupturen weisen eine Letalität von 5 bis 10% auf, bei Mehrfachverletzungen steigt diese auf das Vierfache, nämlich auf 25 bis 40%.

Wir haben eine Reihe von über 80 fortlaufenden isolierten Milzrupturen ohne Letalität beobachtet. Beim Polytrauma starben 5 von 35 Milzrupturen. Verzögerte Laparotomie ist die Hauptursache dafür. Bewußtlosigkeit, Alkoholintoxikation, Intubation erschweren die Diagnose, machen sie aber nicht unmöglich. Man hat postuliert, aus diesen Gründen Schwerverletzten kein Schmerzmittel zu verabfolgen. Ich halte dies für falsch; einmal beschleunigt der Schmerz den Schock, da der Sauerstoffbedarf beim leidenden, erregten Patienten zunimmt, und zum anderen atmet ein Patient unter Schmerzen äußerst schlecht, d. h. die Sauerstoffaufnahme ist erschwert. Kein erfahrener Chirurg wird wegen eines Schmerzmittels eine akute innere Blutung im Bauch oder Thorax in der Klinik nicht erkennen. Entscheidend ist jedoch, daß derjenige, der das Schmerzmittel verabfolgt, einen Befund dem Nachbehandelnden mitgibt, aus dem hervorgeht, welche Schmerzen vorgelegen haben, welche Befunde vor Gabe des Schmerzmittels erhoben wurden und zu welchem Zeitpunkt was verabfolgt wurde. Daß beim Patienten im Schock ein Schmerzmittel nur intravenös wirksam ist, ist klar.

Jeder Erfahrene weiß auch, daß beim Schädelhirntrauma ein Schock nicht frühzeitig auftritt und daß, wenn ein solcher vorhanden ist, die Blutungsquelle höchstwahrscheinlich im Thorax oder im Abdomen zu suchen ist. Leider werden schätzungsweise 1/3 aller klinischen Erstuntersuchungen dem verletzten Abdomen bei Mehrfachverletzten nicht gerecht. Wieviel schwerer ist die Diagnose wohl vor der Klinikeinweisung? Der Bauchumfang nimmt erst um 3–4 cm zu, wenn etwa 4 Liter Blut im Abdomen sind. Er ist also kein sicheres Zeichen zur Beurteilung einer schweren Blutung und kommt in den meisten Fällen auch zu spät. Eine Bauchblähung bei Atonie führt viel eher zur Zunahme des Bauchumfanges. Beim Bewußtseinsklaren sprechen Schulterschmerzen für eine Leber- bzw. Milzruptur.

Blutungen bei Beckenfrakturen sind besonders gefährlich. Retroperitoneale Hämatome, vor allem, wenn sie von unten aus dem Becken nach oben aufsteigen, sind ein Alarmsymptom. Sie haben eine große Letalität (bis zu 60%). Das Erkennen einer Beckenfraktur oder gar eines links oder rechts vom Becken hochsteigenden Hämatoms in Form einer Resistenz ist deshalb für den Weiterbehandelnden zur Beurteilung der Situation von äußerster Wichtigkeit.

Bei Extremitätenfrakturen muß distal der Fraktur der Puls kontrolliert und mit der anderen, der gesunden Seite, verglichen werden, um eine gleichzeitige Gefäßverletzung nicht zu übersehen. Um ein Ischämiesyndrom zu vermeiden, muß der Befund kontrolliert werden, damit nicht die kalte Extremität als Folge von Zentralisation bei Schock mißdeutet wird. Auch hier kann ein Erstbefund, z. B. Fehlen des Pulses auf der Seite der Fraktur, guter Puls auf der anderen Seite (ehe der Schock eintritt und der Patient in der Klinik beiderseits keinen Puls mehr hat) von Bedeutung sein.

Die weitere Diagnostik erfolgt während des Transportes. Vor allem muß man auf Schockzeichen achten, also die Haut des Patienten beobachten, den Puls und Blutdruck messen. Die Frage, ob die Kontrolle der Nierenfunktion durch Legen eines Katheters sinnvoll ist, ist umstritten. Liegt der Verdacht auf eine Beckenfraktur vor, so sollte unbedingt ein Katheterisierungsversuch unterlassen werden. Alle Befunde sind zu überprüfen, von der Bewußtseinslage über die Atmung, über die Situation des Kreislaufes sowie die Befunde am und im Thorax und Abdomen bis zu den Extremitäten hin. Eine Verständigung des Weiterbehandelnden über Erstbefund, Befundänderung und über die durchgeführte Notfalltherapie ist unabdingbar und kann in der Lage sein, unsere Ergebnisse zu verbessern.

Literatur

Gaab, M.: Neue chirurgische Aspekte der Notfallmedizin. In: Sefrin und Skrobek, Notfallmedizin (Praxis und Tendenzen), Kongreßbericht Würzburger Notfallsymposium 11./12. Oktober 1980. Schlütersche Verlagsanstalt, Hannover, 1981.

Glinz, W.: Respiratorische Insuffizienz bei Mehrfachverletzten. Langenbecks Arch. Klin. Chir. **337** (1974), 165.

Gögler, E.: Der schwere Unfall in der modernen Industrie-Gesellschaft. Langenbecks Arch. Klin. Chir. **329** (1971), 922.

Kremer, K. und M. Sailer: Dringlichkeitsfragen bei der Erstversorgung kombinierter Mehrfachverletzungen. Langenbecks Arch. Klin. Chir. **329** (1971), 62.

Mörl, F. K. und H. Engelbrecht: Klinik und diagnostische Maßnahmen bei Mehrfachverletzungen. In: Streicher und Rolle, Mehrfachverletzungen, Anästhesiologie und Intensivmedizin, Bd. 27, Springer Berlin/Heidelberg/New York, 1980.

Sefrin, P.: 1. Hilfe beim polytraumatisierten Patienten. In: Streicher und Rolle, Mehrfachverletzungen, Anästhesiologie und Intensivmedizin, Bd. 27. Springer Berlin/Heidelberg/New York, 1980.

Sefrin, P. und W. Skrobek: Notfallmedizin (Praxis und Tendenzen). Kongreßbericht Würzburger Notfallsymposium 11./12. Oktober 1980. Schlütersche Verlagsanstalt, Hannover, 1981.

Schriefers, K.-H., P. Grometta und W. Schmidt: Prioritäten bei der Versorgung des Mehrfachverletzten. In: Streicher und Rolle, Mehrfachverletzungen, Anästhesiologie und Intensivmedizin, Bd. 27, Springer Berlin/Heidelberg/New York, 1980.

Schwaiberer, L. und K. Saur: Pathophysiologie der Mehrfachverletzung. Langenbecks Arch. Klin. Chir. **337** (1974), 149.

Streicher, H.-J. und E. Craney: Einführung in die Problematik der Mehrfachverletzten. In: Streicher und Rolle, Mehrfachverletzungen, Anästhesiologie und Intensivmedizin, Bd. 27. Springer Berlin/Heidelberg/New York, 1980.

Streicher, H.-J. und J. Rolle: Mehrfachverletzungen, Anästhesiologie und Intensivmedizin, Bd. 27. Springer Berlin/Heidelberg/New York, 1980.

Tscherne, H.: 1. Hilfe am Unfallort. In: Streicher und Rolle: Mehrfachverletzungen, Anästhesiologie und Intensivmedizin, Bd. 27. Springer Berlin/Heidelberg/New York, 1980.

Diskussion

Gorgaß: Nicht nur wir Anästhesisten sind der Meinung, daß zumindest Polytraumatisierte möglichst früh narkotisiert und vor allen Dingen beatmet werden sollten. Und zumindest in anderen Veranstaltungen, nicht unbedingt großstädtisch, in Notarztveranstaltungen klagen die Notärzte immer wieder, daß sie von ihren Chefs, also in erster Linie von den Chirurgen, schwere Vorwürfe bekommen, zum Teil schon, wenn sie eine analgetische Therapie einleiten, aber sehr häufig, wenn sie eine Narkose durchführen, ohne daß zuvor eine komplette Diagnostik durchgeführt wird. Ich bin Ihnen sehr dankbar, daß Sie hier diesen konservativen Standpunkt nicht teilen. Gibt es Fragen und Diskussionsbemerkungen zu diesem Referat?

De Pay: Ich wollte nur darauf hinweisen, daß wir 56 Polytraumatisierte prospektiv untersucht haben bezüglich ihrer Beatmung am Unfallort und bezüglich Nichtbeatmung und feststellen konnten, daß wir allein durch die Schockbehandlung die Prognose des Polytraumas nicht verbessern konnten. Wenn die Patienten beatmet wurden mit PEEP bis zu 7,5 cm, haben sie zum Teil eine 20–40% höhere Lebensrate. Vielleicht das als Ergänzung, daß die präklinische Beatmung notfalls auch unter Narkose ein ganz entscheidender Faktor für die Prognose ist.

Streicher: Ich glaube, daß das wichtig ist, wenn das auch nur kleine Zahlen sind, aber man sollte diese Fälle sammeln.

Gorgaß: Man muß auch eins sagen. Nehmen Sie das mal so als Kritik der Anästhesisten an den Chirurgen. Es besteht eine gewisse Logik da, wo man sagt: Nicht Schmerzbekämpfung, nicht Narkose. Wenn nämlich in diesen Krankenhäusern nicht die Lavage betrieben wird, dann sind tatsächlich die Nachteile größer als die Vorteile der Frühbeatmung und massiven analgetischen Therapie. Es sollte chirurgischer Standard werden, daß in jedem Akutkrankenhaus jeder Patient, bei dem die Indikation besteht, nun wirklich eine Lavage erhält. Da scheint das Problem zu liegen.

Streicher: Es ist gar keine Frage, daß das notwendig ist. Gerade beim Polytraumatisierten, wenn der mit dem Kreislauf sich nicht hält, muß eine Lavage gemacht werden und weil die Wahrscheinlichkeit sehr groß ist, daß – wenn der Körper aufgeprallt ist – der intraabdominell etwas hat. Und das ist lebensbedrohlich, nicht seine Bewußtlosigkeit.

Sefrin: Ich möchte doch noch einmal warnen vor der Narkose bei Polytraumatisierten, nicht, weil ich dagegen bin, sondern an das anschließen, was ich heute früh gesagt habe. Es sollte bestimmt jetzt nicht so klingen, daß also bei jedem Polytraumatisierten am Unfallort eine Narkose gemacht werden müßte. Sondern sie sollte nur von dem gemacht werden, der sie beherrscht und der auch Komplikationen, die dann eintreten können, sicher ausgleichen kann. Wenn das nicht der Fall ist, dann bitte auch keine Narkose.

18. Die Replantation beginnt am Unfallort

P. Brüser

Für eine erfolgreiche Replantation sind im Rahmen der Erstbehandlung vier Faktoren von entscheidender Bedeutung: Während

1. Verletzungsart und
2. die Höhe der Amputation vorgegeben sind, unterliegen
3. die Behandlung von Stumpf und Amputat und
4. der Zeitfaktor zwischen Erstbehandlung und Revaskularisation unserem Einfluß.

Die häufigsten Unfallmechanismen, welche zur Amputation einer ganzen Extremität führen, sind Ausrißverletzungen und Abquetschungen. Infolge der Schwere dieser Traumen stehen – so dramatisch das äußere Erscheinungsbild sein mag – nicht der Lokalbefund, sondern der Allgemeinzustand des Patienten im Vordergrund. Da die Intensität des Traumas nicht das Verletzungsausmaß wiedergibt, muß die Überprüfung der Vitalfunktionen des Patienten an erster Stelle stehen.

Bei peripheren Amputationen hingegen – wie Finger oder Hände – handelt es sich in der Regel um lokale Verletzungsmechanismen. So fanden wir zwar bei 164 nachuntersuchten peripheren Replantationen, die zwischen 1976 und 1980 vorgenommen wurden, in 85% der Fälle Kreissägen- oder Ausrißamputationen, jedoch nie traumatische Zusatzverletzungen. Da jedoch – unabhängig von Amputationshöhe und Begleitverletzungen – in jedem Falle mit Schocksymptomen gerechnet werden muß, entsprechen die geforderten allgemeinen Maßnahmen am Unfallort zunächst den allgemein gültigen Regeln der Notfallbehandlung (Tab. 27).

Tabelle 27 Erstmaßnahmen bei Amputationsverletzungen

1. Überprüfung der Vitalfunktion
2. Volumensubstitution zur Kreislaufstabilisierung und Verbesserung rheologischer Eigenschaften
3. Stumpfversorgung ohne Wundflächenbehandlung durch Kompressionsverband
4. Schienung bei subtotalen Amputationen

Nach der Überprüfung der Vitalfunktion und der Volumensubstitution durch niedermolekulare Plasmaexpander zur Kreislaufstabilisierung und zur Verbesserung der rheologischen Eigenschaften des Blutes stehen lokale Maßnahmen im Vordergrund. Die Stumpfversorgung sollte ohne vorherige Wundflächenbehandlung oder Stumpfreinigung durch einen sterilen Kompressionsverband erfolgen. Blutstillung durch Klemmen oder Ligaturen müssen meist blind – und damit unkontrollierbar – vorgenommen werden. Sie zwingen während der späteren Replantation häufig zur zusätzlichen Gefäßkürzung. Staubinden, beispielsweise bei Fingeramputationen am Oberarm angelegt, führen zur Ischämie der gesamten Extremität, erschweren hierdurch den Replantationsvorgang und erhöhen die Gefahr eines Tourniquet-Syndroms. Bei subtotalen Amputationen ist eine Schienung der Extremität erforderlich, um Torquierungen oder Abquetschungen der noch bestehenden Weichteilverbindungen zu verhindern.

Da Replantationen spezielle Kenntnisse in der Wiederherstellungschirurgie verlangen und mikrochirurgische Operationstechniken auch bei Großreplantationen conditio sine qua non sind, sollten derartige Eingriffe spezialisierten Kliniken vorbehalten bleiben. Nur so ist gewährleistet, daß Aufwand und Ergebnis sinnvoll miteinander korrelieren. Entsprechend sollte die Entscheidung zur Replantation dem replantierenden Chirurgen überlassen bleiben, zumal die technische Durchführbarkeit häufig erst intraoperativ beurteilt werden kann.

Am Unfallort sollte deshalb der Grundsatz gelten, daß jeder Replantationsversuch gerechtfertigt ist. Für die Behandlung des Amputates müssen deshalb folgende Richtlinien beachtet werden (Tab. 28):

Tabelle 28 Behandlung des Amputats

1. Sammlung und Transport aller Amputate
2. Verlängerung der Anoxämietoleranz durch Konservierungsmaßnahmen
3. Verkürzung der Anoxämiedauer

1. Abgetrennte Körperteile müssen – ungeachtet ihres Zustandes – gesammelt, abgezählt und mittransportiert werden.

Selbst makroskopisch weitgehend zerstörte, gequetschte oder ausgerissene Extremitätenteile lassen sich bisweilen durch Verkürzungen, Gefäßinterpositionen oder Transplantationen auf besser erhaltene Stümpfe wieder anschließen. Erscheint ein Replantationsversuch ausgeschlossen, so erleichtern Teile des Amputates häufig die primäre Versorgung oder Behandlung weiterer Zusatzverletzungen. So können ungeschädigte Hautareale, Knochen, Sehnen, Nerven oder Gefäße zur Überbrückung bestehender Defekte entnommen und zur Rekonstruktion anderer Verletzungen transplantiert werden.

2. Die für die spätere Funktion der Extremität wesentlichste Maßnahme am Unfallort besteht in der Verhinderung anoxämischer Gewebeveränderung. Sie lassen sich durch

a) Verlängerung der Toleranzzeit und
b) Verkürzung der Anoxämiedauer verhindern.

Für die Güte des Amputates gilt die Regel aus den Gesetzen der Organkonservierung: Je höher die metabolische Aktivität, um so kürzer die ischämische Toleranzzeit.

Der Zeitraum, innerhalb dessen die Replantation abgetrennter Extremitätenabschnitte erfolgreich durchgeführt werden kann, hängt offensichtlich in erster Linie von der Überlebensfähigkeit der Muskulatur ab. Bei Normothermie lassen sich hier bereits nach 4–5 Stunden irreversible Schädigungen nachweisen. Das periphere Nervengewebe erscheint demgegenüber widerstandsfähiger zu sein. Nach sechsstündiger Anoxämie läßt sich hier noch eine völlige Funktionswiederkehr erreichen. Partiell irreversibel werden Schädigungen an Nerven erst nach 12 Stunden.

Langandauernde Anoxämiephasen beeinflussen auch die Ödembildung. So konnte Stock nachweisen, daß eine fünfstündige Ischämiephase die Kapillarmembranen derartig hochgradig schädigt, daß Proteine mit hohem Molekulargewicht den intravasalen Raum verlassen können. Haut, Knochen und Sehnen sind demgegenüber als bradytrophe Gewebe vergleichsweise unempfindlich.

Zusammengefaßt stellen die anoxämischen Veränderungen der Muskulatur den ersten limitierenden Faktor dar, der das funktionelle Ergebnis einer Replantation gefährden kann. Bei Normothermie muß der arterielle Anschluß entsprechend vor Beginn dieser irreversiblen Schädigungen, also innerhalb der 6-Stundengrenze erfolgen. Hypothermie verlängert die Toleranzgrenze in Abhängigkeit von der Amputationshöhe und damit der Muskelmasse.

Aus diesem Grunde soll das Amputat trocken in sterile Kompressen eingeschlagen und in eine wasserundurchlässige Kunststoff-Folie gelegt werden, die dann mit Eis umgeben wird. Hierdurch wird eine Abkühlung auf etwa plus 4° C erreicht. Experimentelle Untersuchungen von Hayhurst und klinische Beobachtungen sprechen dafür, daß auf diese Weise ganze Extremitäten bis zu 10 Stunden, Hände und Füße bis zu 12 Stunden und Finger oder Zehen bis zu 24 Stunden konserviert werden können (Tab. 29).

Tabelle 29 Anoxämietoleranz bei Extremitäten

Amputate	Warme Anoxämie	Hypothermie
Ganze Extremitäten	5– 6 Stunden	10 Stunden
Hände, Füße	5– 6 Stunden	12 Stunden
Finger, Zehen	10–15 Stunden	24 Stunden

Werden diese Grenzwerte nach der Revaskularisation überschritten, dann sind postischämische oder anoxämische Veränderungen unvermeidbar. Hierbei lassen sich lokale und allgemeine Komplikationen unterscheiden: Lokal entsteht ein ausgeprägtes postischämisches Muskel- und Weichteil-Ödem, welches eine zusätzliche Ernährungsstörung herbeiführt. Durch Drucksteigerung in den Fascienlogen entwickelt sich über Kompression der Venen und Kapillaren ein Kompartmentsyndrom. Direkte anoxämische Muskelnekrosen und Kapillarschädigungen mit Gefäßspasmen führen zu weiteren Ödembildungen und Funktionseinbußen der Extremität. Eine der Ursachen muß darin gesehen werden, daß die zellständigen energiereichen Phosphate ATP und Phosphokreatin signifikant abfallen.

Die erhöhte Komplikationsrate nach verlängerten Anoxämiezeiten wird auch in unserem Krankengut deutlich. So betrug die mittlere Anoxämiezeit aller Reamputationen in unserem Krankengut 6 Stunden und 35 Minuten.

Unter den Allgemeinsymptomen steht das Tourniquet-Syndrom an erster Stelle. Bei großen muskelstarken Extremitätenabschnitten kann die Revaskularisation nach längeren anoxämischen Intervallen zu einem lebensbedrohlichen Postischämie- oder Tourniquet-Syndrom führen. Es ist gekennzeichnet durch

1. Hyperkaliämie aus den geschädigten Muskelzellen,
2. massive Einschwemmung saurer Stoffwechselprodukte – vor allem des Laktats mit Azidosen und
3. Myoglobinurie.

Ein akuter Schockzustand, Herzrhythmusstörungen bis zum Herzstillstand und die Gefahr eines Nierenversagens beherrschen je nach Ausmaß der Schädigung das klinische Bild. In diesen Fällen muß die Wechselwirkung zwischen ischämischer Muskelstrombahn und Gesamtorganismus so schnell wie möglich durch Reamputation unterbrochen werden. Wir waren 2mal gezwungen, derartige Eingriffe aus vitaler Indikation vorzunehmen. Um das Intervall zwischen Unfall, Erstbehandlung, Transport und Revaskularisation möglichst kurz zu halten, sind deshalb eine korrekte Lagerung des Amputates, ein rascher Transport und die frühzeitige Benachrichtigung einer spezialisierten Klinik erforderlich.

Wenn diese Forderungen – wie auch unsere statistische Auswertung bei den ersten 164 Replantationen zwischen 1976 und 1980 aus dem Kölner Raum gezeigt haben – erfüllt werden können, dann sind unter idealen Bedingungen erstaunliche Ergebnisse möglich. So ergab die Auswertung unseres Krankengutes bei einer Einheilungsquote von 84,4% eine Resensibilisierungsrate von 94% (S 2–S 4) und eine sehr gute bis befriedigende Sehnengleitfähigkeit in 90% der Fälle. Das funktionelle Gesamtergebnis wurde in 20% mit sehr gut, 43% mit gut, 27% mit befriedigend und in nur 10% mit schlecht bewertet.

Diskussion

Sefrin: Sie haben vorhin bei der Konservierung des Amputates empfohlen, man möge dieses auf Eis legen. Sie meinen aber doch wahrscheinlich Eiswasser, denn die direkte Lagerung auf Eis führt doch zu lokalen Erfrierungen. Sonst passiert das, was bei uns im Rahmen des Notarztdienstes passiert ist, daß ein Amputat in Ermangelung von Eis zwischen zwei tiefgekühlte Schnitzel gelagert wurde, so in die Klinik gebracht und hinterher nicht mehr replantiert werden konnte.

Brüser: Auch wir haben in einem Fall erlebt, daß das Amputat gefriergetrocknet war; man hatte es in einer Kühltruhe aufbewahrt. Eiswasser ist empfehlenswert, jedoch nicht immer zu haben. Man kann auch Eisstückchen kleinstampfen und damit das Amputat umgeben. Das reicht genauso aus.

Faßbender: Wie sieht es aus mit einer subtotalen Amputation, wo also noch einige Teile des Amputats mit Gefäßen versorgt sind, also noch Gewebezusammenhänge bestehen. Soll man das auch kühlen oder soll man es so lassen wie es ist?

Brüser: In diesen Fällen liegt keine Amputation vor, ein Gefäßanschluß ist ja noch vorhanden, zumindest per definitionem. Es sei denn, es läge eine subtotale Amputation vor, bei der also die Hauptgefäßverbindungen unterbrochen sind. Dann müßten Sie es behandeln wie ein normales Amputat, schienen und gleichzeitig mit Eis oder Eiswasser umgeben, aber trocken eben, das ist wichtig.

Troidl: Wie ist es mit Indikation zur Replantation an der oberen und der unteren Extremität?

Brüser: Es ist sicherlich so, daß die Amputation der oberen Extremität eine absolute Replantationsindikation darstellt, solange Sensibilität zu erreichen ist. Je proximaler die Amputation ist, um so schlechter sind die motorischen Ergebnisse, weil die Reinnervation derartig lange dauert, daß die motorischen Endplatten der Muskulatur häufig schon zerstört sind, wenn der Nerv sein Erfolgsorgan erreicht hat. Aus diesem Grunde ist die motorische Funktion bei Oberarmreplantationen häufig schlecht. Es ist jedoch so, daß Sensibilität und eine Beugung im Ellenbogengelenk erreicht werden können und damit die Hand als Gegenhalt günstiger wird als eine prothetische Versorgung. An der unteren Extremität ist die Sache deshalb strittig, weil die Nekrosen und die Infektionen, die Hauptkomplikation bei der Replantation der unteren Extremität, derartig groß sind, daß wir häufig gezwungen sind, Verkürzungen der Extremität vorzunehmen, die über 10 cm liegen. In diesem Fall wäre, auch wenn das Bein einheilt, eine prothetische oder orthopädische Versorgung notwendig. Wenn man dann noch bedenkt, daß die Rehabilitationsphase über Jahre gehen kann und daß Osteomyelitiden entstehen können, die chronisch werden, dann ist die Indikation zur Replantation an der unteren Extremität sicherlich offen. Wir stehen auf dem Standpunkt, daß auch die untere Extremität replantiert werden soll, daß also der Versuch zumindest gemacht werden soll, nur eben unter diesen kritischen Vorzeichen, die ich nannte.

19. Der kardiale Notfall

F. Saborowski

Nach Untersuchungen von Bez [1] hat der Rettungsdienst mit 60 bis 70% internen, 20 bis 30% chirurgischen und weniger als 1% pädiatrischen Notfällen zu tun. Bei den internistischen Notfallpatienten ist die hohe Mortalität der Herzinfarktpatienten in der Prähospitalphase zu betonen, die zwischen 20 und 40% liegt und in der Klinik eine Letalität von 15 bis 25% aufweist [5].

Tabelle 30 zeigt die verschiedenen Ursachen, die die Herzfunktion beeinträchtigen und zum Zusammenbruch einer ausreichenden Gewebeperfusion führen können. Neben einem myogenen Pumpversagen bei Myokardinfarkt oder schwerer Myokarditis kann die diastolische Füllung des Herzens bei Perikardergüssen bzw. -tamponade kritisch behindert sein. Abrisse und Ventildysfunktionen von künstlichen Herzklappen können ebenso wie Thromben und Tumormassen im Herzen zu einem akuten kardialen Notfall führen. Bradykarde und tachykarde Herzrhythmusstörungen können ebenfalls Ursache für eine unzureichende Förderleistung des Herzens sein. Bei Kammerfrequenzen unter 40 bzw. über 160 Schlägen/Min. ist mit Schwindel und Bewußtlosigkeit besonders bei vorgeschädigtem Herzen zu rechnen.

Tabelle 30 Ursachen für eine gestörte Ventrikelfunktion

A. Myogen
- primäre Kardiomyopathien
- sekundäre Kardiomyopathien
  (entzündlich, nutritiv-toxisch, metabolisch, infiltrativ, bei Neuro- und Myopathien, bei Trauma und Bestrahlung)

B. Druck- und Volumenbelastung
(Herzklappenerkrankungen, Shuntvitien, arterielle Hypertonie, Lungenembolie)

C. Behinderung der diastolischen Füllung
(Perikarderguß bzw. -tamponade, tachykarde Herzrhythmusstörungen)

D. Erkrankungen der Koronararterien
(degenerativ, entzündlich)

Im folgenden sollen einige akute Krankheitsbilder exemplarisch besprochen werden, die der Notarzt im Notarztwagen bereits wirkungsvoll behandeln kann. Das akute Linksherzversagen unterschiedlicher Ätiologie wird mit Nitroglycerin (0,8 oder 1,6 mg oral) und Furosemid (20 mg i.v.) behandelt. Die Gabe von Herzglykosiden ist in der Regel nicht erforderlich. Die hypertone Krise wird durch Gabe von Clonidin (0,15 mg i.v.) oder Dihydralazin (5 bis 10 mg i.v.), oft in Kombination mit Furosemid (20 mg i.v.) beherrscht. In letzter Zeit wird auf die gefahrlose Anwendung von Kalziumantagonisten hingewiesen (z. B. Nifedipin 10 bis 20 mg oral). Die Gabe von Diazoxid (150 bis 300 mg i.v.) ist ebenfalls möglich. Die schwere Lungenembolie erfordert in der Regel die Intubation und Beatmung und eine Schockbehandlung mit Dopamin, Natriumbikarbonat und Volumensubstitution. Besteht der sichere Verdacht auf eine Herztamponade, ist eine Entlastungspunktion lebensrettend. Die gleichzeitige Volumengabe ist zu empfehlen. Diagnostisch sind leise Herztöne, gestaute Halsvenen, fehlender Herzspitzenstoß und elektrischer Alternans (EKG-Scope) wichtige Hinweise auf diese Komplikation.

Bradykarde und tachykarde Herzrhythmusstörungen können zu einem rhythmogenen Herzversagen führen. Beim plötzlichen Herztod ist klinisch und pathologisch-anatomisch ein Myokardinfarkt mit stenosierenden Koronararterienveränderungen der Regelbefund. Für die Durchschnittsbevölkerung ergibt sich eine geschätzte Todesrate von 0,001%, für Patienten mit stabiler Angina pectoris und Zustand nach Herzinfarkt von 4 bis 5% und für Patienten, die zum Infarktausschluß in die Klinik aufgenommen wurden, von 10% [2, 10]! Die letztgenannte Gruppe bietet offenbar ein sehr hohes Risiko für Asystolie bzw. Kammerflattern oder -flimmern. Bei Patienten mit Herzinfarkt finden Effert und Mitarbeiter [2] ein sekundäres Kammerflimmern in einer Häufigkeit von 9,0%. Eine Zusammenstellung aus der Literatur ergibt eine Häufigkeit zwischen 3,3 und 14,2, im Mittel von 7,7%. In bezug auf die Gefährdung von Patienten mit ventrikulären Extrasystolen oder Tachykardien hat sich die Klassifizierung von Lown [6] bewährt (Tab. 31). Direkte Vorboten für lebensbedrohliche Kammertachykardien sind Patienten der Gradeinteilung 4 und 5. Die Mortalität des akuten Myokardinfarktes ist beim Vorderwandinfarkt deutlich höher als beim Hinterwandinfarkt, wenn zusätzlich intraventrikuläre Leitungsstörungen vorliegen. Sie erreicht 70%, wenn alternierende Blockbilder auftreten [3]. Myerburg und Mitarbeiter [8] finden bei 352 Patienten, die wegen eines Herzstillstandes in der Prähospitalphase reanimiert worden sind, in 62% Kammerflimmern, in 7% ventrikuläre Tachykardien und in 31% Bradykardien bzw. Asystolien. Die schlechteste Prognose hat die Asystolie, die günstigste die Kammertachykardie.

Für den Notarzteinsatz bestehen bei der Behandlung von Herzinfarktpatienten zwei Ziele:

1. Senkung der hohen Mortalität in der Prähospitalphase.
2. Verkleinerung der Infarktgröße durch frühzeitigen Therapiebeginn.

Die Senkung der Mortalität ist weitgehend bestimmt durch die Verhinderung lebensbedrohlicher Herzrhythmusstörungen. Gefährliche Bradykardien werden mit Atropin (0,5 bis 1,0 mg i.v.) oder mit Orciprenalin (0,5 mg i.v.) behandelt. Die passagere elektrische Stimulation des Herzens am Einsatzort wird die Ausnahme bleiben. Ventrikuläre Extrasystolen (Lown-Klasse 2 bis 5) werden mit Lidocain (50 bis 100 mg i.v. oder 300 mg i.m. – M. deltoideus) therapiert. Liegt bereits ein kardiogener Schock vor, ist eine Infusionsbehandlung mit Dopamin (2 bis 8 μ/kg · min) und Dobutamin (2,5 bis 7,5 μg/kg · min) oder mit Suprarenin® (10 Ampullen auf 500 ml 5%ige Laevulose, 0,5 bis 2,5 ml/Min) einzuleiten [4, 9].

Tabelle 31 Klassifizierung ventrikulärer Arrhythmie nach Lown (1979)

Grad	Störung
0	keine ventrikulären Extrasystolen (VES)
1	VES in einer Häufigkeit < 30/h
2	häufige VES (> 30/h)
3	multiforme VES
4	aufeinanderfolgende VES
A	Couplets
B	Salven
5	vorzeitig einfallende VES (R auf T-Phänomen)

Ein frühzeitiger Therapiebeginn des Myokardinfarktes ist im wesentlichen ein organisatorisches Problem, das bisher nicht ausreichend gelöst ist. Mögliche Ursachen einer Verzögerung zwischen Symptom- und Therapiebeginn sind in Tabelle 32 dargestellt. Diese Problematik ist heute besonders zu diskutieren, da durch die Anwendung der intrakoronaren Thrombolyse-Therapie beim akuten Herzinfarkt in mehr als 80% der Fälle die verschlossene Koronararterie wiedereröffnet, die Wandbewegung verbessert und die Infarktgröße verkleinert werden kann [7]. Abbildungen 14 und 15 zeigen einen Verschluß des Ramus interventricularis anterior der linken Koronararterie vor und 30 Minuten nach erfolgter intrakoronarer Thrombolysetherapie. Der Ramus interventricularis anterior ist in ganzer Länge wiedereröffnet mit einer hochgradigen Stenose im proximalen Drittel, ebenso ist der Ramus diagonalis deutlich erkennbar. Um diese Ziele zu erreichen, ist eine enge Kooperation zwischen dem Notarztsystem und entsprechenden Hochleistungskrankenhäusern zu verwirklichen.

Tabelle 32 Mögliche Ursachen einer Verzögerung zwischen Symptom- und Therapiebeginn beim akuten Myokardinfarkt (nach Kupper et al., 1982)

	Ursachen	Verzögerung (2–12 h)
1. Entscheidungszeit des Patienten	Symptomverkennung, Symptomverdrängung, Scheu, Arzt anzurufen	~ 50%
2. Verzögerung durch den Arzt	Weg zum Patienten Untersuchung	~ 35%
3. Verzögerung durch Krankenwagen	Weg zum Patienten Transport	
4. Verzögerung im Krankenhaus	Diagnostik in der Notaufnahme und auf der Station	~ 15%

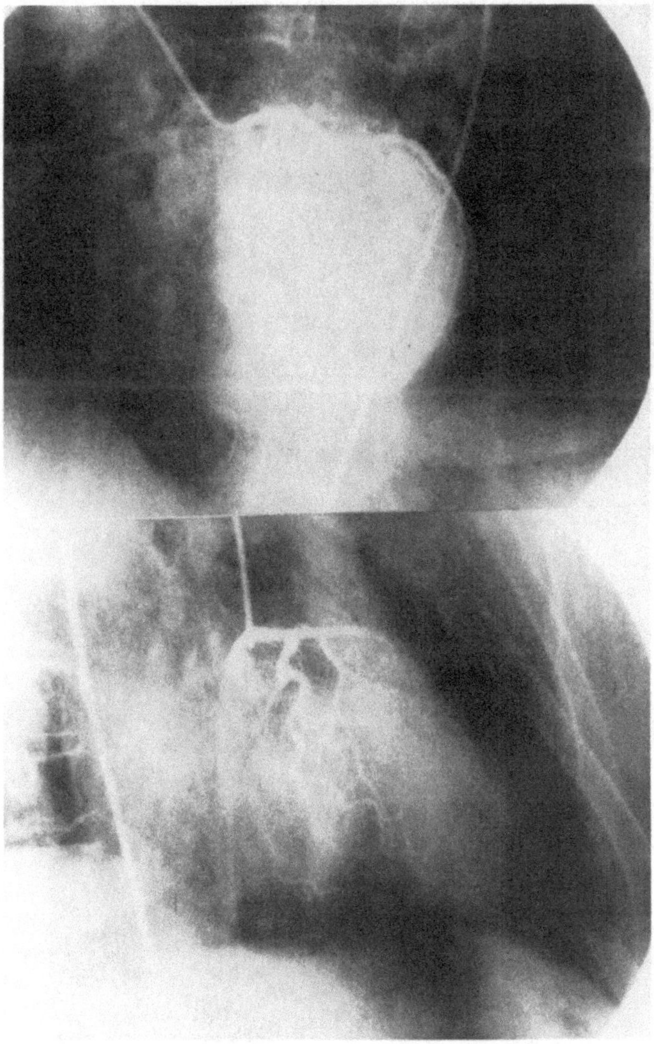

Abb. 14 Angiogramm der linken Koronararterie mit Verschluß des Ramus interventricularis anterior und Ramus diagonalis vor Lysebeginn (oben in LAO-, unten in RAO-Projektion) bei akutem Vorderwandinfarkt.

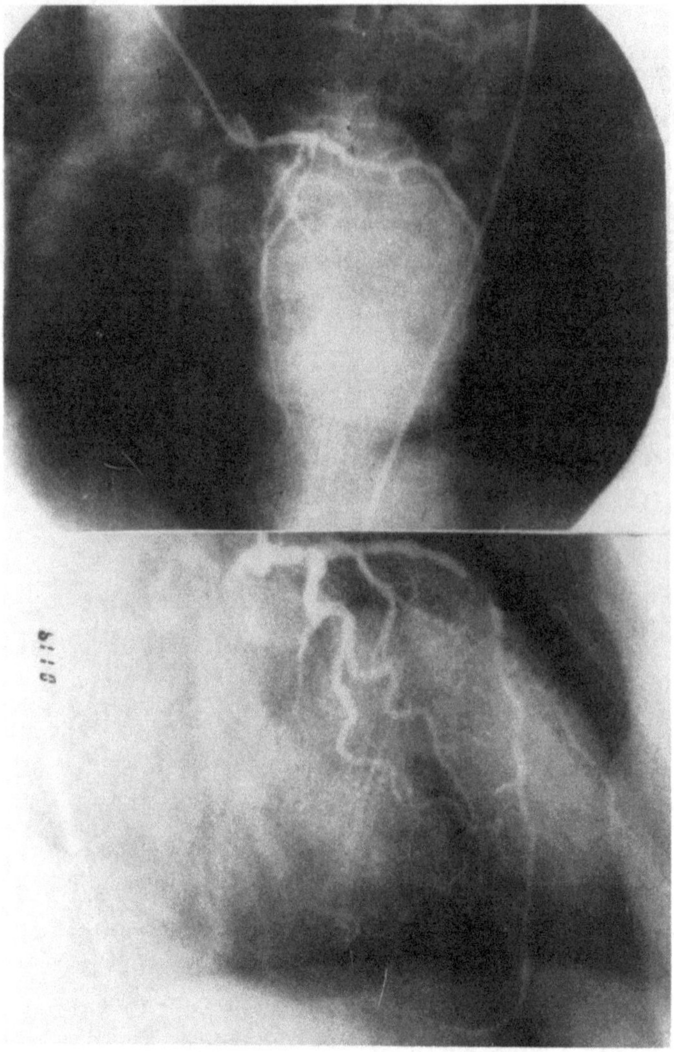

Abb. 15 Angiogramm der linken Koronararterie mit Wiedereröffnung des Ramus interventricularis anterior und Ramus diagonalis 30 Min. nach intrakoronarer Thrombolyse-Therapie mit 2000 E Streptase/Min. Hochgradige Stenose des Ramus interventricularis anterior im proximalen Drittel (oben in LAO-, unten RAO-Projektion).

Literatur

[1] Bez, U.: Technik und Ausrüstung des Notarztwagens. Intensivmed. **19** (1982), 221–226.

[2] Effert, S., R. Erbel und J. Meyer: Der plötzliche Herztod. In: Verh. Dtsch. Ges. Herz- und Kreislaufforschg., Hrsg. W. Schaper und M. G. Gottwik, Bd. 46, S. 1. Dr. Dietrich Steinkopff Verlag, Darmstadt, 1980.

[3] Hindman, M. C., G. S. Wagner, M. Jaro, J. M. Atkins, M. M. Scheinman, R. W. De Sanctis,

A. H. Hutter, L. Yeatman, M. Rubeniere, Ch. Pujura, M. Rubin and J. J. Morris: The clinical significance of bundle branch block complicating acute myocardial infarction. 1. Clinical characteristics, hospital mortality, and one-year follow-up. Circulation **58** (1978), 679.

[4] Kupper, W., C. W. Hamm und W. Bleifeld: Therapie des akuten Myokardinfarktes vor der Krankenhausaufnahme. Internist **23** (1982), 680.

[5] Lehmann, H.-U.: Frühdiagnose der Herzinfarktkomplikationen für die Prognose entscheidend. Notfall Medizin **8** (1982), 958–964.

[6] Lown, B.: Sudden cardiac death – 1978. Circulation **60** (1979), 1593.

[7] Mathey, D., J. Schofer, P. Stritzke, R. Montz, H.-J. Krebber, V. Tilsner und W. Bleifeld: Intrakoronare Thrombolyse-Therapie beim akuten Herzinfarkt. Hämostaseologie **3** (1983), 59.

[8] Myerburg, R. J., C. A. Conde and R. J. Sung: Clinical, electrophysiologic and hemodynamic profile of patients resuscitated from prehospital cardiac arrest. Am. J. Med. **68** (1980), 568.

[9] Oltmanns, D. und C. P. Siegers: Pharmakokinetik von Lidocain nach intramuskulärer Injektion bei Patienten mit akutem Myokardinfarkt. Z. Kardiol. **68** (1979), 131.

[10] Schroeder, J. S., J. H. Lamb and D. C. Harrison: Patients admitted to the coronoary care unit for chest pain: high risk subgroup for subsequent cardiovascular death. Amer. J. Cardiol. **39** (1977), 829.

Diskussion

Wollinsky: Halten Sie es für sinnvoll, einen Schrittmacher im Rahmen des Notarztdienstes zu fordern?

Saborowski: Nein, und zwar deshalb nicht, weil wir in den Großstädten sehr kurze Zeiten brauchen, um in der Klinik zu sein. Das würde ich relativieren für Landbezirke, wo wir nicht diese kurzen Fahrzeiten haben, um eine Klinik zu erreichen, die diese technischen Möglichkeiten bietet. Wenn wir den Patienten sicher in die Hochleistungsklinik bringen, dann ist es besser unter definierten Bedingungen die passagere Schrittmacherversorgung zu machen als am Unfallort. Es wird davon Ausnahmen geben.

Wollinsky: Im Rahmen des Notarztdienstes Therapie des kardiogenen Schocks. Dopamin oder Dobutrex?

Saborowski: Wir wissen, daß beide Substanzen positiv inotrop wirken und daß Dopamin sehr spezielle Wirkungen hat auf die Durchblutungsgröße in unterschiedlichen Körperregionen in Abhängigkeit von der Dosierung. Ich würde in so einem aussichtslosen Fall beides einsetzen.

Gorgaß: Sehen Sie noch Indikationen für die Digitalisierung im Notarztwagen?

Saborowski: Nein.

NN: Wenn Schrittmacher, dann Ösophagusschrittmacher oder blind geschobener intravasaler Schrittmacher?

Saborowski: Ich halte das ganze Manöver am Unfallort oder in der Wohnung für außerordentlich prekär. Wenn Sie es tun, würde ich die Ösophagusstimulation vorziehen, weil das weniger traumatisierend ist. Wo Sie mit Ihrem Katheter unter blinden Bedingungen spazierengehen, ist nicht abschätzbar. Wenn der Kreislauf noch einigermaßen erhalten ist, kann man einen Floating-Katheter anwenden.

NN: Ich habe ganz schlechte Erfahrungen mit dem Ösophagus-Schrittmacher und insofern auch relativierend in der Stadt kurze Wege ins Krankenhaus. Das gilt, wenn der Patient im RTW liegt. Wenn Sie den aus der Wohnung holen müssen, und da unter Umständen durch ein enges Treppenhaus manövrieren müssen, kann das oft länger dauern als die Fahrzeit. Insofern könnte das doch auch da schon wieder indiziert sein.

Saborowski: Ausnahmen sind immer möglich.

Gorgaß: Ich sehe da noch ein anderes Problem für Notarztdienste, in denen es Routine ist, die Reanimation am Ort des Geschehens einzuleiten und nur bei Erfolg in die Klinik zu fahren und die Reanimation auch am Reanimationsort abzubrechen; und hier ist die Frage, wieviel Prozent man dann einen Schrittmacher vorenthält, bei denen der Schrittmacher eventuell doch noch etwas gebracht hätte.

Saborowski: Weiß ich nicht.

Gorgaß: Aber da liegt eben das Problem und das ist der Grund dafür, daß man immer wieder dran denkt: Soll man Schrittmacher oder soll man nicht. Wir haben in Ulm jahrelang mit Ösophagusschrittmachern gearbeitet, haben gute Erfahrungen gemacht, allerdings immer als „ultima ratio“. Wir haben relativ lange gewartet, und wenn es zu spät ist, kann auch ein gutes Verfahren nicht mehr wirksam werden. Aber daß man generell bei Asystolie sagt, unter Reanimationsbedingungen in die Klinik, ist schlecht oder nicht machbar, dann sind die Reanimationschancen noch schlechter. Aber das kann ich Ihnen nicht beweisen. Das sind Schätzungen.

Wagner: Ich möchte berichten, daß ich persönlich bei Reanimationen speziell eben bei asystolischen Patienten, gute Erfahrungen mit dem intravasal gelegten Schrittmacher gemacht habe, und zwar benutze ich von vornherein ein System mit einem Dreiwegehahn, so daß ich also die intravsal zu verabreichenden Medikamente primär geben kann und wenn ich Zeit habe, dann eben die Elektrode lege und persönlich ungefähr bei 5–10% von den gerade geschilderten Fällen bei dem intravasal gelegten Schrittmacher Erfolg hatte.

Saborowski: Ich bezweifle nicht, daß dies möglich ist. Es ist auch gut, daß Sie über positive Ergebnisse berichten. Wir werden auch in der Klinik gelegentlich einmal eine Stimulation machen ohne Röntgendurchleuchtung. Nur als Regelfall, glaube ich, ist eher entscheidend, wie der Erfahrungsgrad des Einzelnen einzuschätzen ist. Im Hinblick auf den Notarztwagen ist zu betonen, daß nicht alle Kollegen sehr vertraut sind mit solchen Stimulationsverfahren.

NN: Geben Sie Lidocain auch intravenös und wieviel prozentig, in welcher Menge?

Saborowski: Intravenös geben wir 50 bzw. 100 mg Lidocain als Bolus. Wenn die Zeit zwischen der Gabe und dem Eintreffen in der Klinik sehr lang ist, sind wir bereits wieder außerhalb des therapeutischen Bereiches. Es ist dann eine Dauergabe von Lidocain in einer Dosierung von 1 mg/min und mehr erforderlich. Die Pharmakokinetik hängt besonders von den Bedingungen des Kreislaufs ab. Ein herabgesetztes Herzzeitvolumen mit schlechter Organdurchblutung kann die Verteilungsphase für ein Medikament verändern. Das gilt insbesondere für Patienten, die wiederbelebt worden sind oder einen ausgedehnten Myokardinfarkt erlitten haben. Dauergaben von Lidocain in schematisierter Form bis zu 5 mg/min führen auf internistischen und chirurgischen Wachstationen gelegentlich zu Intoxikationen mit Krämpfen und Atemdepression. Eine Voraussage für den einzelnen Patienten zu machen, ist außerordentlich schwierig.

Frey: Was halten Sie von der Wirksamkeit und Handhabbarkeit dieser neuerdings angebotenen Schrittmachersonden, die paraxyphoidal und transmural reingebohrt werden sollen?

Saborowski: Das sind effektive Stimulationsverfahren. Mitte der 60er Jahre haben wir Elektromyographienadeln benutzt, die relativ flexibel und dünn waren und haben damit Herzen durch die Thoraxwand stimuliert. Das konnte ohne größere Traumatisierung geschehen. Mir erscheinen manche von der Industrie hergestellten Stimulationssysteme für eine schonende Anwendung nicht geeignet. Zweifellos stellen sie eine Möglichkeit zur Notfallstimulierung dar.

Saternus: Sie hatten bei Ihren Todesfällen eine extrem niedrige Quote an akuten Todesfällen. Wenn wir jetzt unsere Obduktionen durchführen, finden wir eigentlich letztendlich keine morphologischen Veränderungen, die älter wären, die uns also den Schluß Infarkt zuließen, sondern unsere häufigste Diagnose ist akuter Koronartod. Haben wir da unterschiedliche Definitionen?

Saborowski: Das Problem ist, daß wir wirklich an Definitionen arbeiten müßten. Das eine ist der plötzliche Herztod und das andere ist der Sekundenherztod. Es ist die Grenze nicht eindeutig zu ziehen. Beim Sekundenherztod wird diskutiert, daß man morphologisch nicht viel findet, manchmal Veränderungen am Ramus interventricularis anterior der linken Herzkranzarterie. Bei dem plötzlichen Herztod findet man in aller Regel Nekrosen und Koronarveränderungen. Beide Begriffe sind nicht scharf voneinander zu trennen.

Gorgaß: Meine Damen und Herren, bitte haben Sie Verständnis, wenn wir die Diskussion unterbrechen. Die weiter Angereisten wollen zu Nikolaus wieder zu Hause sein. Ich darf Ihnen jetzt den Film „25 Jahre Kölner Notarztdienst" ansagen.

Erstaufführung des Films
„Der Kölner Notarztdienst"

Vorsitz: G.-H. Engelhardt

20. Zur Todesfeststellung am Notfallort

M. Staak

Aufgaben der ärztlichen Leichenschau

Die im Rahmen der ärztlichen Leichenschau zu beantwortenden Fragen berühren eines der Tätigkeitsfelder, auf dem sowohl mit dem praktischen Arzt, dem Notarzt wie auch mit anderen medizinischen Fachdisziplinen zahlreiche Berührungspunkte aus rechtsmedizinischer Sicht bestehen. Gleichzeitig werden hier aber auch Beziehungen zwischen ärztlicher Tätigkeit und Rechtsordnung offenbar: Befunderhebung und Diagnostik als die Grundlagen jeder ärztlichen Tätigkeit werden gewissermaßen zu Hilfsmitteln bei der Ordnung rechtlicher und sozialer Wechselbeziehungen. Auf das Bestehen derartiger Wechselbeziehungen in der Realität weisen zwei Tatsachen hin: Einmal die zweifellos unerfreuliche Zunahme der ärztlichen Haftpflichtprozesse und Strafanzeigen wegen tatsächlicher oder vermeintlicher sogenannter Kunstfehler und zum anderen die in verschiedenen Publikationsmedien und Fachzeitschriften geäußerte Kritik an der Qualität der ärztlichen Leichenschau (Mallach u. Mitarb., 1977; Mätzler, 1978; Metter, 1978 u. a.).

In der 67. ordnungsbehördlichen Verordnung über das Leichenwesen vom 7. 8. 1980 (in Kraft getreten am 1. 1. 1981) für das Land Nordrhein-Westfalen darf eine Leiche erst bestattet werden, wenn dem Standesamt die von einem Arzt ausgestellte Todesbescheinigung eingereicht worden ist. Die Todesbescheinigung darf von einem Arzt erst ausgestellt werden, wenn er die Leiche persönlich besichtigt und untersucht hat. Darüber hinaus hat der Arzt die Leichenschau unverzüglich nach Erhalt der Anzeige über den Todesfall vorzunehmen. Unverzüglich heißt in diesem Zusammenhang „ohne schuldhaftes Zögern". Zur Vornahme einer Leichenschau ist derjenige Arzt verpflichtet, an den das Ersuchen herangetragen wird. Das bedeutet, daß neben dem niedergelassenen Arzt auch der in einer Krankenanstalt angestellte Arzt ebenso wie der Bereitschafts- oder Notarzt hierzu verpflichtet sein kann. Eine unterschiedliche fachspezifische Unterscheidung wird in dieser Verordnung nicht vorgenommen. Immerhin können sich jedoch für die Todesfeststellung am Notfallort besondere Probleme ergeben.

Abgesehen von einem möglichen Mißbrauch des Rettungsdienstes erhebt sich die Frage, wie sich der Notfallarzt bezüglich der Todesbescheinigung verhält, wenn er zu einem von seinem Standort weiter entfernten Unfallort gerufen wird und bei einem ihm im übrigen unbekannten Patienten die Todesbescheinigung ausstellen soll. In diesem Zusammenhang sei auf die Zweckbestimmung der Leichenschau und die Aufgaben des Arztes hingewiesen: In wesentlicher Übereinstimmung mit analogen Verordnungen über das Leichenschauwesen der anderen Bundesländer besteht der Zweck der Leichenschau in

1. Statistischer Erfassung der Todesursachen
2. Feststellung übertragbarer Krankheiten
3. Feststellung nicht natürlicher Todesfälle.

Um die Möglichkeiten und Grenzen der ärztlichen Leichenschau am Notfallort zu skizzieren, seien die vier Fragen genannt, die formularmäßig durch die gesetzlich vorgeschriebene Leichenschau beantwortet werden sollen:

1. Feststellung des Todes
2. Feststellung der Todeszeit
3. Feststellung der Todesart
4. Feststellung der Todesursache.

Notarzt und Leichenschau

Durch die Einrichtung eines organisierten Rettungsdienstes sind ärztliche Aufgaben – wie Leiden zu lindern, Krankheiten zu heilen und in Gefahrensituationen den Tod abzuwenden – teilweise in das Vorfeld der Praxis und des Krankenhauses verlagert worden (Saternus u. Staak, 1982; Staak u. Saternus, 1982). So ist es die auch gesetzlich vorgeschriebene Aufgabe der Notärzte (59. Gesetz über den Rettungsdienst – GV NWS 148/SGV NW 215), auf Anforderung zum Ort des Geschehens zu eilen und notfall- und intensivtherapeutisch tätig zu werden, bis nach Transport der Kranken oder Verletzten in stationäre klinische Behandlung ihre Aufgabe jeweils beendet ist (Mallach und Narr, 1980). Verstirbt der Patient in der Zwischenzeit während der Notfallbehandlung, stellt sich die Frage, ob der Notfallarzt verpflichtet werden kann, die Todesbescheinigung auszustellen, wenn er den Tod festgestellt hat. In diesem Zusammenhang berichtet Metter (1978), daß sich hinsichtlich der Leichenschau ein Panoramawandel seit der Einrichtung des ärztlichen Rettungsdienstes ergeben hat. So werden Notfallärzte zur Vornahme der Leichenschau mit kompletter Besatzung sogar zu fäulnisveränderten Leichen oder auch verkohlten Brandleichen gerufen. Ähnliche Erfahrungen liegen auch in unserem Einzugsgebiet vor.

Angesichts des Umstandes, daß Obduktionen im hohen Maße Fehldiagnosen bezüglich der Todesursachen anläßlich der Leichenschau ergeben haben, ist größte Sorgfalt geboten. Nicht selten verbergen sich nämlich hinter harmlos erscheinenden Unfällen vor allem im häuslichen Bereich strafbare Handlungen, aber auch Selbstmorde. Daher sind ebenso wie an ärztlichen Maßnahmen überhaupt auch an die Vornahme der ärztlichen Leichenschau bestimmte qualitative Maßstäbe anzulegen (Brettel u. Wagner, 1982; Brinkmann u. Mitarb., 1981; Janssen, 1979; Mallach u. Mitarbeiter, 1978; Staak u. Saternus, 1981).

Das Ausstellen des Leichenschauscheines macht daher eine eingehende persönliche Untersuchung der Leiche notwendig. Damit stellt sich zunächst die Frage, ob dies auch dem Notarzt zugemutet werden kann. Zweifellos ist es Aufgabe des Notarztes, in Notfällen sofort ärztliche Hilfe außerhalb der Praxis oder des Krankenhauses zu leisten. Das Ausstellen eines Leichenschauscheines und die damit verbundene Untersuchung gehört – jedenfalls im Allgemeinen – mit zu dieser Verpflichtung. Da die Leichenuntersuchung aber stets sorgfältig vorgenommen werden muß, was gewöhnlich das Entkleiden des Toten und eine Besichtigung von allen Seiten bedeutet, kann es für den Notarzt in bestimmten Situationen unmöglich sein, den Leischenschauschein auszufüllen, auch wenn er nicht sofort wieder für einen neuen Einsatz benötigt wird. Äußere Umstände und zeitliche Verzögerungen, wie sie beim Abtransport eines Verstorbenen in die nächste Leichenhalle eintreten können, um dort die notwendige Untersuchung durchzuführen, sind für den Notarzt von seinem eigentlichen Auftrag her nicht zumutbar. Bei Tötungsdelikten kann eine Untersuchung am Ort des Geschehens unmöglich sein, wegen der in diesem Fall wichtigeren Tatortuntersuchung und Spurensicherung. So kann bei Todesfällen infolge gewaltsamer Handlungen die kriminaltechnische Untersuchung vorrangig sein, u. U. darf die Leiche zunächst auch nicht aus ihrer ursprünglichen Lage verbracht werden. Eine Untersuchung am Notfallort wäre somit unmöglich. Andererseits hat der Notarzt nicht die Möglichkeit, das Ausstellen der Todesbescheinigung generell zu verweigern. Dies ergibt sich eindeutig aus den gesetzlichen Bestimmungen, die in den meisten Bundesländern vorschreiben, daß jeder Arzt auf Verlangen verpflichtet ist, die Leichenschau vorzunehmen (Brettel, 1982; Brettel u. Wagner, 1982).

Der nicht natürliche Tod

Die Erfahrung hat gezeigt, daß der aus dem juristischen Begriffssystem sich ableitende Terminus „nicht natürlicher Tod" von ärztlicher Seite gelegentlich mißverstanden wird, und es keineswegs immer Ignoranz, Voreingenommenheit und Oberflächlichkeit sind, die der Ärzteschaft als Fehlerquellen angelastet werden können.

Während es sich beim natürlichen Tod um ein aufgrund verschiedener Organkrankheiten schicksalsmäßig früher oder später eintretendes Ereignis handelt, das durch ärztliche Kunst häufig hinausgeschoben oder zumindest gelindert werden kann, handelt es sich für den unbefangenen und naturwissenschaftlich Denkenden um einen nicht natürlichen Tod in den Fällen, in denen der tödliche Geschehensablauf auf ein von außen verursachtes, ausgelöstes oder beeinflußtes Geschehen zurückzuführen ist (Spann u. Mitarb., 1977).

In Anlehnung an die Definition des Unfallbegriffes im Sinne eines plötzlich von außen wirkenden Ereignisses kommen in erster Linie plötzlich eintretende Körperschädigungen infolge einer äußeren, örtlich und zeitlich bestimmbaren Einwirkung in Frage. Sie werden verursacht durch scharfe oder stumpfe Gewalteinwirkungen, durch thermische oder elektrische Energie oder durch Gift. Subtilere Einwirkungen, wie z. B. der Entzug von Sauerstoff, Wärme oder Nahrungsmitteln, wären aber nicht ohne weiteres unter diesem Begriff unterzubringen, obwohl es sich auch hier zweifellos um nicht natürliche Todesfälle handeln würde. Neben den verschiedenen Möglichkeiten der Schädigung der körperlichen Integrität wird zudem kaum beachtet, daß z. B. lebensverlängernde Maßnahmen zu einer Veränderung des natürlichen Lebensablaufes führen und daß daher unter strenger logischer Analyse der Kausalzusammenhänge ein nicht natürlicher Tod aus medizinischer Sicht eigentlich auch in derartigen Fällen anzunehmen wäre.

Bei der im Rahmen ärztlicher Differentialdiagnostik geübten multifaktoriellen Betrachtunsweise tödlicher Geschehensabläufe ist darüber hinaus der Stellenwert eines schädigenden Ereignisses gelegentlich schwer erkennbar für die Unterscheidung eines natürlichen vom nicht natürlichen Tod – wie sich insbesondere bei Spättodesfällen nach Verkehrsunfällen immer wieder zeigt (Tab. 33).

Tabelle 33 Kriterien des nicht natürlichen Todes

1. Verletzungen der körperlichen Integrität
2. Erstickungs-Symptomatik
3. Intoxikations-Symptomatik
4. Ausschluß einer letalen Erkrankung
5. Auffindungs- und Umgebungssituation

Die äußere Leichenbesichtigung stellt insbesondere bei Sterbefällen außerhalb der Kliniken oft die einzige Erkenntnisquelle für die Todesursachenermittlung dar. Besonderes Gewicht erlangt sie, wenn der Tod eines Menschen plötzlich und unerwartet eintritt. In der Regel kann in diesen Fällen die Todesursache nur vermutet werden. Es ist daher zu erwarten, daß die Todesursachenstatistik, die sich allein auf die äußere Leichenschau stützt, mit etwa 30 bis 70% Fehldiagnosen belastet ist (Brugger u. Kühn, 1979; Schwerd, 1976 u. a.). Das gilt auch für die Diagnostik des nicht natürlichen Todes (Janssen, 1979; Mätzler, 1978; Metter, 1978; Spann, 1982 u. a.).

Zur allgemeinen Orienteriung sind in den folgenden Tabellen natürliche und nicht natürliche Todesursachen gegenübergestellt, wobei die Bewertung der statistischen Angaben kritisch erfolgen sollte. Hinter den beiden großen Gruppen

„Kreislauferkrankungen" und „Bösartige Neubildungen" stehen die unnatürlichen Todesfälle an dritter Stelle in der Mortalitätsstatistik (Tab. 34).

Tabelle 34 Gegenüberstellung natürlicher und nicht natürlicher Todesursachen 1980 (aus: Statistisches Jahrbuch 1980)

Sterbefälle 1980:	714 117	
Davon an:		
Kreislauferkrankungen	359 503	
Davon: Ischämische Herzerkrankungen	129 520	
Zerebro-vaskuläres System	102 329	
Bösartige Neubildungen		148 109
Nicht natürliche Todesursachen		42 475
Davon: Unfälle		27 792
Suizide		12 868
Gewalteinwirkungen		1 915

Eine Aufgliederung der Sterbeziffern (Tab. 35) läßt erkennen, daß nicht natürliche Todesfälle häufiger auftreten als z. B. Todesfälle infolge Lebererkrankungen und bösartiger Neubildungen der Atmungs- und intrathorakalen Organe zusammengenommen. Berücksichtigt man eine Dunkelziffer von 1:3 bis 1:6 z. B. zwischen bekannt gewordenen und vermutlichen Kapitaldelikten – ganz zu schweigen von Suiziden – so kann man das Ausmaß der Grauzone ahnen, in der auch der Notarzt sich diagnostisch bewegt (Wehner, 1957; Händel, 1978).

Tabelle 35 Sterbeziffern bei natürlichen und nicht natürlichen Todesursachen 1980 (aus: Statistisches Jahrbuch 1982)

Nicht natürliche Todesursachen	74,2
Zum Vergleich:	
Ischämische Herzerkrankungen	209,8
Zerebro-vaskuläre Erkrankungen	165,8
bösartige Neubildungen der Verdauungsorgane	97,9
Bösartige Neubildungen der Atmungs- und intrathorakalen Organe	44,1
Chronische Leberkrankheiten und Zirrhose	26,6
Diabetes	22,2

Schlußfolgerungen

Im Rahmen des organisierten Rettungsdienstes hat der Notarzt die Aufgabe, in Fällen akuter Lebensgefahr ärztliche Hilfe zu leisten. Ist der Notfallpatient bis zu seinem Eintreffen bereits verstorben oder verstirbt er während der ärztlichen Bemühungen, kann sich der Notarzt, der den Tod festgestellt hat, dem Auftrag zur Vornahme einer Leichenschau im allgemeinen nicht entziehen. Wenn es auch dem gesetzlichen Auftrag widerspricht, so wird doch offenbar in zunehmendem Maße der Notarzt zu bereits Verstorbenen gerufen, bei denen der Tod feststeht. In diesen Fällen kann er die Vornahme der Leichenschau nur ablehnen, wenn er zu einem weiteren Notfall gerufen wird.

Lassen polizeiliche Ermittlungen und Leichenschau Zweifel daran, ob ein natürlicher oder unnatürlicher Tod vorliegt, so sollte sich der Notarzt nicht scheuen, das Vorliegen einer unnatürlichen Todesursache zu attestieren. Darüber hinaus sollte er lediglich Vermutungsdiagnosen in den Fällen äußern, in denen keine weiteren Informationen über vorbestehende akute und chronische Erkrankungen vorliegen, die z. B. dem Hausarzt bei langjähriger Behandlung eines Patienten in der Regel bekannt sind. Die ärztliche Leichenschau ist eine öffentlich-rechtliche Aufgabe, die dem Arzt übertragen ist. Der Arzt hat die Funktion eines Beraters. Die Möglichkeiten und Grenzen der Interpretation der Befunde richtet sich nach der Fragestellung.

Die Klärung einer natürlichen Todesursache ist durch die Leichenschau ohne Kenntnis der Vorgeschichte nicht möglich. Dagegen können bei Kenntnis und Erhebung charakteristischer Befunde durchaus Symptome für einen nicht natürlichen Tod festgestellt werden. In zahlreichen Fällen ist darüber hinaus die Leichenschau für weitergehende Rekonstruktionsaufgaben nutzbar zu machen. Nicht zuletzt aber liegt ihre Bedeutung in der Indikationsstellung zur Durchführung einer klinischen oder gerichtlichen Obduktion einschließlich der sich hieraus ergebenden Nachuntersuchungen zur Klärung der Todesursache.

Literatur

Brettel, H. F.: Medizinische und rechtliche Fragen beim Ausstellen des Leichenschauscheins. Dtsch. Ärztebl. **79** (1982), 42–48.

Brettel, H. F. und H. J. Wagner: Die Todesursachenfeststellung bei der Leichenschau. Dtsch. Ärztebl. **79** (1982), 51–57.

Brinkmann, B., M. Kleiber und W. Janssen: Der unklare Tod. Pathologe **2** (1981), 201–207.

Brugger, C. und H. Kühn: Sektion der menschlichen Leiche. Enke-Verlag, Stuttgart, 1979.

Händel, K.: Suicid und Recht. Ther. d. Gegenw. **117** (1978) 1451–1478.

Janssen, W.: Praktische und rechtliche Probleme bei der Feststellung des Todes und der Todesart. Hamb. Ärztebl. **8** (1979), 286–290.

Mallach, H. J., Spengler, B. und H. Spengler: Vorschläge zur Novellierung der Leichenschaubestimmungen. Med. Welt **29** (1978), 548–551.

Mallach, H. J. und H. Narr: Notfallarzt und Leichenschau. Dtsch. med. Wschr. **105** (1980), 1561–1563.

Mätzler, A.: Ärztliche Todesbescheinigungen für Lebende. Kriminalistik **32** (1978), 157–159.

Mätzler, A.: Über Schwachstellen im Leichenwesen. Kriminalistik **32** (1978), 247.

Metter, D.: Ärztliche Leichenschau und Dunkelziffer bei unnatürlichen Todesfällen. Kriminalistik **32** (1978), 155–157.

Saternus, K.-S. und M. Staak: Qualitätssicherung in der Notfallmedizin. XII. Kongreß der Internationalen Akademie für Gerichtliche und Soziale Medizin, S. 307–312 (1982).

Schwerd, W.: Rechtsmedizin. 2. Auflage, Deutscher Ärzteverlag, Köln, 1976.

Spann, W., E. Liebhardt und W. Braun: Zur Meldepflicht des Pathologen bei Feststellung von Anzeichen fehlerhafter ärztlicher Behandlung. Tagung Süddeutsche Rechtsmediziner, Nürnberg 1977.

Spann, W.: Überlegungen zur Leichenschau, insbesondere zum Problem der Anhaltspunkte für einen nicht natürlichen Tod. Pathologe **3** (1982), 241–246.

Staak, M. und K.-S. Saternus: Aktuelle Probleme der ärztlichen Leichenschau. Rhein. Ärzteblatt **35** (1981), 195–200.

Staak, M. und K.-S. Saternus: Ärztliche Sorgfaltspflichten bei der Reanimation. XII. Kongreß der Internationalen Akademie für Gerichtliche und Soziale Medizin, S. 253–260 (1982).

Wehner, B.: Die Latenz der Straftaten. Schriftenreihe des Bundeskriminalamtes, Wiesbaden 1957.

Diskussion

Engelhardt: Sie haben uns klargemacht, daß es nicht zu den gesetzlich vorgeschriebenen Aufgaben des Notarztes gehört, die Leichenschau durchzuführen, daß es aber zu seinen Aufgaben als Arzt gehört. In diesem Spannungsfeld muß er damit fertigwerden.

Scholl: Sie sprachen vom Mißbrauch des Notarztes durch die Polizei. Ich füge dem hinzu, auf Kosten der Krankenkassen, denn jeder Notarzteinsatz verursacht ja dann auch Kosten, die abgerechnet werden über die Krankenkasse des Patienten, hier in Köln durchschnittlich 450,– DM, nehme ich an.

NN: 700,–, glaube ich.

Scholl: Das ist mit dem zusätzlichen RTW-Einsatz verbunden. Ich überblicke die Zahlen der letzten vier Monate an dem im Norden der Stadt Köln operierenden Notarztwagen, wo wir in 62% aller festgestellten Todesfälle keine Maßnahmen mehr ergriffen haben, d. h. die Patienten offensichtlich so tot waren, daß Reanimationsmaßnahmen nicht mehr in Frage kamen. Wobei man auch sagen muß, daß 25% aller Einsätze Tote betraf. In 62% der Fälle ist Amtshilfe für die Polizei auf Kosten der Krankenkasse unter erheblicher Gefährdung der Notärzte geleistet worden im Verkehr unter Einsatzbedingungen.

Staak: Ich kann darauf nur sagen, daß das im Prinzip, wenn man das ganz eng nimmt, gesetzwidrig ist. Wenn Sie das Rettungsgesetz durchlesen, das ja Grundlage für das Notarztwesen ist, steht da der Aufgabenkatalog der Notärzte genau umrissen. Und von diesen Aufgaben ist hier überhaupt nichts gesagt, denn der Notarztdienst dient ja prinzipiell anderen Zwecken, ganz abgesehen von der ärztlichen Perspektive. Aber auch die rechtliche Grundlage läßt das im Prinzip nicht zu.

Engelhardt: Aber die Bestimmungen der Leichenschau zwingen uns wiederum, unverzüglich zu handeln.

Staak: Ja, als Arzt sind Sie natürlich genauso angesprochen wie jeder andere auch. Das ist ja eine Eigentümlichkeit hier in Nordrhein-Westfalen, in anderen Bundesländern ist es etwas anders, aber hier richtet sich diese Bestimmung an jeden Arzt.

Haferkamp: Ganz konkret: Wann darf man einen Totenschein ausstellen? Es steht in den Bestimmungen: Wenn sichere Zeichen des Todes nachweisbar sind wie Leichenstarre, nicht wegdrückbare Totenflecken usw. Das ist für uns das Problem.

Staak: Das steht überhaupt nicht in den Bestimmungen. . . . Sie werden ja als Arzt, als Fachmann gewissermaßen, beigezogen, um den Tod festzustellen. Im allgemeinen sollte es so sein, daß immer eins der sog. sicheren Todeszeichen vorliegen sollte, bevor eine Todesbescheinigung ausgestellt wird. Nun hängt das natürlich aber im wesentlichen von der Sachlage ab. Wenn Sie es beispielsweise mit Schwerstverletzten zu tun haben und Sie führen Reanimationsversuche durch und diese Versuche bleiben erfolglos, dann würde ich gar keine Bedenken haben, schon vor Eintritt der Totenstarre, das wäre eins der sicheren Todeszeichen, hier nun die Todesbescheinigung auszustellen. Zweifel könnte man beispielsweise haben, wenn es sich um Intoxikations- oder Unterkühlungszustände handelt. Das betrifft gerade diese Fälle. In den letzten Jahren sind in der Literatur eine ganze Reihe von Fällen beschrieben, in denen vorzeitig die Todesbescheinigung ausgestellt worden ist. Hier sollte man allerdings sehr vorsichtig sein und vielleicht doch erst mal vorsichtshalber reanimieren. Man soll also immer dann erst die Todesbescheinigung ausstellen, wenn sicher ist, daß der Tod eingetreten ist. Anders geht es nicht.

Gorgaß: Ich glaube, im Notarztdienst haben wir doch eine relativ vernünftige Möglichkeit, und das sollte in allen Zweifelsfällen auch so betrieben werden, Todesfeststellung durch Nullinien-EKG. Jetzt habe ich aber an Sie noch eine Frage: . . . Reicht eine Minute gesicherte Nullinie? Theoretisch könnte da nochmal was passieren, in dem Fall was Positives, für den Notarzt Unangenehmes und es gibt natürlich noch den Sonderfall. Es gibt den Schrittmacherpatienten. Und da ist es nun bedenklich, da macht es einen unruhig.

Staak: Das muß ich auch sagen. Um auf den ersten Fall zurückzukommen. Da sollte man vielleicht den Kardiologen lieber fragen, da wir mit dem EKG an sich wenig umgehen. Sie kennen ja wahrscheinlich die Problematik der Grenzziehung. Eine Minute ist, würde ich meinen, doch verhältnismäßg kurz. Aber bei Herzschrittmacherpatienten da ergeben sich natürlich diese Probleme. Und hier muß eben in jedem Fall sichergestellt werden, daß der Betreffende auch tatsächlich tot ist. Und wenn es ein Herzschrittmacherpatient ist, dann bleibt eigentlich nichts andres übrig, als das über das Hirnstrombild zu machen.

Engelhardt: Herr Saborowski, wollen Sie dazu etwas sagen?

Saborowski: Ja, es gibt ein paar Anmerkungen, die man machen kann. Das eine ist: Es können technisch bedingte Nullinien auftreten, die keine sind. Ich will Ihnen das nicht unterstellen, Herr Gorgaß. Nur das passiert selbst in der Klinik, daß mit Monitor-Verfahren Nullinien auftreten und der Patient ist durchaus vital noch intakt. Das ist das eine. Die Zeit, wie lange eine Asystolie andauert, entspricht den physiologischen Größen, bis der Basisstoffwechsel zum Erliegen kommt. Aber trotzdem glaube ich, bleibt die Schwierigkeit, echt zu sagen, er lebt nicht mehr oder er ist nicht mehr reanimierbar oder er ist es noch. Das glaube ich, ist nicht zu entscheiden an dem Kriterium EKG.

Engelhardt: Herr Gorgaß meint, ein besseres Kriterium gäbe es nicht.

Saborowski: Herr Gorgaß, das widerspricht ja manchen Erfahrungen, die die Neurologen machen. An der Stelle sind wir im Grunde etwas überfragt, daß trotz langfristiger Kreislaufzustände durchaus Leute wieder vitale Funktionen auch an empfindlichen Organen gewinnen, wie am zentralen Nervensystem. Es ist die Nullinie im EKG nur so zu interpretieren, daß das Herz nicht schlägt, wenn das korrekt registriert ist und dann gelten im Grunde Zeiten, wie lange ein Kreislaufstillstand vorhanden ist. Aber im Extremfall muß man sozusagen die Hirnstromkurve mit heranziehen.

Gorgaß: Das mag alles so sein, aber von der Machbarkeit her ist es nicht machbar, ich meine mit dem EEG. Ich meine auch nicht, wir gehen in eine Wohnung, da liegt jemand, setzen Monitor drauf, Nullinie, nach Möglichkeit falsch eingestellt, die Empfindlichkeit auf null und gehen nach Hause, sondern am Ende eines Prozesses. Wenn man am Ende noch sagt, so und jetzt noch ein EKG draufgesetzt und dann schreiben wir drauf: Nullinie, Todesfeststellung durch Nullinien-EKG. Vorsichtshalber eine Viertelstunde. Das mit dem Hirnstrom geht nicht, das haben wir nicht im Auto und kriegen wir sicherlich auch nicht rein.

Staak: Das EEG ist durchaus auch kritisch zu sehen, wie Sie ganz richtig sagen. Uns sind genügend Fälle bekannt, wo das nichts ausgesagt hat ohne Kenntnis der zugrundeliegenden Erkrankung oder Intoxikation.

Saborowski: Nur noch eine kurze Bemerkung vielleicht zu dem Schrittmacher-EKG. Das Schrittmacher-EKG zeigt also doch markante Änderungen, und zwar so, daß es so eine absteigende Flanke gibt nach dem Stimulusartefakt, der aber keiner Depolarisation mehr entspricht. Aber dazu gehört natürlich schon ein bißchen Kenntnis der normalen Kammerkomplexe bei stimulierten Schlägen. Aber man kann aus dem EKG durchaus sagen, ob eine mechanische Antwort noch da ist oder es eine Todesartefaktstimulation ist.

Izbicki: Drei Fragen. Die erste liegt in der Unbefangenheit des Notarztes, die im Grunde ein Vorteil ist. Umgekehrt gefragt, gibt es Zahlen über Diskrepanzen zwischen den von Hausärzten angenommenen Todesursachen und den objektivierten durch den Gerichtsmediziner.

Staak: Die gibt es, und zwar liegt die Fehldiagnose in der Größenordnung von 30–70%.

Izbicki: Das würde als Schlußfolgerung bedeuten, man dürfte nicht allzu großzügig mit der Bescheinigung des natürlichen Todes sein.

Staak: Ich meine, die Fehler sind zum großen Teil darauf zurückzuführen, daß gewissermaßen apodiktisch Diagnosen festgelegt wurden. Man sollte lediglich Vermutungsdiagnosen äußern, die man einigermaßen begründen kann aus der Symptomatik, der Vorgeschichte usw. Denn in dem Moment, wo man Vermutungsdiagnosen äußert, dann sind die Fehlerquoten natürlich nicht ganz so hart, als wenn man fixe Diagnosen sozusagen präsentiert.

Izbicki: Die zweite Frage bezieht sich auf den Unfall. Wie häufig ist dem eine andere Ursache vorausgegangen, z. B. ein Herzinfarkt, der in die Katastrophe führte. Die dritte Frage betrifft die Definition des unnatürlichen Todes. Da wollte ich fragen: Ein postoperativer Tod ist der nun natürlich oder unnatürlich?

Lamm: Ich bin zu einem Patienten gekommen der war noch warm. Es haben evtl. Sanitäter oder Angehörige versucht, erste Maßnahmen zu ergreifen. Die Pupillen des Patienten sind weit und ich beginne mit der Reanimation, mache insgesamt über eine Stunde Beatmung und externe Herzmassage, medikamentös und Defibrillation und versuche, irgend etwas da wieder hinzurkiegen und es ist so, daß einzelne Herzaktionen im EKG sichtbar sind, daß aber auch trotz der künstlichen Kreislauf- und Beatmungsunterstützung die Pupillen nicht eng geworden sind, daß ich also die Reanimation abbreche, daß jetzt noch weiterhin einzelne elektrische Herzaktionen da sind, der Patient aber langsam erkaltet. Wie lange muß ich jetzt warten? Das kann ja u. U. sehr lange anhalten.

Engelhardt: Sie haben da schon den Verdacht eines zerebralen Zirkulationsstillstandes?

Lamm: Ja wahrscheinlich.

Haferkampf: Meine Frage ist möglicherweise eine spezielle Kasseler. Frage: Wohin mit der Leiche? Das ist in Köln ganz gut gelöst, wenn da auf der Straße jemand lag oder in der Wohnung, dann kam er eben in die Gerichtsmedizin. In Kassel ist das eben nicht möglich. Wir haben ständig dieses Problem und ich wollte fragen, ist der Träger des Notarztsystems verpflichtet, in irgendeiner Form sicherzustellen, daß auch die Unterbringung dieser Leiche gewährleistet ist.

Staak: Nein.

De Pay: Soviel ich weiß, ist die Kommune dafür zuständig, daß eine adäquate Unterbringung der Leiche erfolgt. Sie muß einen Raum stellen. Zu Herrn Lamm muß ich sagen, in so einem Fall, der ja leider in der Praxis relativ häufig vorkommt, schalten wir den Monitor ab. Wir haben auch Spitzengespräche, ähnlich wie in Köln, in Lübeck. Bei diesen Spitzengesprächen ist im Grunde genommen folgendes rausgekommen: Wir haben uns geeinigt mit der Staatsanwaltschaft, daß grundsätzlich der Notarzt nicht gezwungen werden kann, festzustellen, ob es sich herbei um einen natürlichen oder nichtnatürlichen Tod handelt, sondern daß er grundsätzlich ankreuzt, daß er es nicht weiß, ob natürlicher oder nichtnatürlicher Tod. Und daß er letztlich den schwarzen Peter dann der Staatsanwaltschaft bzw. dem Beerdigungsinstitut zuschiebt, wie die das dann handhaben . . . Daß da tatsächlich per Telefonanruf geklärt wird, ob jetzt natürlich oder nichtnatürlich tot, ist natürlich ein Skandal, aber das berührt uns Notärzte dann nicht mehr.

Staak: Ich darf zuerst einmal die Fragen von Herrn Izbicki beantworten hinsichtlich der Verursachung von Verkehrsunfällen und die zugrundeliegenden Ursachen. Dazu ist zu sagen, daß hierüber kaum wirklich epidemiologisch haltbare Ergebnisse vorliegen. Man kann sagen, daß ausländische prospektive Untersuchungen hierüber ergeben haben, daß etwa die Anzahl der medikamentös beeinflußten bei etwa 30% liegt. Über die Höhe der inneren Erkrankungen, um das mal so zusammenzufassen, die möglicherweise auch eine Rolle spielen könnten, liegen keine prospektiven Untersuchungen vor, aber wir kennen kasuistisch natürlich eine Fülle derartiger Erfahrungen. Herr Kollege Saternus, Köln, hat diese Materie bearbeitet und wir wissen, daß in einer nicht zu unterschätzenden Zahl von Fällen eben auch derartige Ursachen bzw. krankhafte Störungen einem Unfallereignis zugrunde liegen. Es spielen nicht nur Herzinfarkte eine Rolle, beispielsweise als quasi massivste Erkrankung, sondern auch Nierensteine und Nierenkoliken, die dann bei der Obduktion nachher festgestellt werden und diese Dinge spielen nachher versicherungsrechtlich u. U. eine ganz entscheidende Rolle. Die nächste Frage. Man geht generell davon aus, von nichtnatürlichen Todesfällen zu sprechen, wenn beispielsweise ein Unfall, ein Suizid, ein Fremdverschulden vorliegt, sprich fremde Gewalteinwirkung. Der postoperative Tod, falls Sie den in tabula meinen sollten, ist durchaus nicht ein nichtnatürlicher Tod, weil es sich hierbei durchaus um Komplikationen handeln kann, die quasi mit dem betreffenden operativen Eingriff zusammenhängen und insofern im Rahmen eines natürlichen Schicksalsablaufes, wenn ich mal diesen wolkigen Begriff benutzen darf, zu sehen sind. Aber es haben sich natürlich andere Aspekte in dem Zusammenhang ergeben, und zwar die der künstlichen Lebensverlängerung. Das klang hier auch schon verschiedentlich an. Denn auch die künstliche Lebensverlängerung ist ja eine Situation, bei der nicht mehr der natürliche Ablauf der Dinge, wenn man so will, vorhanden ist, sondern es setzt ja ein künstlicher Ablauf der Dinge ein. Und auch unter diesen Voraussetzungen würde man dann logischerweise zumindest von einem nichtnatürlichen Tod sprechen, obwohl das in diesem Zusammenhang keiner tut.

Wo werden die Leichen aufbewahrt? Es ist so, daß natürlich die Polizei bzw. die Ordnungsbehörde dafür verantwortlich ist und in keiner Weise die Notärzte. Wir haben mit dieser Art des Transports überhaupt nichts zu tun.

Engelhardt: Herr Lent soll uns jetzt den Beweis dafür erbringen, daß nicht so ganz zutraf, was Herr Riediger heute gesagt hat, daß wir sehr wohl einige vergleichbare Kriterien der Effektivitätsermittlung im Rettungsdienst beizuziehen suchen.

21. Kriterien der Effektivitätsermittlung im Rettungsdienst

V. Lent

Die Sofortbehandlung von Notfallpatienten durch bewegliche Rettungssysteme wird als medizinische, menschliche und gesellschaftliche Aufgabe mit erheblichen Folgekosten weithin anerkannt und praktiziert. Indessen fehlt es an vergleichbaren Daten, die den notärztlichen Nutzen generell und speziell belegen. Zu fragen ist: 1. Was wird beurteilt und 2. woran ist dies möglich?

Grundlage jeder Therapiebeurteilung ist eine allgemein verbindliche Festlegung des Erkrankungsstadiums. Der Notfallpatient wird durch eine bestehende oder drohende Störung der Vitalfunktionen definiert – unabhängig von der auslösenden Ursache. Dementsprechend sind die Maßnahmen der Erstversorgung auf eine Wiederherstellung und Aufrechterhaltung der Vitalfunktionen gerichtet (Abb. 16).

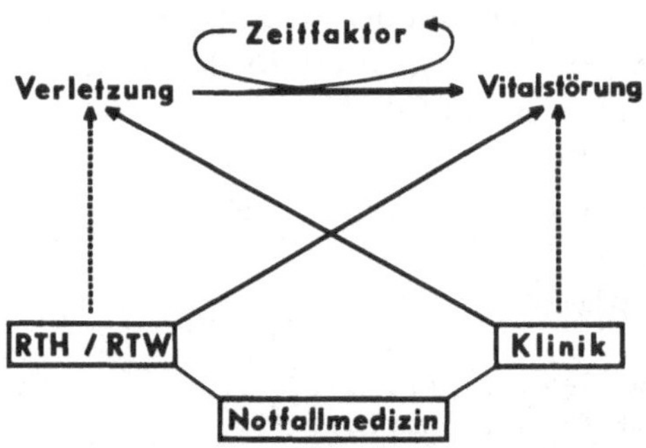

Abb. 16 Die taktische Aufgabenteilung der Notfallmedizin.

Die derzeit gebräuchlichen, aber wenig gebrauchten Schweregradeinteilungen orientieren sich vornehmlich an dem Verletzungsausmaß. Hierbei wird eine direkte Beziehung zwischen diesem und der Lebensbedrohung vorausgesetzt. Dies ist zwar im Allgemeinen die Regel aber im Einzelfall keineswegs zwingend, da auch verhältnismäßig kleine Verletzungen erhebliche allgemeine Auswirkungen haben können und umgekehrt. Zudem sind außertraumatologische Notfälle – obwohl rettungsdienstlich in der Überzahl – überhaupt nicht berücksichtigt. In der Einteilung des ACJR (Automobile Crash Injury Research), modifiziert nach Gögler, Havemann und Schweiberer, fehlt die Zuordnung der Atemstörung gänzlich (Tab. 36).

Tabelle 36 Schweregradeinteilung des Automobile Crash Injury Research (ACJR 1961) (modifiziert nach Gögler 1966, Havemann 1972 und Schweiberer 1974)

Schweregrad I – leichtverletzt	Prellungen, Schürfungen, oberflächliche und tiefe Wunden, einfache Knochenbrüche, Gelenk- und Muskelzerrungen, Schädelhirntrauma I. Grades
Schweregrad II – schwerverletzt, nicht lebensbedrohlich verletzt	Ausgedehnte Wunden, offene Frakturen mit Dislokation, Schädelhirntrauma II. Grades, Schockzustand
Schweregrad III – schwerstverletzt, lebensbedrohlich verletzt	Wunden mit gefährlicher Blutung, Trümmer- u. Kompressionsfrakturen, gefährliche Thorax- u. Bauchverletzungen, Schädelhirntrauma III. Grades, schwerer Schock

Die Einteilung des NACA (National Advisory Commitee for Aeronautics), modifiziert nach Behrends, ist ebenfalls unvollständig und für den praktischen Gebrauch zu umständlich.

Da alle lebensbedrohlichen Verletzungen und Erkrankungen letztlich in eine Störung der Vitalfunktionen einmünden, sollten diese auch konsequenterweise den aktuellen Zustand von Notfallpatienten charakterisieren. Hauptparameter sind die Bewußtseinslage, das Atemverhalten und der Schockindex. Weitere technische Hilfsmittel, wie z. B. die periphere Sauerstoffdruckmessung, könnten in naher Zukunft die Beurteilung erleichtern (Tab. 37).

Tabelle 37 Schweregradeinteilung bei Notfallpatienten (nach Lent 1971)

Grad I	Keine bis geringe Gefährdung – keine Störung der Vitalfunktionen
Grad II	Mittelschwere Gefährdung – oberflächliche bis mitteltiefe Bewußtlosigkeit – kompensierte Atemstörung (Pa $O_2 < 60$ mm Hg) – kompensierte Kreislaufstörung (Schockindex > 1)
Grad III	Schwere bis schwerste Gefährdung – tiefe Bewußtlosigkeit – dekompensierte Atemstörung (Pa $O_2 > 60$ mm Hg) – dekompensierte Kreislaufstörung (Schockindex < 1)
Grad IV	Klinischer Tod – keine Vitalfunktionen

Problematisch sind ebenfalls die Kriterien, an denen die Wirksamkeit des Rettungsdienstes gemessen werden kann. Sie ergeben sich aus den Verlaufsmöglichkeiten beim Notfallpatienten und haben unterschiedliche Relevanz. Hierzu gehören die Parameter der Vitalfunktionen, die klinische Behandlungsdauer, der Invaliditätsgrad, die Letalität, der Todeszeitpunkt und die Todesursachen (Abb. 17).

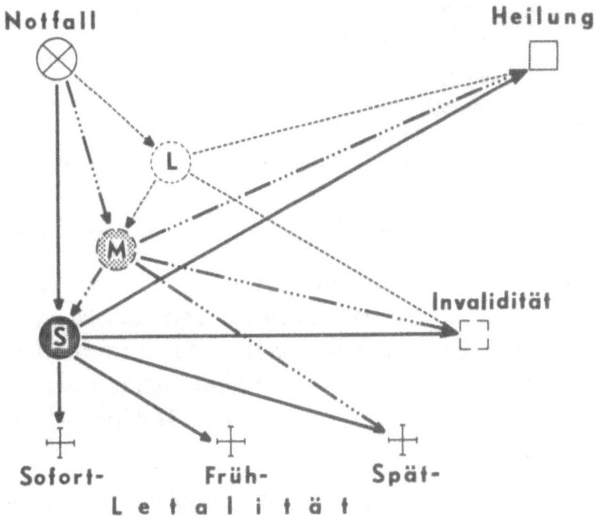

Abb. 17 Verlaufsmöglichkeiten bei Notfallpatienten. L = Leicht-, M = Mittelschwer-, S = Schwergefährdete.

Die Besserung von Atmung und Kreislauf ist das direkteste Ergebnis der Notfalltherapie. Sie ist mit zunehmender Gefährdung die Grundvoraussetzung überhaupt, aber keine Garantie für eine erfolgversprechende Endversorgung. Bei ausbleibender Erholung der Vitalfunktionen können entweder die Hilfsmaßnahmen unzulänglich oder die Verletzungen unzugänglich sein. Die Vitalparameter sind daher nur bedingt verwertbare Kennzeichen.

Die Vorverlegung der Intensivmedizin an den Notfallort kann den Zusammenbruch der Vitalsysteme verhüten und damit die klinische Behandlungsdauer erheblich verkürzen. Andererseits gelangen manche Schwerverletzte nur durch intensive Sofortbehandlung noch lebend in die Klinik und benötigen eine längere Behandlungsdauer, bis sich ihr Schicksal entscheidet. Der zeitliche und materielle Aufwand ist daher nur ein relativer Maßstab.

Die Erstversorgung kann auch den Invaliditätsgrad entscheidend beeinflussen. Einerseits werden Dauerschäden primär vermieden. Andererseits überleben manche Menschen nur mit bleibenden Ausfällen. Das heißt: Heilung kann ebenso wie Siechtum ein Symptom für wirksame Rettungsmedizin sein. Die isolierte Betrachtung des Endzustandes ist daher irreführend.

Der augenfälligste Erfolg der Notfallmedizin ist der Rückgang der Transportletalität. Er ist jedoch nur ein Teil- oder Scheinerfolg, wenn hierdurch lediglich der Todeszeitpunkt in den klinischen Bereich verlegt wird. Entscheidend ist mithin die Gesamtletalität in Relation zum Gefährdungsgrad (Tab. 38).

Tabelle 38 Todeszeitpunkt von Unfallverletzten

	ohne Sofortbehandlung %	mit Sofortbehandlung %
Sofortletalität	10–30	10–30
Frühletalität		
Transport	10–20	1– 5
Klinik bis 24 Std.	20–30	
Klinik bis 72 Std.	5–15	
Spätletalität		?
Klinik bis 30 Tage	10–20	

In Übereinstimmung mit der Stabilisierung von Atmung und Kreislauf sowie der Senkung der Transportletalität ändern sich auch die Todesursachen. Aspiration und Fettembolie – früher häufig beobachtet – werden durch frühzeitige Intensivbehandlung weitgehend verhindert. Ebenso sind Blutungsschock und Ateminsuffizienz insgesamt seltener. Ob anstatt dessen sekundäre Todesursachen wie z. B. Hospitalinfektionen häufiger eintreten, ist offen (Tab. 39).

Die Rettungsmedizin ist pathophysiologisch und exemplarisch wohl begründet. Eine systematische Erfolgsbeurteilung setzt die Orientierung an den Vitalfunktionen voraus. Die meisten Verlaufsparameter geben nur Teilergebnisse wieder.

Tabelle 39 Letalitätsursachen und -rate bei Schwerverletzten Grad III (nach Lent 1971)

	ohne Sofortbehandlung (n = 76)		mit Sofortbehandlung (n = 104)	
Todesursache	† n	%	† n	%
Blutungsschock	18	23,7	19	18,3
Ateminsuffizienz	8	10,6	4	3,8
Aspiration	3	4,0	–	–
Fettembolie	7	9,2	3	2,9
Lungenembolie	2	2,6	–	–
Pneumonie	4	5,3	4	3,8
Hirntod	18	23,7	13	12,5
Sepsis	2	2,6	–	–
Exitus letalis gesamt	62	81,7	43	41,3

Tabelle 40 Effektivitätskriterien im Rettungsdienst

A.	B.
1. Vitalparameter (HF, RR, Pa O_2, Hb)	1. Transportletalität
2. Intensivmedizinische Behandlungsdauer	2. Gesamtletalität
3. Gesamtstationäre Behandlungsdauer	3. Todeszeitpunkt
4. Invaliditätsgrad	4. Todesursache
Relevant nur in bezug auf den Gefährdungsgrad	

Letztlich zählt die Überlebensrate verglichen mit der Ausgangssituation am Notfallort (Tab. 40).

Literatur

Behrens: Der Arzt im Luftrettungsdienst, Merkblatt des ADAC, Nr. 9/1979.

Berner, W., H. Brüggemann, A. Snakker: Die Bedeutung des Primäreinsatzes von Rettungshubschraubern für die Prognose Schwerverletzter. In: Bücherreihe „Straßenverkehr“, Band 25: Die Luftrettung; Ergebnisse, Analysen, Entwicklungen, Bericht über den 1. internationalen Luftrettungskongreß, 1981.

Gögler, E.: Chirurgie und Verkehrsmedizin, Klinik, Mechanik und Biomechanik des Unfalls. Handbuch der Verkehrsmedizin (Hrsg.: K. Wagner und H. J. Wagner), Springer, Berlin–Heidelberg–New York, 1968.

Havemann, D.: Zur Epidemiologie des Straßenverkehrsunfalls. Thieme, Stuttgart, 1971.

Lent, V.: Zur Beurteilung des Verletzungsschweregrades am Notfallort, Mschr. Unfallheilkunde **75**, (1972) 298.

Schweiberer, L. und K. Saur: Pathophysiologie der Mehrfachverletzung, Langenbecks Arch. **337**, (1974) 149.

Diskussion

Engelhardt: Herr Lent, damit sagen Sie uns, daß als Meßlatte für die Effektivität im Rettungsdienst nur die echte Überlebensrate in Frage kommt.

Saborowski: Herr Lent, wie soll man die Vitalfunktionen, meinetwegen den Sauerstoffdruck, arteriell messen im Rettungswagen oder die Hämoglobinkonzentration. Mir sind keine Systeme bekannt, die das einfach können. Das wird es mal geben, glaube ich, aber bisher geht das nicht, wenn man das als Kriterium nimmt.

Troidl: Herr Lent, ich gratuliere Ihnen. Ich meine, Sie haben ja das Problem, über das wir den ganzen Tag über gesprochen haben, wirklich auch aufgezeigt. Die Definition eines Schwerverletzten, die Definition am Unfallort, um überhaupt zur prospektiven Studie zu kommen. Diese Klassifizierung des Schwerverletzten und Erfolgskontrolle ist wichtig. Sind die Parameter dieser Effektivität des Notarztsystems geprüft worden, ist da eine gesicherte Arbeit vorhanden, daß all diese Daten einigermaßen sinnvoll zu machen sind, z. B. Transportfähigkeit. Hängt die Transportfähigkeit davon ab, wie der Patient transportiert wird, wohin er transportiert wird etc.?

Lent: Herr Saborowski, die Beurteilung des Sauerstoffmangels am Unfallort muß natürlich zunächst mal durch die klinische Untersuchung erfolgen. Den arteriellen PO_2 wird man nicht messen, vielleicht den peripheren, vielleicht in absehbarer Zukunft. Meine Einteilung stützt sich auf die Indikation zur Intubation. Und ich bin in Beweisnot, wenn es darum geht zu sagen, bei welcher Atemstörung liegt ein arterieller PO_2 von 50 oder 60 vor. Das muß man untersuchen. Ganz genau weiß ich das nicht; nur, bei 60 liegt die Indikation zur Intubation und eine dekompensierte Atemstörung vor.

Engelhardt: Herr Muhr will uns das letzte Glied der Rettungskette aufzeigen. Vielleicht erfahren wir, wie die Betriebsabläufe in der Klinik vonstatten gehen müssen, um nun den Patienten vom Notarzt anzunehmen und weiterzubehandeln.

Muhr: Ich darf noch kurz zum letzten Vortrag etwas sagen. Es ist praktisch nicht möglich und wird auch nicht notwendig sein, den PO_2 am Unfallort und im Notarztwagen zu messen, denn diese Werte sagen nichts aus. Die sind primär immer in einem Bereich, daß Sie das Gefühl haben, Sie müssen keine großen therapeutischen Anstrengungen durchführen, und Sie werden sehen, daß der primäre PO_2 jedes mal über 80 war und das ist ein PO_2, der uns an sich zufriedenstellt. Wir sind zunächst sehr, sehr weit hinausgegangen und haben schon primär in der Notfallaufnahme mit dem Swan-Ganz-Katheter den Kapillardruck gemessen. Wir gehen wieder weg davon, und wir machen das nur mehr ganz selten, und Sie werden es dann an den Zahlen in dem Referat sehen. Das beste Kriterium ist die Harnausscheidung, muß ich Ihnen sagen. Wenn der Patient 80–100 ml in der Stunde ausscheidet, dann geht es ihm gut. Das ist der sicherste Beweis.

22. Notarzteinsatz verlangt optimale Anschlußversorgung – Anforderungen an das aufnehmende Krankenhaus

G. Muhr

Durchschnittlich jede Sekunde ereignet sich irgendwo in der Bundesrepublik ein Unfall, alle 15 Sekunden wird ein Mensch im Straßenverkehr verletzt, $^1/_3$ muß stationär behandelt werden. Jedes 15. der Unfallopfer ist polytraumatisiert, was bedeutet, daß entweder die isolierte Organläsion oder die Summe der Einzelverletzungen lebensbedrohlich ist. Die Letalität ist mit Raten zwischen 25 und 70% exzessiv hoch und hauptsächlich durch Schockfolgeerkrankungen bedingt. Der deletäre, pathophysiologische Ablauf nach der Verletzung entwickelt sich akut und retardiert nach Tagen. Dementsprechend ist die Therapie unmittelbar nach dem Unfall maximal wirksam, um danach in ihrer Effizienz abzuklingen. Ziel von Rettungsmaßnahmen muß es also sein, rasche, zielgerichtete erste Hilfe am Notfallort, auf dem Transport, aber auch im Krankenhaus durchzuführen. Zwangsläufig besteht damit die Herausforderung, bestimmte Organisations- und Behandlungsmuster zu entwickeln, um die Prognose entscheidend zu verbessern.

Prinzipielle Voraussetzungen für eine erfolgreiche Weiterversorgung sind:

1. eine zentrale Notaufnahme,
2. lückenlose personelle und technische Voraussetzungen zur Versorgung aller Akutzustände mit Integration anderer medizinischer Disziplinen,
3. adäquate apparative Ausstattung für Notfallmedizin,
4. Intensiv-Wachstationen.

Die Aufrechterhaltung der lückenlosen Versorgungskette während der klinischen Erstversorgung und der Primärdiagnostik bis hin zur definitiven Therapie erfordert optimale strukturelle Voraussetzungen. Die Gliederung der modernen Krankenhäuser in Funktionsbereiche, die unabdingbar für den Fortschritt in Wissenschaft und klinischer Erfahrung ist, aber die Gefahr der Einseitigkeit des Könnens in sich trägt, erfordert gerade beim Notfallpatienten stetige Kommunikation der einzelnen Disziplinen und eine straffe Organisationsform in der Notfalltherapie. Um den raschen Ablauf parallelgeschalteter Diagnostik- und Therapiemaßnahmen zu koordinieren, muß **ein** Arzt die organisatorische Verantwortung tragen. Bedingt durch breitgefächerte Ausbildung, kann dies in der Regel der Chirurg oder Unfallchirurg sein. Als Koordinator wird er je nach Bedarf Spezialisten anderer Fachgebiete beiziehen, praktisch immer in enger Zusammenarbeit mit den Anästhesisten. Wichtig ist, daß der Arzt zum Patienten kommt und nicht umgekehrt der Patient in verschiedene Abteilungen gebracht werden muß. Der koordinierte Funktionsablauf erfordert einen Standardorganisationsplan zum Einsatz von Ärzten und Pflegepersonal. Die einzelnen Aufgaben müssen an die Dienstposition gebunden sein, so daß unabhängig von der Person jederzeit der generalisierte Ablauf garantiert ist.

Neben einem Standardteam in der Notaufnahme, das jederzeit durch, in einem bestimmten Stufenplan herbeizurufendes Personal ergänzt werden kann, müssen bestimmte instrumentelle Voraussetzungen gegeben sein. Dies ist neben der Möglichkeit der kardiopulmonalen Reanimation (Intubationsbesteck, Beatmungs-Narkoseapparat, EKG-Gerät, Defibrillator) das selbstverständliche Vorhandensein der zahlreichen unterschiedlichen Katheter für periphere und zentrale Venenpunktionen, von Thoraxdrainage und Abdominozentese bis hin zur Magensonde und Urinkatheter. Röntgeneinrichtungen in unmittelbarer Angliederung an die Notaufnahme sind wünschenswert, ebenso wie funktionierende Labor- und Blutbankeinrichtungen.

Von entscheidender Bedeutung für das weitere Schicksal der Patienten ist die angegliederte Intensivstation. Auch hier müssen die heute adäquaten Beamtungs- und Überwachungsgeräte vorhanden sein, ausschlaggebend jedoch ist das geschulte Personal mit einem erfahrenen Intensivarzt an der Spitze. Unmittelbar nach Einlieferung müssen alle akuten Diagnostikmaßnahmen ablaufen, um lebensbedrohliche Verletzungen zu erkennen. Dies sind Erfassung von Blutdruck, Puls und Atemfrequenz, neurologischer Status, Urinuntersuchung, physikalische und radiologische Thoraxkontrolle und eventuell Abdominozentese.

Parallel dazu wird beim schwerverletzten Patienten eine aggressive Volumenzufuhr über mehrere Venenkatheter durchgeführt, bei bewußtlosen Patienten oder drohender Ateminsuffizienz wird intubiert und beatmet. Selbstverständlich ist die Stillung äußerer Blutungen, die grobe Reposition von Frakturen und Luxationen und ihre Schienung. Wichtig ist die Differenzierung des Schädelhirntraumas. Beim isolierten Schädelhirntrauma gibt es keinen Schock, hier müssen andere Ursachen vorliegen. Weite, nicht reagierende Pupillen können ebenso durch zentrale Hypoxie hervorgerufen sein, gelten also nicht von vornherein als prognostisch schlechtes Zeichen.

Sind die Vitalfunktionen gesichert, setzt die weiterführende Diagnostik ein. Das Skelett wird klinisch und radiologisch untersucht, bei Bedarf werden angiographische oder urographische Untersuchungen durchgeführt. In dieser Phase zeigen die zu diesem Zeitpunkt bereits eintreffenden Untersuchungsbefunde von arteriellen Blutgaswerten, Blutbilduntersuchungen und Elektrolyten die metabolische Ausgangssituation des Patienten an. Bei internen Notfallpatienten unklarer Genese werden vitale Funktionsstörungen in identischer Weise behoben. Wichtig sind hier zusätzlich die Aufzeichnung des EKGs, die Erhebung eines neurologischen Status und rasche Laboruntersuchungen zum Ausschluß von Stoffwechselentgleisungen. Während die Maßnahmen der vitalen Sicherung laufen, wird der internistische Fachkollege verständigt.

Lassen sich Blutungen aus dem Thorax in der Regel durch Drainage ableiten, muß bei positiver Abdominozentese laparotomiert werden. Liegt ein Schädelhirntrauma vor, muß eine operationsbedürftige Verletzung ausgeschlossen werden. In dringlichen Fällen ist ein entlastendes Bohrloch anzulegen, auch ohne Hilfe der Neurochirurgie.

An nächster Reihe der therapeutischen Prioritätenliste steht die Versorgung von Hohlorganverletzungen und extremitätenerhaltenden Eingriffen. Offene Brüche sollten aus Gründen der Infektionsprophylaxe stabilisiert werden, bei offenen Gelenkfrakturen oder schweren Weichteilschäden kann eine temporäre Transfixation die Prognose günstig gestalten. Neben den offenen Frakturen sollen auch geschlossene Oberschenkelschaftbrüche stabilisiert werden,um ständige reflektorische Schmerzreize zu vermeiden. Voraussetzung hierfür sind jedoch stabile Verhältnisse von Hämodynamik, Respiration und Gerinnung. Möglicherweise bringt hier der frühzeitige Einsatz der Periduralanalgesie den ähnlich positiven Effekt wie die frühzeitige Frakturstabilisierung. Dennoch darf der Zeitpunkt nicht allzulang hinausgeschoben werden, da das Trauma ebenso wie die notwendige medikamentöse Behandlung zur Abschwächung des Immunsystems bis hin zur Anergie führen kann, weswegen Infektionen nicht selten sind. Die anderen Skelettverletzungen, wie Gelenkfrakturen und Brüche der oberen Extremität, werden erst nach Stabilisierung des Patienten, also frühestens nach 72 Std. operiert, insofern Indikation hierfür besteht.

Zu diesem Zeitraum befindet sich der Patient schon unter intensivmedizinischer Kontrolle. Wird in der Akutphase die hämodynamische Situation anhand einfacher Parameter, wie Blutdruck und vor allem Harnausscheidung, kontrolliert, so kann hier gelegentlich, vor allem beim älteren Patienten eine differenzierte Flüssigkeitsbilanzierung über einen Pulmonaliskatheter notwendig werden.

Stabilisiert sich die respiratorische und hämodynamische Situation, wird der Patient frühzeitig vom Respirator entfernt. Die Hauptkomplikation dieser Phase ist das Multiorganversagen über eine Sepsis. Diese ist dann zu erwarten, wenn eine ausgeprägte Anergie vorliegt, wenn ab dem 7. Tag die Bilirubinwerte stark ansteigen. Kritisch muß angemerkt werden, daß nicht nur durch das Trauma, sondern auch durch Medikation die körpereigene Immunabwehr erheblich geschwächt wird. Diese unerwünschte pharmakodynamische Wirkung ist bei zahlreichen gängigen Antibiotika bekannt. Bei unklaren septischen Schüben muß nach putriden Herden gefahndet werden, Katheter sollen entfernt oder müssen zumindest gewechselt werden, auf hyperkalorische Ernährung ist größten Wert zu legen. Durch diese Maßnahmen kann oft eine entscheidende Besserung erzielt werden.

Lassen sich diese Einzelfaktoren auch summarisch belegen? Um die Wirksamkeit koordinierter Therapiemaßnahmen zu überprüfen, wurden in einer Studie 48 mehrfachverletzte Patienten zusammengefaßt, die primär oder erst sekundär nach dem Unfall eingeliefert wurden. Es wurden nur diejenigen Verletzten, die an der Unfallstelle ärztlich versorgt und mit dem Hubschrauber antransportiert wurden, mit jenen verglichen, bei denen die erste ärztliche Behandlung nach Einlieferung in ein anderes Krankenhaus erfolgte und die anschließend verlegt wurden. Kriterien für die Aufnahme der Patienten war das Vorliegen einer oder mehrerer schockrelevanter Verletzungen, die für sich allein oder in Kombination lebensgefährlich waren, bei einem geschätzten Blutverlust von über 1000 ml in der ersten Stunde. Berücksichtigt wurden nur Patienten, die einer Intensivtherapie bedurften, ausgeschlossen wurden alle unter 15 Jahren sowie jene mit schwerem Schädelhirntrauma. Beide Gruppen waren hinsichtlich des Verletzungsmusters homogen, so daß ein Vergleich möglich war. Die Patienten wurden nach der Versorgung der Verletzungen beatmet, die Untersuchung verfolgt den weiteren Verlauf bis zum Verlassen der Intensivstation.

Direkt bei der Aufnahme wurden die Daten über den Transport dokumentiert. Naturgemäß war die Entfernung von der Unfallstelle bis zum Krankenhaus in der Hubschraubergruppe 4mal größer als bei jenen Patienten, die in das nächstgelegene Spital eingeliefert wurden. Während der Hubschrauberarzt schon am Unfallort die Schocktherapie einleitete, das therapiefreie Intervall war 22 Min., wurde in der 2. Gruppe die ärztliche Behandlung erst nach mehr als ¾ Std. begonnen. Am Unfallort und während des Transportes wurden vom Notarzt im Mittel über 700 ml Blutersatzlösungen infundiert, währenddessen trotz der längeren Transportzeit die Infusionsmenge der 2. Patientengruppe mit 230 ml deutlich darunter lag und ein Großteil der Patienten keine Flüssigkeitszufuhr erhielt.

Die Aufnahmebefunde zeigen deutliche Unterschiede. Während in der notärztlich versorgten Gruppe der mittlere systolische Blutdruck bei 120 mm Hg lag, der Hämoglobinanteil 11,6 g% betrug, zeigten die im Krankenhaus erstbehandelten Patienten Durchschnittswerte von knapp 90 mm Hg und 9,4 g% Hämoglobin. Pulsfrequenz und Sauerstoffsättigungsgrad des Blutes waren zunächst nicht divergent.

Deutlich unterschiedlich waren die Verläufe auf der Intensivstation. Bereits nach 3 Tagen konnten 17 der 27 mit dem Hubschrauber eingelieferten Patienten die Intensivstation wieder verlassen, von den 21 Patienten der anderen Gruppe im gleichen Zeitraum jedoch nur 3. Auch zeigte sich im letzteren Kollektiv eine deutliche Verlängerung der Intensivbehandlungszeit mit naturgemäß höherer Komplikationsrate. Die Komplikationen verliefen schwerer und häufiger letal. Von den 27, primär durch Hubschraubereinsatz behandelten, abtransportierten und nach den Organisationsprinzipien anbehandelten Patienten verstarben 3, in der anderen Gruppe verstarben 8 von 21.

Aus diesen Zahlen läßt sich unschwer ableiten, daß eine erfolgreiche Behandlung dieser kritisch verletzten Patienten möglich ist, aber nur dann, wenn an optimale Notarztbedingungen ebenso optimale koordinierte Voraussetzungen der Krankenhausbehandlung folgen.

Literatur

Berner, W., H. Brüggemann und A. Snakker: Die Bedeutung des Primäreinsatzes von Rettungshubschraubern für die Prognose Schwerverletzter. ADAC-Schriftenreihe Straßenverkehr, Bd. 25 (1981).

Muhr, G.: Das Rettungszentrum Hannover: Modell einer integrierten Notfallversorgung. Bericht internat. Luftrettungssymposium, Hannover (1977).

Muhr, G.: Rettungswesen – Rettungsunwesen: Aus der Sicht des Unfallchirurgen. Langenbecks Arch. Chir. **358** (1982), 447.

Tscherne, H., H. J. Oestern und J. Sturm: Osteosynthesis of Major Fractures in Polytrauma. W. Journal Surg. **7** (1983), 80.

Diskussion

De Pay: Sie hatten in Ihrem Vorspann gesagt, daß nur die Urinmenge entscheidend ist.

Muhr: Das habe ich nicht gesagt. Ich habe gesagt, wir entscheiden jetzt nach der Urinmenge.

De Pay: Wir haben bei den 56 Patienten, die wir prospektiv untersucht haben, am Unfallort Blutgasanalysen entnommen und mit dem Vorausfahrzeug mit den übrigen Blutproben in die Klinik gebracht und haben festgestellt, daß, bevor man überhaupt eine erste Maßnahme ergreift in den ersten 15 Minuten nach dem Trauma, soweit das nachvollziehbar war, der arterielle PO_2-Wert schon erheblich gesunken ist und entsprechend der PCO_2-Wert wahrscheinlich durch die Hyperventilation. Sicher sind die Zahlen noch nicht statistisch signifikant, aber sie zeigen doch einen Trend an. Und interessant ist auch, daß die Patienten, bei denen der klinische Aspekt so gut war, daß der Notarzt vom klinischen Aspekt her keinen ausreichenden Grund sah, zu intubieren und zu beatmen, daß sie wesentlich höhere Letalität hatten und wesentlich höhere Beatmungsdauer. Und daß die, die aufgrund ihrer schlechten Situation am Unfallort beatmet werden mußten, daß die eine kürzere Beatmungsdauer hatten und auch eine günstigere Letalität.

Muhr: Es ist experimentell schon mehrfach bewiesen worden, daß die Lungenveränderungen, und zwar der entscheidende Zusammenbruch der Zellmembrane praktisch nach 30 Minuten abgeschlossen ist. Und es ist ganz schwer, in dieser Phase therapeutisch noch einzugreifen, trotz optimaler Organisation. Zum anderen waren wir uns und sind es immer noch sehr aggressiv in der Frühintubation, und viele werden sogar noch am Unfallort und auf dem Transport beatmet. Das ist immer noch so, aber wir machen es nicht mehr generell. Es ist nicht so, daß jeder Patienten mit einem isolierten Oberschenkelbruch, der natürlich durch den Schmerz, durch die Unterkühlung und durch den Blutverlust so schockiert ist, daß in diesem Fall sofort eine Intubation und u. U. auch eine Beatmung auf dem Transport notwendig ist und wir beginnen hier eher zu differenzieren. Wir haben vor 2 bis 3 Jahren den Ehrgeiz gehabt, sogar in der Notaufnahme mit dem Swan-Ganz-Katheter alle Daten zu messen, und wir haben es auch gespeichert im Computer und verglichen. Wir haben eigentlich nichts besseres daraus gelernt, als daß wir auch nicht mehr darüber wissen. Wir legen natürlich großen Wert auf die Blutgaswerte und auf die Kreislaufparameter, auf die Urinausscheidung und auf das Thoraxröntgenbild. Wir sind nicht mehr auf den zentralvenösen Druck fixiert, zumal ich kann Ihnen gleich 5 Ursachen bei Bauch- und Thoraxverletzungen sagen, wo der ZVD überhaupt täuscht. Der alleinige Verlaß auf den zentralen Venendruck gerade in dieser Phase und auch im Krankenhaus kann ganz deletär sein. Die Frühintubation und die Beatmung sollte man differenziert sehen.

Troidl: Herr Muhr, Sie wissen es ja auch, daß die in Baltimore beim Polytrauma generell sagen, er muß intubiert werden. Er kommt intubiert. Ein weiteres Problem ist, was ich dort gelernt habe, daß die Thorax-Röntgenaufnahme immer im Sitzen versucht wird. Sie wird nie im Liegen gemacht. Das habe ich natürlich auch nicht gewußt. Die versuchen zumindestens eine Wirbelsäulenfraktur auszuschließen. Dann heben sie ihn auf um festzustellen, ob er einen Erguß etc. hat. Also zur Frühintubation, meinen Sie wirklich, die brauchen wir nicht mehr zu machen?

Muhr: Ich sehe schon, ich habe was gefährliches gesagt. Man muß das einfach selbst erlernen, die Erfahrung zu bekommen und ich würde eher empfehlen, zu Beginn eher mehr zu intubieren und erst später, wenn man das abchecken kann und wenn man die entsprechende Erfahrung hat, dann kann man das auch von Fall zu Fall entscheiden. Das mit dem sitzenden Thorax röntgen, das habe ich vergessen zu sagen. Jeder Thoraxchirurg legt darauf Wert, daß Brustkorbröntgenaufnahmen im Sitzen durchgeführt werden. Vielleicht kann ich dazu noch etwas sagen. Wegen der aufgeschobenen Dringlichkeit der Extremitätenversorgung und auch wegen des Bedarfs, daß wir jetzt in Homburg versuchen, bei den Mehrfachverletzungen an der unteren Extremität durch einen sofort eingelegten Periduralkatheter die Schmerzphase zu unterbrechen und dadurch auch mit weniger Medikamenten auszukommen, den Narkotikabedarf zurückzubringen und auch den Volumen- und Schockmittelbedarf zu senken. Das kostet auch nicht viel und zeigt sich eigentlich im Trend sehr effizient.

Wollinsky: Die Erfahrungen, die wir in Ulm gemacht haben, decken sich in etwa mit den Befunden, die Herr de Pay vorgestellt hat. In Lübeck waren Polytraumatisierte zum Teil mit Frühbeatmung und zum Teil ohne Frühbeatmung versorgt worden, und es gab deutliche Unterschiede sowohl von blutgasanalytischen Parametern als auch nach Dauer der Intensivtherapie, Dauer der Beatmung, Komplikationen und Letalität. Ich meine, schwierig ist sicherlich, genau die Grenze zu finden, wo man gerade noch sich das Intubieren verkneifen kann. Z. Zt. machen wir auch eine ganz simple Screening-Untersuchung, Blutgasparameter bei Patienten, wo man wirklich nichts erwarten würde. Wir waren bisher, es sind erst etwa 30 Werte da, hocherstaunt, wieviel pathologische Werte man da finden kann, auch gerade praktisch alle vier Werte betreffend. Patienten, bei denen man überhaupt nichts sehen würde, wenn man dann . . . klinisch den Vergleich macht, dann scheint alles wieder normalisiert, aber am Notfallort draußen gibt es erhebliche Störungen, die oft der Untersuchung entgehen.

Muhr: Es sind ja zwei Punkte: Zum einen sind es die histochemischen Produkte, die durch die Weichteiltraumatisierung frei werden und die dan ganzen deletären Schockablauf und die ganzen Folgeerkrankungen bedingen, zum Teil ist es sicherlich der Schmerz. Das typische Beispiel sind die Thoraxverletzungen, die auch bis vor kurzer Zeit noch beatmet oder sogar operativ behandelt wurden und wo das alles durch die thorakale Katheteranästhesie zurückgegangen ist. Und wir sind jetzt eben dabei zu schauen, wie weit kann man dann differenzieren, welche Patienten unbedingt intubiert werden müssen, welche intubiert und beatmet werden müssen und wo man durch andere Arten der Frühversorgung von diesen Dingen wegkommen kann. Wenn ich früh intubiere und beatme und ich kann nach 3 oder 4 Tagen wieder extubieren, ist das kein Problem. Das Problem ist dann nach dem 4., 5. Tag, wenn Sie auf einmal die positiven Trachealabstriche haben, wenn Sie die unklaren Fieberschübe haben und Sie haben dann noch die schlechtstehende Acetabulumfraktur, die zu versorgen ist, den suprakondylären Oberarmbruch und dann sagt man, das kann man jetzt nicht versorgen. Das ist einfach das Problem, das man einzugrenzen und zu differenzieren versucht.

Engelhardt: Herr Muhr, es ist heute mehrfach, zuletzt von Ihnen, von der Peritoneallavage gesprochen worden, z. B. im Zusammenhang mit der Schmerzbekämpfung. Der Wert ist unbestritten. Aber ich überblicke aus der letzten Zeit drei Fälle, wo die Lavage eindeutig negativ war und trotzdem einmal eine Dünndarmperforation vorlag, einmal eine Milzruptur und einmal eine komplette, messerscharfe Beckengurtruptur des Jejunum. Ich meine, man muß daraus die Konsequenz ziehen, daß die Aussagekraft nicht 100%ig sein kann und daß man im Negativfall die Lavage besser liegen läßt. Und wenn die Klinik gegen die Lavage spricht, dann entscheidet man sich besser für die Klinik. Das wollte ich von Ihnen nochmal hören.

Muhr: Sie haben das ja schon selbst beantwortet. Das soll ja keine Abdominozentese sein, sondern eine Lavage. Und die Lavage bleibt ja länger liegen wie die Zentese. Und wenn der Patient aus der Notfallaufnahme auf die Intensivstation geht, schadet das überhaupt nichts, wenn die 24 Stunden liegenbleibt. Zum zweiten, haben Sie ein Negativergebnis, dann lassen Sie doch bitte die Spülflüssigkeit auf Amylase untersuchen. Dann haben Sie den erhöhten Amylasewert als Zeichen der Dünndarmruptur. Sie können die Darmepithelien auch im Mikroskop sehen, wenn Sie da die Spülflüssigkeit untersuchen.

Engelhardt: Und wenn die Klinik eindeutig ist, wie in unseren Fällen, dann Laparotomie. Herzlichen Dank, Herr Muhr. Das hat uns sehr gefallen. Herr Mehrkens und Herr Ahnefeld setzen den Schlußstrich, „Wo steht der Rettungsdienst heute", Standortbestimmung und Fazit des Symposiums.

23. Wo steht der Rettungsdienst heute?

H.-H. Mehrkens und F. W. Ahnefeld

Das 25jährige Jubiläum des Kölner Notarztdienstes bietet Anlaß und Gelegenheit, neben Positivem auch Kontroverses und Probleme zu formulieren, um daraus den Kurs für die gemeinsam angestrebte Weiterentwicklung des Rettungsdienstes zu bestimmen. Ausgangspunkt aller notfallmedizinischen Bemühungen ist dabei nach wie vor der bereits 1936 von Kirschner geprägte Grundsatz, wonach der „Notfallpatient nicht so schnell wie möglich in die Klinik transportiert werden muß, um dort die im Einzelfall notwendige Hilfe zu erhalten, sondern diese Hilfe bereits am Ort des Geschehens und auf dem Transport sichergestellt werden muß, da die Lebensbedrohung in zeitlicher Nähe zum Geschehen am größten ist." (Abb. 18).

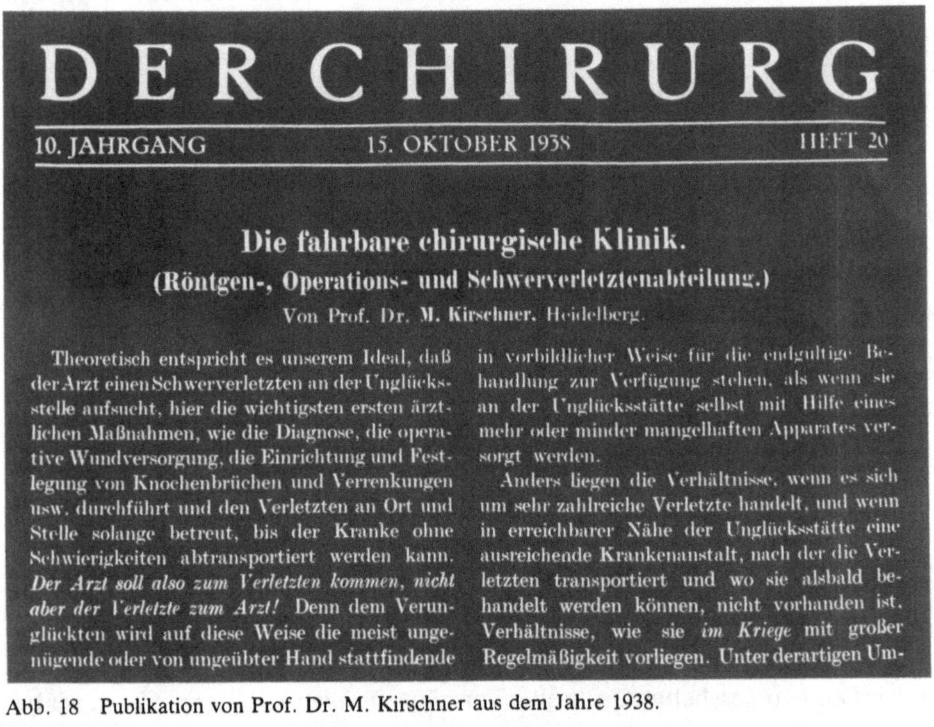

DER CHIRURG

10. JAHRGANG — 15. OKTOBER 1938 — HEFT 20

Die fahrbare chirurgische Klinik.

(Röntgen-, Operations- und Schwerverletztenabteilung.)

Von Prof. Dr. M. Kirschner, Heidelberg.

Theoretisch entspricht es unserem Ideal, daß der Arzt einen Schwerverletzten an der Unglücksstelle aufsucht, hier die wichtigsten ersten ärztlichen Maßnahmen, wie die Diagnose, die operative Wundversorgung, die Einrichtung und Festlegung von Knochenbrüchen und Verrenkungen usw. durchführt und den Verletzten an Ort und Stelle solange betreut, bis der Kranke ohne Schwierigkeiten abtransportiert werden kann. *Der Arzt soll also zum Verletzten kommen, nicht aber der Verletzte zum Arzt!* Denn dem Verunglückten wird auf diese Weise die meist ungenügende oder von ungeübter Hand stattfindende in vorbildlicher Weise für die endgültige Behandlung zur Verfügung stehen, als wenn sie an der Unglücksstätte selbst mit Hilfe eines mehr oder minder mangelhaften Apparates versorgt werden.

Anders liegen die Verhältnisse, wenn es sich um sehr zahlreiche Verletzte handelt, und wenn in erreichbarer Nähe der Unglücksstätte eine ausreichende Krankenanstalt, nach der die Verletzten transportiert und wo sie alsbald behandelt werden können, nicht vorhanden ist. Verhältnisse, wie sie *im Kriege* mit großer Regelmäßigkeit vorliegen. Unter derartigen Um-

Abb. 18 Publikation von Prof. Dr. M. Kirschner aus dem Jahre 1938.

Aus dieser Erkenntnis heraus wurde Mitte der sechziger Jahre von Ahnefeld und Frey das Modell der ,,Rettungskette" entwickelt, wie es heute allgemein anerkannte Gültigkeit besitzt. Trotz gewisser regionaler Unterschiede und noch bestehender Mängel können wir mit einiger Genugtuung feststellen, daß der Rettungsdienst in der Bundesrepublik Deutschland insgesamt einen Standard erreicht hat, der im internationalen Vergleich als beispielhaft gelten kann.

Dazu hat u. a. auch die Verabschiedung der Rettungsdienstgesetze oder der entsprechenden Rechtsverordnungen auf Länderebene beigetragen. In ihnen wurden die Aufgabenstellungen des Rettungsdienstes in ausreichender Weise definiert, entscheidende Fragen der Finanzierung und insbesondere der personellen Qualifikationen und Voraussetzungen allerdings unzureichend gelöst oder gänzlich ausgeklammert; ich erinnere nur an das immer noch nicht realisierte Berufsbild des Rettungssanitäters. Ich werde später noch darauf zurückkommen.

Ein leistungsfähiger Rettungsdienst muß mit den Möglichkeiten der definitiven Versorgung in den im Einzugsgebiet liegenden Kliniken abgestimmt werden. Hier ist ein Koordinationsmangel in den Planungen der Rettungsdienste und der Landeskrankenhauspläne zu verzeichnen, was zum Teil zu einer die Erfordernisse übersteigenden Vorhaltung und damit zu unnötigen finanziellen Belastungen der Kostenträger geführt hat.

Überprüfenswert erscheinen auch die Zusammenarbeit und die Struktur der den Rettungsdienst tragenden Sanitätsorganisationen, um die Wirtschaftlichkeit zu verbessern. Gleichwohl soll nicht verkannt werden, daß gerade von seiten der Hilfsorganisationen durch den Einsatz ehrenamtlicher Helfer nicht unerhebliche Mittel eingespart werden. Kritisch zu analyieren ist auch die Zusammenarbeit des straßengebundenen und des Luftrettungsdienstes. Dabei muß als oberster Grundsatz stets das Ziel verfolgt werden, nicht das teuerste, sondern das im Einzelfall adäquate Rettungsmittel auszuwählen.

Wenden wir uns bei unserer Bestandsaufnahme im folgenden den einzelnen Gliedern der Rettungskette zu und betrachten zunächst das erste und dritte Glied gemeinsam. Unabhängig von der Funktion des Rettungsdienstes kann nicht genug betont werden, daß es hier ganz entscheidend darauf ankommt, Kenntnisse und Fähigkeiten in der ,,Ersten Hilfe" in allen Bevölkerungsschichten in umfassender Weise zu verbreiten. Angefangen von der Schule bis hin zum Fernsehen bieten sich hier zahlreiche Möglichkeiten an. Durch intensive Aufklärungsarbeiten, auch wiederum über die Massenmedien, ließen sich die Meldungen eines Notfallgeschehens verbessern, und nicht zuletzt bleibt für das zweite Glied nach wie vor die Forderung nach einer bundeseinheitlichen Notrufnummer für den Rettungsdienst.

Auch das vierte Glied, die erste ärztliche Hilfe, ist noch dem eigentlichen Rettungsdienst vorgeschaltet. Trotz aller Fortbildungsveranstaltungen müssen wir bedauernd feststellen, daß nicht jeder Arzt über ausreichende Kenntnisse und Fähigkeiten in den Grundmethoden und -verfahren der Notfallmedizin verfügt. Hier hat die Ärzteschaft in ihren eigenen Reihen noch wichtige Arbeit zu leisten.

Wenn wir nun den Rettungsdienst selbst betrachten, so läßt sich eine Beurteilung der Rettungsmittel am kürzesten fassen. Sie haben sich von der Konstruktion und der Ausstattung generell bewährt, und bei der Forderung nach Verbesserungen kann es im Grunde nur um eine Optimierung gehen, wie sie in dem Forschungsauftrag des Bundesministeriums für Forschung und Technologie mit dem SAVE-Programm angestrebt wird. Beanstandungen in bezug auf die Rettungsmittel ergeben sich vereinzelt lediglich in einer von der festgeschriebenen Norm abweichenden, zum Teil deutlich überzogenen technischen bzw. instrumentellen Auswahl der im Einzelfall einzusetzenden Mittel. Wir brauchen für den Notarzt oder auch für den Notfallpatienten keine Statussymbole, sondern die Rettungsmittel, die den jeweiligen Erfordernissen entsprechen und gleichzeitig auch ökonomisch zu verantworten sind.

Ein zweifellos wichtiges Problem stellt der Einsatz der Sondersignale im Rettungsdienst dar. Es kann nicht genug vor ihrem oftmals unverantwortbaren und zu häufigen Einsatz gewarnt werden. Zugleich erhebt sich hier aber zusätzlich die wesentliche und bisher nicht ausreichend geklärte Frage, ob und in welchem Umfang der Notarzt ein Weisungsrecht für das Sanitätspersonal nicht nur in medizinischen, sondern auch in sanitätstaktischen Fragen besitzt.

Schließlich ist von entscheidender Bedeutung für die Gesamtfunktion des Rettungsdienstes die Qualifikation des eingesetzten Personals, d. h. der Rettungssanitäter und der Notärzte. Trotz intensiver Bemühungen und Begründungen konnte die Verabschiedung des Berufsbildes für Rettungssanitäter bisher nicht erreicht werden. Die gegenwärtige Aus- und Fortbildung ist nicht oder nicht ausreichend an der notfallmedizinischen Aufgabenstellung orientiert. Das führt dazu, daß es einem Sanitäter, der im Hilfsarbeiterstatus eine hochqualifizierte Leistung vollbringen muß, im Einzelfall aufgebürdet wird, ob er sich wegen unterlassener Hilfeleistung oder wegen unberechtigter medizinischer Maßnahmen, die bisher nur Ärzten vorbehalten waren, vor Gericht auseinanderzusetzen hat.

Nur die ausgewogene gleichzeitige Entwicklung und Optimierung von Ausstattung und Ausbildung entsprechen der Zielsetzung des Rettungsdienstes. Keine Hilfsorganisation ist verpflichtet, am organisierten Rettungsdienst teilzunehmen. Übernimmt sie jedoch diese verantwortungsvolle Aufgabe, so muß sie auch die Qualifikation des eingesetzten Personals garantieren und gegebenenfalls die staatlichen Institutionen nachdrücklich auffordern, die notwendigen Voraussetzungen, z. B. ein Berufsbild, zu schaffen. Es kann keinen Zweifel darüber geben, daß an erster Stelle die medizinischen Notwendigkeiten des Rettungsdienstes zu beachten und zu erfüllen sind. Dem widerspricht eindeutig, innerhalb der Klinik höchste

Anforderungen an die fachliche Qualifikation auch des nichtärztlichen Personals zu stellen, diese Notwendigkeiten aber außerhalb der Klinik in einer für das Überleben wichtigen Phase nicht in gleicher Weise anzuerkennen. Diese Fehlentwicklung ist nur durch eine umfassende Erweiterung der Ausbildung des rettungsdienstlichen Personals zu beseitigen. Darüber hinaus muß außer Frage stehen, daß es sich hier um ärztliche Zuständigkeiten handelt, die weder von den Sanitätsorganisationen, noch von administrativen Organen in alleiniger Verantwortung geregelt werden können. In einem ähnlichen Dilemma befinden wir uns in der Ausbildung der Notärzte. Politiker entscheiden über die Notwendigkeit eines Notarztdienstes, Notärzte werden für die Aufgabe bestimmt und ernannt nach dem Prinzip, daß sich mit einer Ernennung auch Fähigkeiten und Kenntnisse einstellen. Ohne eine programmierte, auf das Wesentliche ausgerichtete Ausbildung in der Notfallmedizin ist ein Arzt nach einjähriger Weiterbildung in irgendeinem medizinischen Fach, wie im Tarifvertrag vorgesehen, eben nicht imstande, eine Funktion als Notarzt zu übernehmen. Gerade den jüngsten und unerfahrensten Klinikarzt im Notarztdienst einzusetzen, ist eine leider nicht allzu selten geübte Praxis, die den notfallmedizinischen Erfordernissen eindeutig widerspricht und letzten Endes die Bezahlung einer Notarztpauschale durch den Kostenträger nicht rechtfertigt. Hier müssen wir konstruktive und realistische Lösungsmöglichkeiten finden, wie sie beispielhaft mit der Grundsatzerklärung der Deutschen Gesellschaft für Anästhesiologie und Intensivmedizin eingeleitet wurden (Anästhesiologie und Intensivmedizin 5/82, 213).

Kommen wir schließlich zum letzten Glied der Rettungskette, der Klinik. Aus einer von uns durchgeführten Umfrage ergibt sich, daß, von wenigen Ausnahmen abgesehen, die klinische Erstversorgung sowohl von der Struktur als auch von der Organisation unzureichend geblieben ist. Hierfür sind vor allem bauliche und personelle, aber auch Probleme der Kooperation verantwortlich zu machen. Eine Zentralisierung der Notaufnahme ist aus zahlreichen Gründen, nicht zuletzt wegen der Spezialisierung der Medizin, als unabdingbar für die ausreichende Effizienz des letzten Gliedes der Rettungskette zu fordern. Hier müssen erfahrene Ärzte mit kompetenten Konsiliardiensten die Prioritäten der Versorgung festlegen. Auch in diesem Bereich ist zukünftig noch viel Arbeit zu leisten.

Die dargestellte Bilanz des Rettungsdienstes zeigt, daß in den zurückliegenden 25 Jahren wesentliche und entscheidende Fortschritte erzielt werden konnten. Dennoch sind in Teilbereichen Lücken oder auch Fehlentwicklungen eingetreten, die es zu schließen oder zu korrigieren gilt. Dabei sollte stets bedacht werden, daß nicht alles Wünschenswerte machbar, aber auch nicht alles Machbare wünschenswert ist.

Schlußbemerkung

Engelhardt: Meine Damen und Herren, wir lassen diesen schönen abschließenden Situationsbericht undiskutiert so stehen. Herzlichen Dank.

Teil IV Anhang

Aus der Neurochirurgischen Klinik (Leiter: Prof. Dr. Th. Grumme)
im Zentralklinikum Augsburg

24. Das Schädel-Hirn-Trauma unter Berücksichtigung der Notfallsituation

Th. Grumme

In der Bundesrepublik Deutschland und Berlin-West fallen jährlich etwa 200 000 Schädelhirnverletzte an. Mehr als die Hälfte dieser Unfälle werden durch den Straßenverkehr verursacht. Der restliche Anteil von Kopfverletzungen verteilt sich auf Unfallfolgen im Hause und am Arbeitsplatz. Der übermäßige Alkoholgenuß spielt häufig eine nicht zu unterschätzende ursächliche Rolle.

Man unterscheidet beim Schädelhirntrauma offene und gedeckte Verletzungen sowie primäre und sekundäre Schädigungsfolgen. Grundsätzlich trifft beim Schädelhirntrauma eine Gewalt auf den knöchernen Schädel, die – je nach Ausmaß – krankhafte Veränderungen am Schädelskelett und vor allen Dingen im Schädelinnenraum hervorrufen kann. Die Hirnschädigung, der Schädelbruch, das Entstehen von extrazerebralen Hämatomen hängen dabei von sehr vielen Faktoren ab.

Offene Schädelhirntraumen

Zu den offenen Verletzungen, die im allgemeinen mehr durch lokalisierte Gewaltanwendungen entstehen, gehören alle offenen Impressionsfrakturen, Kopfschüsse, frontobasale und laterobasale Frakturen. Manche offene Kopfverletzung kann so ausgedehnt sein, daß schon äußerlich Hirn zu sehen ist. Nach steriler Abdeckung am Unfallort hat die Weiterführung in eine entsprechende neurochirurgische Spezialabteilung und eine umgehende neurochirurgische Versorgung zu erfolgen. Alle offenen Impressionsfrakturen, bei denen ein Knochenstück zum Schädelinneren eingebrochen ist, müssen ebenfalls wegen des Infektionsrisikos sofort operiert werden. Bei geschlossenen Impressionsfrakturen ohne äußere Hautverletzung kann der operative Eingriff in Ruhe geplant werden. Bei frontobasalen oder laterobasalen Schädelhirnverletzungen kann es durch die Frakturspalten und -fragmente zu einer Verbindung der Nasennebenhöhlen, des Gehörganges und des Mastoids mit dem Liquorraum im Endokranium durch die begleitende

Verletzung der Dura kommen. Charakteristisch für derartige Verletzungen sind das äußerlich sichtbare Monokelhämatom sowie der Ausfluß von Blut und Liquor aus der Nase und/oder dem Ohr. Alle genannten Verletzungen müssen als hochgradig infektionsgefährdet angesehen werden und bedürfen allgemeinmedizinischer und chirurgischer Therapie, wobei es vor allem auf eine interdisziplinäre Versorgung durch Neurochirurgen, Kieferchirurgen und HNO-Ärzte ankommt. Frontobasale Impressionsfrakturen mit Beteiligung der Nasennebenhöhlen sollen in der Regel unter Antibiotikaabdeckung nach Ablauf von 2 bis 3 Wochen operativ saniert werden.

Geschlossene/gedeckte Schädelhirntraumen

1. Allgemeine Bemerkungen

Stumpfe bzw. breitbasige Gewalteinwirkungen auf den Schädel können durch kurzfristige und schnelle Verformung des Schädelknochens bei fixiertem oder frei beweglichem Kopf erhebliche Hirnschädigungen durch Druck am primären Ort des Aufpralles oder auch durch Gegendruck bzw. Sog am Gegenpol hervorrufen: ein primärer Aufprall am Hinterkopf ruft dort, aber auch als Gegenpol am Stirnhirn jeweils eine Hirnquetschung (Hirnkontusion) hervor (Coup und Contre-coup bei Hirnkontusionen).

Eine weitere Unterscheidung berührt die primär und sekundär traumatischen Hirnschäden. Unter den primären Schädigungen versteht man die unmittelbaren Verletzungsfolgen, die durch das Ausmaß der Verletzungen bestimmt werden. Dazu gehören neben den Knochenverletzungen die Schädigung am Hirn und die Gefäßzerreißungen, die dann sekundär Anlaß zur intrakraniellen Blutung geben können. Man muß besonders darauf hinweisen, daß sehr oft der primäre Schaden die Prognose des verunfallten Patienten bestimmt. Hirnverletzungen in lebenswichtigen Regionen wie im Hirnstamm, lassen daher von vornherein einen schlechten, meist tödlichen Ausgang vermuten. Auch durch eine ausgedehnte Intensivbehandlung am Unfallort und später läßt sich an dieser Tatsache nichts ändern. Unter den sekundären Unfallfolgen versteht man später, nach einem Intervall eintretende Schädigungen am Gehirn. Diese können im Rahmen einer Hirnkontusion durch fortschreitende Schwellung des Gehirns (Hirnödem), dadurch bedingte lokale Durchblutungsstörungen im Gehirn und Auftreten von kleinen Blutungen in und um den Kontusionsherd entstehen. Auch eine schlechte Sauerstoffversorgung des Gehirns durch Aspiration der Lunge oder bei Mehrfachverletzungen mit Brusttraumen oder erhebliche anderweitige Blutverluste vermögen die zerebrale Situation zusätzlich und entscheidend zu verschlechtern. Aus diesen Gründen bedarf der Patient mit einem Schädelhirntrauma schon am Unfallort, auf dem Transport und bei der weiteren Behandlung im Krankenhaus oder einer Spezialabteilung einer sorgfältigen Überwachung, um zusätzliche Schäden durch Sauerstoffmangel, Elektrolytverschiebung oder Blutverlust zu verhindern. Es ist daher zu fordern, daß schädelverunfallte Patienten mit Bewußtlosigkeit unverzüglich und unbedingt intubiert werden, um die Aspiration zu verhindern und die Belüftung der Lungen zu sichern. Gleichzeitig ist ein venöser Zugang zu legen, um den Kreislauf besser unter Kontrolle zu haben.

Das raumbeengende und weiter fortschreitende Hirnödem und vor allem die intrakraniellen Hämatome können ebenfalls und in besonders starkem Maße eine erhebliche und letztlich tödliche sekundäre Schädigung des Gehirns herbeiführen. Durch das Entstehen eines epiduralen oder subduralen Hämatoms kommt es zu einer Volumenzunahme im Schädelinnenraum, die schließlich, wenn nicht operativ Abhilfe geschaffen wird, tödlich enden wird. Die dabei ablaufenden Mechanismen sind von besonderer Wichtigkeit und müssen nachfolgend abgehandelt werden.

2. Die intrakranielle Drucksteigerung; Einklemmungsvorgänge

Anatomisch gesehen ist das Hirn allseits und vollkommen von Schädelknochen nebst Dura umgeben; der Hirnschädel gleicht bei Erwachsenen einem starrwandigen wasserdichten Gebilde, das lediglich eine kleine Öffnung, das Hinterhauptsloch, aufweist. Der Schädelinnenraum beinhaltet Hirngewebe, Liquor und Blut in den Gefäßen. Diese Bestandteile sind alle nicht komprimierbar, so daß auf ihre Kosten ein Raumgewinn für das Hämatom nicht erreicht werden kann. Das Großhirn, über dem in der Regel das Hämatom entsteht, wird vom Kleinhirn durch eine dicke Duraplatte (Tentorium) getrennt. Die Verbindung zwischen diesen beiden Gehirnteilen erfolgt durch das Mittelhirn in einem sehr engen Schlitz innerhalb der Duraplatte, dem Tentoriumschlitz. Dort befinden sich wichtige Hirnstrukturen für das Bewußtsein und die Bewegung der Extremitäten und dort verläuft auch der 3. Hirnnerv, der für die Pupillenreaktion zuständig ist. Im Hinterhauptsloch sind am Übergang vom Gehirn bzw. Hirnstamm zum Rückenmark lebenswichtige Kreislauf- und Atemzentren lokalisiert.

Was geschieht nun eigentlich, wenn ein raumbeengendes Hämatom im Schädelinnenraum entsteht und sich vergrößert? Wie in Abbildung 19 zu ersehen ist, erfolgt der Ablauf in drei Stufen. Da keine Struktur im Schädel komprimierbar ist, wird der Raum zunächst durch Verschieben von Hirnwasser in den Rückenmarksbezirk gewonnen. Nach Auspressen des Hirnwassers und Eindellen der Hirnkammern wird das Hirngewebe vom Hämatom weg auf die gegenseitige Hirnhälfte geschoben (Abb. 19/1.). Man nennt dies transfalxiale Herniation. Wenn diese Vorgänge nicht ausreichen, werden Anteile des Schläfenhirns durch den Tentoriumschlitz zum Kleinhirn verlagert (Abb. 19/2.). Es kommt somit zur transtentoriellen Her-

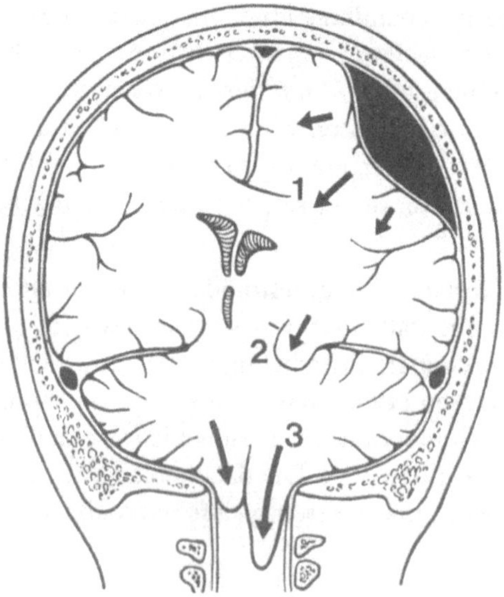

Abb. 19 Schematische Darstellung der intrakraniellen Einklemmung.
1. Transfalxiale Herniation; 2. transtentorielle Herniation; 3. Kleinhirntonsillen-Herniation.

niation. Durch diese entstehen erhebliche neurologische Ausfälle. Pupillenstörungen mit erweiterter und später nicht mehr auf Licht reagierender Pupille auf der gleichen Seite wie das Hämatom deuten auf eine Störung des 3. Hirnnerven (Nervus oculomotorius) hin. Weiterhin werden zunehmende Bewußtlosigkeit, Lähmung der Extremitäten auf der Gegenseite des Hämatoms, dann auch Streckbewegungen aller Extremitäten beobachtet. Wenn in dieser Situation das Hämatom nicht operativ entfernt wird, werden schließlich Kleinhirnanteile, nämlich die Kleinhirntonsillen, in das Hinterhauptsloch (Abb. 19/3.) gequetscht. Dadurch brechen Atem- und Kreislaufzentrum zusammen, gleichbedeutend mit dem Eintritt des Todes. Die Atmung ist sehr häufig aus zentraler Ursache dadurch gekennzeichnet, daß mehrere tiefe Atemzüge mit längeren Pausen abwechseln (sog. Cheyne-Stoke-Atmung). Final besteht eine Schnappatmung. Hinsichtlich der Kreislaufsituation bestehen im Gehirn Besonderheiten. Unter normalen Bedingungen ist die Hirndurchblutung wegen der zerebralen Autoregulation konstant. Diese Selbstkontrolle ist aber im traumatischen Hirngewebe gestört oder aufgehoben. Bei steigendem Hirndruck und gestörter Autoregulation sinkt die Hirndurchblutung, wenn der Blutdruck nicht ansteigt, da der Hirnperfusionsdruck durch folgende Gleichung definiert ist: mittlerer arterieller Blutdruck minus mittlerer intrakranieller Hirndruck ist gleich Hirnperfusionsdruck. Daher finden sich nicht selten erhöhte Blutdruckwerte als Reaktion auf den intrakraniellen Druck – man nennt dies den Cushing-Reflex. Ein angesteigener Blutdruck sollte daher in der Akutsituation nach dem Unfall nicht etwa durch Medikamente gesenkt werden, da sich damit die Hirndurchblutung bei einer Krisensituation verschlechtern würde. Andererseits darf ein mittlerer arterieller Blutdruck von 70 mm Hg nicht unterschritten werden, da sonst eine verminderte und nicht ausreichende Hirndurchblutung vorliegt.

3. Leichtes bis schweres gedecktes Schädelhirntrauma

Unter einem leicht gedeckten Schädelhirntrauma versteht man die schon länger bekannten Traumafolgen wie Gehirnerschütterung (Commotio cerebri) und die leichte Hirnquetschung (Contusio cerebri). Typisch für eine Commotio cerebri sind folgende Einzelheiten: kurzdauernde Bewußtseinsstörung mit gestörtem Erinnerungsvermögen, zumeist für die Zeit vor dem Unfallgeschehen (retrograde Amnesie), Übelkeit, Erbrechen.

Die Contusio cerebri bedeutet eine lokale oder diffuse Prellung oder Quetschung von Hirnstrukturen. Je nach Ausdehnung oder Lokalisation der traumatischen Veränderungen können sich mehr oder weniger schwere neurologische Störungen einstellen. In schweren Fällen können die Primärverletzungen so ausgedehnt sein, daß sie mit dem Leben nicht mehr vereinbar sind.

4. Das epidurale Hämatom

Das epidurale Hämatom entsteht durch Verletzung der Arteria meningia media oder einer ihrer Äste; es ist zwischen Knochen und Dura lokalisiert und bedingt die neurologische Symptomatik in den unkomplizierten Normalfällen ausschließlich durch Kompression des Gehirnes. Das epidurale Hämatom ist zu drei Viertel an oder über der Schläfe lokalisiert, entsprechend der anatomischen Lage der Arteria meningia media. Die Ursache für diese Gefäßverletzung liegt in einer zumeist quer über die A. meningia media verlaufenden Schädelfraktur. Der Nachweis einer Frakturlinie im Schläfenbereich muß daher immer den Verdacht auf ein epidurales Hämatom lenken. Die klassische neurologische Symptomatik ist folgendermaßen gekennzeichnet: Pupillenerweiterung bzw. Lichtstarre auf der gleichen Seite wie das Hämatom, motorische Störungen der entgegengesetzten Körperseite mit entsprechender Reflexstörung, Zunahme der Bewußtlosigkeit. Besonders charakteristisch für diese neurologische Auffälligkeit ist, daß sie nach einem freien Intervall, also nach einem Zeitraum einer vorübergehenden Besserung der primären neurologischen Symptomatik oder nach kurzer primärer Bewußtlosigkeit verzögert aus dem Gesunden auftritt. Das epidurale Hämatom bedarf der unverzüglichen operativen Behandlung, wenn die Ergebnisse optimal sein sollen. Die Operationsletalität beträgt günstigenfalls 10%. Einschränkend muß aber leider darauf hingewiesen werden, daß dies in der Realität doch sehr viel anders aussieht. Verschleppte Diagnostik, verkannte Diagnose und damit verbunden eine sehr weit fortgeschrittene neurologische Symptomatik trüben auch heute noch die Prognose von Patienten mit epiduralem Hämatom.

5. Das akute subdurale Hämatom

Das akute subdurale Hämatom entsteht am häufigsten auf venöser Basis durch den Ab- oder Einriß einer oberflächlichen Brückenvene. Vergesellschaftet sind derartige Gefäßverletzungen zumeist mit einer traumatischen Schädigung des Gehirns im Sinne einer Hirnkontusion. Der neurologische Befund wird daher nicht nur durch die Hirnkompression aufgrund des subduralen Hämatoms, sondern sehr weitgehend durch die primäre Hirnverletzung und die nachfolgende Hirnschwellung bestimmt. Dadurch erklärt sich auch der sehr oft rasche klinische Verlauf mit tiefer Bewußtlosigkeit, Pupillenstörungen, Streckkrämpfen. Der operative Eingriff mit großer Trepanation, Entfernung des subduralen Hämatoms und des Knochendeckels zur Entlastung sowie Blutstillung der Hirnkontusion kann sehr häufig, auch wenn die Operation sehr schnell durchgeführt wird, den tödlichen Ausgang nicht abwenden. In Abhängigkeit vom Alter des Patienten, vom Zeitpunkt der notwendigen Operation oder von sonstigen Begleitverletzungen beträgt die Sterblichkeit 60–80%.

Schlußbemerkungen

- In der Akutbehandlung muß bei schweren Schädelhirntraumen dafür gesorgt werden, daß Atmung, Kreislauf, Elektrolyte, Blutgase möglichst normal bleiben oder wieder werden. Intubation, Venenkatheter, gegebenenfalls Magensonde sind besonders notwendig, wenn der Patient bewußtlos ist. Hohe Blutdruckwerte sind in dieser Situation eher besser als niedrige. Die Gabe von Nebennierenrindenmedikamenten (z. B. Fortecortin®) vermag an einer primären Hirnschädigung nichts zu ändern, verhütet oder mildert vielleicht doch sekundäre, durch das Ödem entstandene Schäden. Triamcinolonacetonid-dikaliumphosphat (Volon-A solubile®) scheint eine positive Wirkung auf den erhöhten Hirndruck und den systemisch arteriellen Blutdruck zu haben, so daß eine Besserung des zerebralen Perfusionsdruckes resultiert. Schock-Behandlung ist selbstredend immer wichtig. Liegt nur ein angebliches Schädelhirntrauma vor, muß bei nicht oder schlecht zu behandelndem Schock an eine ernste Nebenverletzung gedacht werden. Jede Verschlechterung der Blutgase oder des Blutdrukkes bedeutet eine zusätzliche Belastung für das unfallgeschädigte Gehirn.
- Nach Erstversorgung am Unfallort sollte der Schädelverunfallte unverzüglich dorthin transportiert werden, wo eine computertomographische und wenn möglich eine neurochirurgische Untersuchung und Behandlung erfolgen kann. Bei

Transporten über Land oder durch die Luft sollte unbedingt daran gedacht werden, daß von anästhesiologischer oder rettungsmedizinischer Seite die Medikation so gewählt wird, daß eine neurologische Beurteilung im dann erreichten Krankenhaus überhaupt möglich ist. Eine massive, routinemäßige Sedierung sollte also nicht durchgeführt werden. Je frühzeitiger Diagnose und operative Therapie des intrakraniellen Hämatoms durchgeführt werden, um so besser die Behandlungsergebnisse. Die wichtigsten neurologischen Symptome sind: einseitige Pupillenerweiterung, gekreuzte Störung der Reflexe und Motorik an den Extremitäten (Halbseitensymptomatik), Bewußtseinsstörung, vegetative Funktionsausfälle wie Atemstörung, Blutdruckerhöhung; der sogenannte Druckpuls (Herzschlag unter 60/min) ist weniger verläßlich; wegen der Kreislaufsituation ist eine Tachykardie viel häufiger zu beobachten.

- Die wichtigste diagnostische Maßnahme beim Schädelhirntrauma stellt heute die zerebrale Computertomographie dar. Sie sollte daher routinemäßig bei jedem Patienten mit einem Kopfunfall durchgeführt werden. Röntgen-Leeraufnahmen, spezielle Aufnahmen bei Impressionsfrakturen und bei frontobaser Schädelhirnverletzung müssen natürlich weiterhin erfolgen.

Anschrift des Verfassers:

Prof. Dr. Thomas Grumme
Zentralklinikum Augsburg
Neurochirurgische Klinik
Stenglinstraße
8900 Augsburg

Aus der Chirurgischen Klinik Köln-Merheim,
II. Chirurgischer Lehrstuhl der Universtät zu Köln
(Direktor: Prof. Dr. med. H. Troidl)

25. Zur Medikamentenliste des Kölner Notarztdienstes

L. Adamek

Der Notarzt muß unter erschwerten Bedingungen und häufig auch unter Zeitdruck Diagnosen stellen und eine sinnvolle Therapie einleiten. Da aber eine differenzierte Diagnostik am Notfallort selten durchführbar ist, muß die Notfalltherapie in der Regel symptomatisch ausgerichtet sein. Im wesentlichen umfaßt die Notfalltherapie die Sicherstellung oder Wiederherstellung einer suffizienten Atmung, die Gewährleistung eines suffizienten Kreislaufs sowie die Stillung von Blutungen, sofern sie zugänglich sind. Medikamente sind in diesem Zusammenhang als verlängerter Arm des Arztes anzusehen. Im Rahmen der an Symptomen orientierten internistischen Notfalltherapie sind dies vor allem Sedativa, Analgetika, Spasmolytika, positiv-inotrop wirkende Substanzen sowie Präparate, welche die Vorbelastung des Herzens senken. Anders liegt der Schwerpunkt bei traumatologischen Notfällen. Hier steht die differenzierte Volumentherapie, O_2-Gabe sowie die gezielte Anwendung von Narkotika und Analgetika im Vordergrund.

Will man für den professionellen Rettungsdienst einen RTW oder einen Notfallkoffer mit Medikamenten bestücken, so steht man vor der Frage, welche Medikamente unverzichtbar und welche entbehrlich sind. Die Verabreichung von Medikamenten ganz allgemein darf nicht nur erfolgen, um einen momentanen Effekt (z. B. Sedation) herbeizuführen, sondern sie muß sich stets in ein konkretes Therapiekonzept einplanen lassen und auf die Weiterbehandlung in der Klinik ausgerichtet sein (kurzwirkende Sedativa). Besonders wichtig ist es, keine Symptome zu verschleiern oder durch unüberlegte Medikamentengabe eine innerklinische Differentialdiagnostik zu erschweren oder hinauszuzögern (z. B. kein Fentanyl® bei SHT und ungeklärtem neurologischen Status). Für den weniger erfahrenen Notarzt ist es ratsam, möglichst wenig Medikamente zu verwenden und deren Neben- und Wechselwirkungen gut zu kennen. Für den erfahrenen, intensivmedizinisch geschulten Notarzt ist es sinnvoller, ein breiter gestecktes Medikamentenspektrum zur Verfügung zu haben, um differenzierter therapieren zu können. Deshalb wurden bei uns zum Beispiel Katecholaminderivate und intravenös zu verabreichende

Nitropräparate aufgenommen, um eine spezielle kardiale Therapie durchführen zu können. Dies ist besonders deshalb relevant, weil in 60% der Einsätze unserer Notarztwagen internistische Krankheitsbilder vorliegen.

Im Rahmen der RTH-Einsätze dominieren mit über 90% die traumatologischen Notfälle. Hier ist es wichtig, unter gegebenen Umständen eine Narkose einzuleiten, die in der Klinik problemlos „weitergefahren" werden kann. Deshalb wurden z. B. Fentanyl® und DHB neu hinzugenommen.

Nachfolgende Medikamentenaufstellung ist relativ umfangreich. Da das Raumangebot in einem RTW für eine übersichtliche Lagerung hinreichend groß ist, ergeben sich bezüglich der Unterbringung keine Probleme.

Medikamentenliste des Kölner Notarztdienstes (NAW, RTW und RTH)

Handelsname Freiname Menge/Amp.	Indikation z. B.	Dosierung Erw.	 Kinder	Nebenwirkung	Kontraindikation	Wechselwirkungen
Akrinor Cafedrin HCl 200 mg Theoadrenalin HCl 10 mg 2 ml/Amp.	Hypotonie orthostatische Kreislaufdysregulation	0,5–1 ml i.v. oder 1 Amp. i.m.	–	Angina pectorisartige Beschwerden	Hypertonie Glaukom Mitralstenose	α + β-Blocker: verstärkte Frequenzsenkung
Allional Supp. Aprobarbital 50 mg Propyphenazon 110 mg	Schmerzen, Fieber	–	ab 1 Jahr 1–1½ Supp.	Hautreaktion	Porphyrie	WV zentral-dämpf. Pharmaka
Alloferin Diallylnortoxiferin 10 ml = 10 mg/Amp.	Muskelrelaxation mittellang wirkend 30 Min. Voraussetzung: Intubation	0,15 mg/kg KG initial 8-10 ml für Erw.	0,15 mg/kg KG	leichte RR-Senkung um 10%	Myasthenia gravis	Aminoglykoside Chinidin, Ajmalin, Lasix: neuromusk. Block verstärkt
Alupent Orciprenalin 0,5 mg = 1 ml/Amp. 5 mg = 10 ml/Amp.	Bradykardie Asystolie (2. Wahl) Asthma bronchiale	2 Amp. = 1 mg auf 10 ml NaCl verdünnt (frakt.) i.v.	–	Tachykardie Kammerflimmern Hypertonie	Tachykardie Thyreotoxikose IHSS	–
Atropin atropinum sulfuricum 0,5 mg/Amp. = 1 ml	Prämedikation Bradykardie Verbesserung der AV-Überleistung	0,5–1 mg i.v.	1–2 J. = 0,2 mg 3–8 J. = 0,3 mg 9-15 J. = 0,4–0,5 mg	Tachykardie Austrocknung von Schleimhaut	Atropinvergiftung Glaukom	Chinidin Antidepressiva anticholinerge Wirkungsverstärkung
Auxiloson-Spray Dexamethasonisonicotinat 1 Hub = 0,125 mg	Asthma bronchiale Reizgasinhalation	i. d. R. 2–3 Hübe	–	Kortikosteroid NW	1. SS-Drittel nicht bei akutem Status asthmaticus	–

Handelsname Freiname Menge/Amp.	Indikation z. B.	Dosierung Erw.	 Kinder	Nebenwirkung	Kontraindikation	Wechselwirkungen
Ben-u-ron Paracetanol Supp. zu 125 und 250 mg	Fieber, Schmerzen fieberh. Erkältungskrh.	–	Sgl. 125 mg 1–5 J. 250 mg Schulk. 500 mg	–	schwere Nierenschädigung, Erkr. d. blutbildenden Organe	–
Bricanyl Terbutalin-Aerosol 10 ml Sprühdose 0,25 mg/Hub	Asthma bronchiale, asthm. (Emphysem-) Bronchitis, Bronchokonstriktion	1–2 Hübe Inhalieren	1 Hub Inhalieren	–	relativ: tachykarde Arrhythmie, Angina pectoris selten bei Aerosol	Cumarin: PTZ verlängert
Brevimytal Methohexital-Na 500 mg/Amp.	Narkoseeinleitung SHT	50–120 mg Narkose von 5–7 Min. Dauer	–	Hypotonie, Atemdepression	Barb.-Intoxikationen schwere Nieren-/-Leberfunktionsstörungen, schwere Herzschäden	Cumarin: PTZ verlängert
Buscopan comp. Hyosin-N-butyl-bromid Metamizol 20 mg/2,5 g/5 ml	Spasmolyse, Analgesie	$^{1}/_{2}$–1 Amp. i.v. n. Wirkung	–	Akkomodationsstörungen Tachykardie	Glaukom Tachyarrhythmie mechanische Stenosen im GI-Trakt	Chinidin, Antidepressiva; anticholinerge Wirkung verstärkt
Calciumglukonat 10% 10 ml (1 g)	Tetanie Allergie Reanimation HCN-Intoxikation	0,5–1 g langsam i.v.	0,25–0,5 g langsam i.v.	Nausea	Hyperkalzämie Hyperparathyreoidismus	Bikarbonat: Ausfällung Phosphat: Ausfällung
Catapresan Clonidin 0,15 mg/1 ml Amp.	Hypertension	1 Amp. auf 10 ml NaCl 10 Min. i.v.	0,004 mg/kg KG verdünnt i.v.	initialer RR-Anstieg Bradykardie Kollaps Sedation	Hypotonie Bradykardie	Alkohol, Schlafmittel: WV dieser Mittel

Handelsname Freiname Menge/Amp.	Indikation z. B.	Dosierung Erw.	 Kinder	Nebenwirkung	Kontraindikation	Wechselwirkungen
Chloralhydrat Ch-Rektiole 0,6 g/R	Sedativum für Kinder jeden Alters bei (Fieber-)Krämpfen	–	1–2 R rektal, unter 3 Monaten, 1 Teil der Substanz verwerfen	–	schwere Leber-/Nierenfunktionsstörung, dekomp. Herz-/Kr.-Insuff.	–
DHB Dehydrobenzperidol 1 ml = 2,5 mg 10 ml/Amp.	NLA Zentralisationsdurchbrechung bei allen Schocks, Vorauss.: Volumen; Afterload-Reductor, Antiemetikum	0,1–0,2 mg/kg KG unter Volumengabe	s. Erw.	Sedierung	akute Schlafmittel-, Alkohol-, Analgetika- und Psychopharmakaintoxikation	Alkohol u. zentraldämpfender Ph gegenseitige WV
Dolantin spezial Pethidin, Levallorphan 100 mg/2 ml Amp.	Schmerzen (BIM)	25–100 mg i.v.	Sgl.: 0 Kd.: 0,6–1,2 mg/kg KG s.c.	Sedierung, Obstipation, Bradykardie, Bronchospasmus Atemdepression	akutes Abdomen	in Komb. mit and. pot. Analg. Verst. d. Dol.-NW Atemdepression
Dobutrex Dobutamin 250 mg/Amp.	Herzversagen, kardiogener Schock	250 mg in 500 Sterofundin (ggf. mit 100 mg Dopamin) nach Wirkung	–	Kopfschmerzen, pektanginöse Symptome	IHSS	nicht mit $NaHCO_3$ mischen
Dopamin 50 mg/Amp. 200 mg/Amp.	akute Herz-/Kreislaufinsuffizienz, Verbesserung der Nierenleistung nach Anschluß e. Volumenmangels	100 mg in 500 Sterofundin nach Wirkung ggf. mit 250 Dobutrex kombinieren	–	Herzklopfen, Rhythmusstörungen, pektanginöse Beschw.	im Notfall keine	Guanethidin: symp.-mim. Effekt stärker; nicht mit $NaHCO_3$ mischen

Handelsname Freiname Menge/Amp.	Indikation z. B.	Dosierung Erw.	Kinder	Nebenwirkung	Kontraindikation	Wechselwirkungen
Euphyllin 0,24 Xanthin 240 mg/10 ml Amp.	Bronchospasmus Schlafmittel-Morphin-Vergiftung	1–2 Amp. langsam über 4–5 Min. i.v.	3–5 mg/kg KG ED	Flush Tachykardie	Epilepsie, frischer Infarkt	simult. Gabe von Cimetidin oder Allopurinol: erhöhte Euph.-Serum-Konz.
Fentanyl-Janssen Fentanyl 0,1 mg/2 ml Amp.	Narkose (BTM) potentestes Analgetikum NLA in verb. mit DHB	0,3–0,6 mg Rep.-Dosis: 0,05–0,1 mg	–	Sedierung, Obstipation, Miosis, Atemstillstand	Anw. b. Sgl. u. still. Müttern	WV zentr.-dämpf. Pharm. u. deren NW
Fortecortin Dexamethason 100 mg/Amp.	Hirnödem jegl. Genese	40–100 mg initial i.v.	entspr. weniger	Kortison NW	im Notfall keine	–
Fortral Pentazocin 30 mg/1 ml Amp.	starke Schmerzen, ggf. mit Atropin und Valium zur Intubation	30 mg i.v.	altersentspr. weniger	Erbrechen, Atemdepression, Erhöhung des pulmonalis-Drucks	Anw. b. Sgl., erhöhter intrakranieller Druck, Krampfanfall	s. b. Fentanyl
Glucose 40% 10 ml/Fl.	Hypoglykämie	1–2 g Glukose/kg KG	s. Erw.	Hyperglykämie	Hyperglykämie	–
Gilurytmal Ajmalin 50 mg/10 ml Amp.	Extrasystolen, Tachyarrhythmien, WPW, Kammertachykardie	max. 10 mg/min.	–	Kammerflimmern Asystolie	part. u. tot. AV-Block dekomp. Herzinsuffizienz, Bradykardie, Digitalis-Intoxikation	WV von Curare (Alloferin)

Handelsname Freiname Menge/Amp.	Indikation z. B.	Dosierung Erw.	 Kinder	Nebenwirkung	Kontraindikation	Wechselwirkungen
Liquemin Heparin 25 000 IE/5 ml Amp.	Thrombose Embolie Myokardinfarkt	nach Krankheitsbild		Kopfschmerzen Nausea	Op. am ZNS Apoplex Häm. Diathese MD-Ulzera	–
Hypertonalum Diazoxid 300 mg/20 ml Amp.	hypertensive Krise	300 mg rasch i.v.	–	Hypokaliämie Hyperglykämie Hyperurikämie	Anurie schwere Hypo- kaliämie Coma hepaticum	additiver Effekt z. B. nach erfolglo- ser Behandlung mit Catapresan
Hypnomidate Etomidate 20 mg/10 ml Amp.	Kurzhypnose z. B. zur Intubation oder Einleitung einer NLA	0,2 mg/kg KG = 14 mg f. Erw. als Ein- schlafdosis	–	ohne Prämed. ggf. Muskelzuckun- gen	-	u. U. geringe WV v. RR-Senkern
Isoptin Verapamil 5 mg/2 ml Amp.	tachykarde Rhythmus- störungen	5 mg langsam i.v. ggf. wieder- holen	Sgl. 0,7–2 mg 1–5 J. 2–3 mg 5–14 J. 2–5 mg	RR-Senkung AV-Blockierung bzw. Leitungsstö- rung, Flush	Bradykardie, kar- diogener Schock, SSS, β-Blocker	β-Blocker: kardio- depressiver Effekt verstärkt
Kaliumchlorid 10 mval/10 ml	(V.a.) Hypokaliämie	20–40 mval in 500 Sterofundin über mind. $^1/_2$ h	-	Hyperkaliämie ggf. Arrhythmien	Hyperkaliämie	Insulin: K^+-Ver- schiebung in Zelle; Azidose K^+-Retention, zug. H^+-Elimination, bei Alkalose umge- kehrt

Handelsname Freiname Menge/Amp.	Indikation z. B.	Dosierung Erw.	 Kinder	Nebenwirkung	Kontraindikation	Wechselwirkungen
Ketanest Ketamine 200 mg/10 ml = 10 mg/ml	a) Analgesie b) Narkose	a) 0,3–0,8 mg/kg KG vorher Atropin/Valium b) 1–3 mg/kg KG vorher Valium/Atropin	wie Erw.	RR-Anstieg	SHT Hypertonie Koronarinsuffizienz	–
Lanitop Methyldigoxin 0,2 mg/2 ml Amp.	Herzinsuffizienz	nicht vordigit. 0,4 mg Bolus	0,03 mg/kg KG	Übelkeit, Erbrechen, Arrhythmien	Hyperkalzämie Hypokaliämie	WV bei K^+-Mangel d. z. B. Saluretika, Laxantien, Ca^{++}: Glyk.-Toxizität verstärkt Chinidin: Glyk.-WV
Lasix Furosemid 20 mg/2 ml Amp.	Linksherzversagen Lungenödem Hypertonie, Ödeme	20–40 mg i.v.	0,4–0,6 mg/kg KG/d	Hypokaliämie	Coma hepaticum Hypokaliämie	WV von Dopamin
Luminal Phenobarbital 200 mg/1 ml Amp.	Erregungszustand Krampfanfall	max. ED = 400 mg	3 Mon. 0,4 i.m. 6 Mon. 0,5 i.m. 1 J. 0,6 i.m. 3 J. 0,7 i.m. 7 J. 1,0 i.m.	Atemdepression Allergie	schwere Leberschäden	WV von Alkohol und andere zentral dämpf. Med. WA von Cumarin u. orale Kontrazeptiva
NaCl 0,9% 50 ml Flasche	für Verdünnungszwecke					

Handelsname Freiname Menge/Amp.	Indikation z. B.	Dosierung Erw.	 Kinder	Nebenwirkung	Kontraindikation	Wechselwirkungen
Nepresol Dihydralazin 25 mg/Amp.	Hypertension hypertensive Gestose	$^1/_2$–1 Amp. i.v.	–	Orthostasestörungen, Schwindel, Kopfschmerz	hochgradige Koronarsklerose	–
Nitrolingual-Spray Nitroglyzerin 0,4 mg/Hub	Angina-pectoris--Attacke Herzinfarkt Lungenödem Herzversagen Hypertension	1–4 Hübe auf die Zunge, nicht inhal.	–	RR-Abfall, Kopfschmerzen	Schock (hypotoner) Kollaps	–
Nitrolingual Amp. Nitroglyzerin 5 mg/5 ml Amp.	Lungenödem Infarkt Hypertension Herzversagen, ggf. komb. mit Dopamin u./o. Dobutrex	4 Amp. = 20 mg in 500 ml Sterofundin, 25–50 ml/h ohne Senkung des pm 200–250 ml/h bei Linksinsuff. ggf. initial schneller nach Wirkung	–	s. o.	s. o.	–
Novalgin Metamizol 250 mg/5 ml Amp.	Schmerzen Fieber	2–5 ml langs. i.v./i.m.	KK 0,1–0,4 ml SK 0,2–1,6 ml i.v./i.m. Sgl. nicht!	Leukopenie Agranulozytose Allergie (Hypotonie)	akute hepatische Porphyrie Agranulozytose Hypotonie	–

Handelsname Freiname Menge/Amp.	Indikation z. B.	Dosierung Erw.	 Kinder	Nebenwirkung	Kontraindikation	Wechselwirkungen
Psyquil Triflupromazin 10 mg/1 ml Amp.	Erregung, Übelkeit, Antiemetikum mit Sofortwirkung	5–10 mg i.v.	5 mg i.v./i.m.	Dyskinesien Sekretionsstörungen, epilept. Anfall	Intoxikationen mit Sedativa, Hypnotika etc.	–
Rectodelt Supp. Prednison 100 mg/Supp.	Krupp, Pseudo-Krupp Asthma bronchiale	–	je nach Schwere 50–200 mg als supp.	Kortikoid-NW	Im Notfall keine	Salicylate: Blutungsgefahr erhöht Cumarine: Antikoagulation abgeschwächt Saluretika: erhöhte K^+-Aussch.
Rivotril Clonazepam 1 mg + 1 ml H_2O = 2 ml/Amp.	Krampfanfälle bei Kindern, wenn wirkungslos, Luminal s. d.	–	Sgl. bis 1 ml KK bis 2 ml SK bis 3 ml	Muskelrelaxation Schwindel	Myasthenia gravis	Wirkungsverstärkung mit anderen zentral wirk. Pharmaka
Suprarenin Adrenalin 1 mg/1 ml Amp. Lösung: 1:1000	Asystolie Reanimation (statt Alupent), anaphyl. Schock	1–2 ml NaCl 2–5 ml i.v. wh. n. 3–5 Minuten	zur Reanimation wie Erw., jedoch geringer dosieren	Tachykardie Kammerflimmern Angina pectoris Hyperglykämie	im Notfall keine	Halothan: Rhythmusstörungen stärker
Trasylol Aprotinin 500 000 KIE/Fl.	Frühtherapie d. Schocks und Folge –	initial 1 Mio. KIE i.v.	entspr. weniger	selten Anaphylaxie	–	–
Tutofusion päd. 250 ml Fl.	Exsikkose bes. b. Sgl. und KK, Trägerlösung	–	nach Bedarf	–	–	–

Handelsname Freiname Menge/Amp.	Indikation z. B.	Dosierung Erw.	 Kinder	Nebenwirkung	Kontraindikation	Wechselwirkungen
Valium Diazepam 10 mg/2 ml Amp.	Sedierung, Prämedikation	1–2–6 Amp. i.v.	nicht, besser Rivotril	u. U. Atemdepression	Schlafmittelintox.	Wirk. verst. gleichsinnig wirkender Medikamente
Volon A 200 Triamcinolon 200 mg/5 ml Amp.	akute bedrohliche Krankheitsbilder, Schock, Asthma, Anaphylaxie, Infarkt, Apoplexie	200 mg i.v. u. U. wh.	strengste Indikationsstellung	Kortikoid-NW.	–	–
Visken Pindolol 0,4 mg/2 ml Amp.	tachykarde Rhythmusstörungen, Hypertonie	0,4 mg lgs. i.v.	–	–	Asthma bronchiale AV-Block, Herzinsuffizienz	nicht mit Isoptin kombinieren
Xylocain 2% Lidocain 100 mg/5 ml Amp.	Kammerarrhythmie bei Infarkt VES, Membranstabilisierung vor Defibrillation	70–100 mg Bolus	–	Benommenheit Schwindel Brechreiz Krämpfe Bradykardie	Überleitungsstörungen, ak. dekomp. Herzinsuffizienz	–

Infusionen

Rheomacrodex 10% Dextran 40 30 g/500 ml	Mikrozirkulationsstörungen (Hirn, Peripherie, protrah. Schock)	15–30 Tropfen/Min. bei Normovolämie	5–20 ml/kg KG bei 15 Tropfen/Min.	Dextran-Allergie	Herzinsuffizienz Lungenödem Niereninsuffizienz	verminderte Thrombozytenadhäsivität
Macrodex Dextran 60 30 g/500 ml	hypovolämischer Schock, mit Onko-HAES und Sterofundin kombinieren	500–1000 als Schocktherapie	nach Volumenverlust	Dextranallergie möglich	s. o.	verminderte Blutgerinnung

Handelsname Freiname Menge/Amp.	Indikation z. B.	Dosierung Erw.	Kinder	Nebenwirkung	Kontraindikation	Wechselwirkungen
Sterofundin (entspricht Ringer-Lactat)	Dehydratation, zusätzlich zu Kolloiden bei Volumengabe (Niere!)	nach RR und HF	nach RR und HF	–	Hyperhydratation	–
Sterofundin päd.	Dehydratation, zusätzlich zu Kolloiden bei Volumengabe (Niere!)	nach RR und HF	nach RR und HF	–	Hyperhydratation	–
Onko-HAES Hydroxyäthylstärke	hypovolämischer Schock in Kombination mit Macrodex und Sterofundin	Tagesdosis 1500 ml im Schock mit Dextran und Sterofundin kombinieren Tageshöchstdosis: 1500 ml	15 ml/h/kg KG	HAES-Allergie möglich	Alkalose	Gerinnungsstörungen durch Dextran können durch HAES verstärkt werden
$NaHCO_3$ 8,4% 250 ml = 250 mval	Azidose	50–100–200 mval als Blindpufferung	entsprechend weniger	Alkalose Hypernatriämie	Alkalose	Ausfällung mit Ca^{++} nicht mit Katecholaminen mischen

WV = Wirkungsverstärkung; WA = Wirkungsaufhebung; Sgl = Säuglinge; KK = Kleinkinder; SK = Schulkinder.

Dosierungsschema der wichtigsten Medikamente bei Kindern

Präparat	Dosis	Alter (J.) Gewicht (kg)	1/4 5,5	1/2 7,5	1 10	3 14	5 19	7 1/2 24	10 31	12 38	13 45	14 48	16 56
Adrenalin 1 mg/ml 1 ml Amp. = 1:1000	0,01 mg/kg KG (bis 0,02) auf 10 ml verdünnt	mg ml	0,05 0,5	0,07 0,7	0,1 1	0,14 1,4	0,19 2	0,24 2,4	0,31 3,1	0,4 4	0,45 4,5	0,5 5	0,6 6
Atropin 0,5 mg/ml 1 ml Amp.	0,01 mg/kg auf 5 ml verdünnt	mg ml	0,05 0,5	0,07 0,7	0,1 1	0,14 1,4	0,19 2	0,24 2,4	0,31 3,1	0,4 4,5	0,45 4	0,5 5	0,6 6
Dopamin 50 mg/5 ml Amp.	50 mg in 500 Sterofundin = 100 mcg/ml Inf.: 6 mcg/kg/Min. = 0,06 ml/kg/Min.	mcg/Min. ml/Min. Trpf./Min.	33 0,3 6,6	45 0,45 10	60 0,6 13	84 0,84 18	114 1,14 25	144 1,44 32	186 1,86 41	228 2,28 50	270 2,7 60	288 2,8 61	336 3,3 73
Euphyllin 240 mg/10 ml	6 mg/kg KG Erstdosis = 0,25 ml/kg KG	mg ml	33 1,4	45 1,8	60 2,5	84 3,5	114 4,7	144 6	186 7,7	228 9,5	270 11,2	288 12	336 14
Fortecortin 100 mg = 10 ml	1 mg/kg KG	mg ml	5,5 0,55	7,5 0,75	10 1	14 1,4	19 1,9	24 2,4	31 3,1	38 3,8	45 4,5	48 4,8	56 5,6
Fortral 30 mg = 1 ml	0,5 mg/kg KG auf 5 ml verdünnt	mg ml	2,7 0,45	3,7 0,6	5 0,8	7 1,2	10 1,6	12 2	15 2,5	18 3	22 3,6	24 4	28 4,6
Isoptin 5 mg = 2 ml	0,1 mg/kg KG bis 0,2 mg	mg ml	0,5 0,2	0,7 0,3	1,0 0,4	1,4 0,56	1,9 0,76	2,4 1	3,1 1,2	3,8 1,5	4,5 1,8	4,8 1,9	5,6 2,2
Ketanest 200 mg = 20 ml	1 mg/kg KG	mg ml	5,5 0,55	7,5 0,75	10 1	14 1,4	19 1,9	24 2,4	31 3,1	38 3,8	45 4,5	48 4,8	56 5,6
Luminal 200 mg = 1 ml	10–15 /2 mg/kg KG i.m. auf 5 ml verdünnt	mg ml	66 1,65	90 2,2	120 0,6	168 0,85	228 1,1						

Präparat	Dosis	Alter (J.)	1/4	1/2	1	3	5	7 1/2	10	12	13	14	16
		Gewicht (kg)	5,5	7,5	10	14	19	24	31	38	45	48	56
$NaHCO_3$ 8,4% = 1 molar	2 mval/kg KG	mval	1,1	1,5	2	2,8	3,8	4,8	6,2	7,6	9	9,6	11,2
250 ml	ED = 2 ml/kg KG	= ml											
			je nach Schwere der Azidose auch mehr										
Xylocain 2% 100 mg = 5 ml	1 mg/kg KG	mg	5,5	7,5	10	14	19	24	31	38	45	48	56
Bolus		ml	0,28	0,38	0,5	0,5	0,95	1,2	1,5	1,9	2,2	2,4	2,8
Xylocain 2% 100 mg = 5 ml	100 mg in 250 Sterofundin	mg/Min.	0,11	0,15	0,2	0,28	0,38	0,5	0,62	0,76	0,9	0,96	1,12
DTI	oder 200 mg in	ml/Min.	0,27	0,37	0,5	0,7	0,95	1,25	1,55	1,9	2,25	2,4	2,8
	500 Sterofundin	Trpf./Min.	6	8	11	15	21	28	34	42	50	53	62
	= 400 mcg/ml												
	Inf.: 20 mcg/kg KG/Min.												
	= 0,02 ml/kg/Min.												

Anschrift des Verfassers

Dr. med. L. Adamek
Chirurgische Klinik
Ostmerheimer Str. 200
5000 Köln 91

26. Antidotliste für den toxikologischen Notfall

M. Daunderer und E. Strehl

Indikation	Präparat/Gegengift	Dosierung	Wirkstoff	Bemerkungen
Abführmittel	Glaubersalz	Kinder: 1 Eßl. i. H_2O Erwachs.: 2 Eßl. i. H_20	Natriumsulfat	mit Kohle-Pulvis
Alkylphosphate (E-605), Carbamate	Atropinsulfat	5–50–500 mg i.v.	Atropinsulfat	bis Miosis, Schweiß, Bradykardie, Lungenödem behoben, Wiederholung alle 10 Min.
Alkylphosphate (E-605) **nicht** Carbamate	Toxogonin	2–3 mg/kg KG 2stdl. Wiederholung	Obidoxim	vorher Atropin i.v., nur in den ersten 6 Stunden
Alkoholiker, tobende	Apomorphin	0,1 mg/kg KG max. 1 Amp. tief i.m.	Apomorphin	in Mischspritze mit 0,1 mg/kg KG Novadral
Allergie, Anaphylaxie, Hirnödem, Lungenödem, Schock	Volon A solubile	40 mg i.v. initial	Triamcinolonacetoniddikaliumphosphat	40–200 mg alle 2 Std.
Anticholinergika, Alkohol, Psychopharmaka	Anticholium	0,02–0,06 mg/kg KG i.v.	Physostigmin	bei Koma, Atemdepression, Arrhythmie, Mydrasis; Wiederholung nach 1–8 Std. möglich
Arsen, Quecksilber, Gold, Wismut, Nickel, Kobalt, Chrom, Kupfer	Sulfactin	2,5–5 mg/kg KG intraglutеal	Dimercaprol BAL	cave: nicht i.v. Wiederholung 1/2–2 Std.
Blausäure, Thallium, N-Lost, Jod	Natriumthiosulfat	100–500 mg/kg KG i.v.	Schwefeldonator	Jod geschluckt: 1% auf Magenspülung, Cyanide nach DMAP

Indikation	Präparat/Gegengift	Dosierung	Wirkstoff	Bemerkungen
Blausäure, Zyanide, Schwefelwasserstoff	4-DMAP	3 mg/kg KG i.v.	Methemoglobinbildner	im Katastrophenfall i.v.
Blei, Chrom, Eisen, Kobalt, Nikkel, Kupfer, Zink, Uran, Vanadium, Plutonium, Thorium	Calciumedetat	max. 20 mg/kg KG/die in 2 Dosen, Erw. oral bis 2 g/die	Komplexgildner	3 Tg. Therapie, 3 Tg. Pause, bis 5 Serien
Botulismus: Fleisch, Fisch, Konserven	Botulismus Antitoxin	500 ml Lösung i.v.		vorher Allergietest konjunktival
Brandgase, Glottisöden, Lungenreizstoffe	Auxiloson Dosier-Aerosol	5 Hübe, alle 10 Min.	Dexamethason	bis zum Sistieren des Hustenreizes
Dyskinesien, Neuroleptika (EPMS-Syndrom)	Akineton	1–2 Amp. i.v.	Biperiden	bei Überdosierung: Antidot Anticholium
Eisen	Desferal	1–2 g i.v. + 5–10 g oral (Magenspül.)	Desferoxamin	i.v. max. 16 mg/kg KG/h
Erregung, Angst, Suizidgefahr, Drogen, Allergie	Aponal forte	50 mg oral, 2–4 ×/die	Doxepin	Antidot Anticholium
Giftschlangen, europäisch	Schlangengiftserum	20–60 ml i.v. (i.m.)	Serum gegen europäische Schlangen	vorher Allergietest konjunktival
Hautspülmittel, Magenspülmittel	Roticlean	waschen/p.o. 1,5 mg/kg KG	Polyethylenglykol 400	auch Ätzmittel, fettlösliche Substanzen, löst Tablettenbezoare im Magen
INH	Nicotinsäureamid	10–20 ml 10% i.v.	Nicotinsäureamid	dosieren bis Sistieren der Krämpfe
Knollenblätterpilz	Silibinin	20 mg/kg KG/h in 4 Dosen		insg. bis zu 120 Amp.
Kupfer, Quecksilber, Zink	Metalcaptase	1 Amp. oder 3 × 5 Tabl./die, Wiederholung	D-Penicillamin	Allergie

Indikation	Präparat/Gegengift	Dosierung	Wirkstoff	Bemerkungen
Lebergifte, Salmonellose	Bifiteral	3–10 × 1 Eßl.	Lactulose	Ammoniakreduktion
Mangan Blausäure, Blei, Cyanide, Eisen, Kadmium, Schwefelwasserstoff, Uran, Zink	Ditripentat	1 Amp. i.v., Wiederholung	Ca-diethylentriaminpentaacetat	etwa 2fach toxischer als Ca-EDTA
Methanol	Folsan	1 Amp. i.m. max. 10 mg/kg KG	Folsäure	Allergie; nach Ethanol
Methanol, Ethylenglykol	Alkohol	init. 0,5–0,75 g/kg KG	Ethanol	Nachweis Dräger Formaldehyd und Alkoholtest
Methämoglobinämie, Anilin, Nitrite	Toluidinblau	2–4 mg/kg KG streng i.v.		zusätzlich 250 ml 0,4% Na-Hydrogencarbonat
Opiate	Narcanti	1 Amp., Wiederholung	Naloxon	Entzugssyndrom bei Abhängigkeit
Orale Gifte, wasser- und fettlösliche; Entschäumer, Paraquat	Kohle-Pulvis	10 g in Einmalbecher mit H_2O initial	Medizinalkohle	Wiederholung bei Bewußtlosen 4stdl.
Orale Gifte, nur fettlöslich (organisches Lösungsmittel: Benzin)	Lansoyl-Gel	Säuglinge: teelöffel-, Kinder u. Erwachsene: eßlöffelweise	Paraffin subliqu.	Alternative: Kohle-Pulvis
Paracetamol (Ben-u-ron)	Fluimucil	init. 150 mg/Lösung i.v. initial	Acetylcystein	Infusionsschema beachten! Therapiebeginn 10 Std. nach Vergiftung. Anschießend Natriumsulfat
Quecksilber, Arsen, Gold, Nikkel, Antimon, Wismut, Chrom, Kobalt, Mangan, Kadmium (oral)	Dimaval	3 × 1 Kapsel/die, oral	DMPS	in schweren Fällen 2 Kapseln 2stdl.

Indikation	Präparat/Gegengift	Dosierung	Wirkstoff	Bemerkungen
Schock, anaphylaktisch	Suprarenin 1:10 000	0,25–1,0 mg Lösung i.v.	Adrenalin	Herzrhythmusstörungen
Thallium: Rattengifte (Zelio)	Antidotum Thalii Heyl	6 Kapseln initial	Eisen-III-Hexacyanoferrat II	max. 2 Kapseln stdl.
Verätzung: Auge	1. Chibro-Kerakain	1–2 Tropfen vor Augenspülung	Proxymetacin	dann Isogutt
	2. Isogutt	Spülbeutel	Phosphatpuffer	mit Beutel spülen
Verätzung: Haut	Locacorten-Schaum	mehrmals/die applizieren	Flumethason	nach Entgiftung mit Roticlean

Anschriften der Verfasser:

Dr. med. Max Daunderer
TOX-CENTER MÜNCHEN
8000 MÜNCHEN 2
WEINSTRASSE 11
TEL.: 089/29 32 32

Dr. E. Strehl
Städt. Marienkrankenhaus
8450 Amberg/Opf.